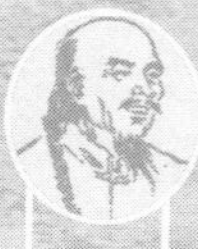

陈修园伤寒金匮丛刊

伤寒论浅注方论合编

【清】陈修园 著
赵宇宁 江南 郭智晓 校注

陈修园简介

陈修园名念祖，字修园，号良有、慎修，以字行。福建长乐人。清乾隆十八年（1753年）生，道光三年（1823年）卒于榕城（今福建福州）。清代著名医学家、教育家、尊经崇古派的代表。

學苑出版社

图书在版编目（CIP）数据

伤寒论浅注方论合编/〔清〕陈修园著；赵宇宁，江南，郭智晓校注．—北京：学苑出版社，2012.4（2015.3 重印）
（陈修园伤寒金匮丛刊）
ISBN 978-7-5077-3982-4

Ⅰ.①伤…　Ⅱ.①陈…②赵…③江…④郭…　Ⅲ.①伤寒论-注释　Ⅳ.①R222.22

中国版本图书馆 CIP 数据核字（2012）第 052927 号

责任编辑：陈　辉　付国英
出版发行：学苑出版社
社　　址：北京市丰台区南方庄 2 号院 1 号楼
邮政编码：100079
网　　址：www.book001.com
电子信箱：xueyuanpress@163.com
销售电话：010-67601101（销售部）、67603091（总编室）
经　　销：新华书店
印 刷 厂：北京市广内印刷厂
开本尺寸：890×1240　1/32
印　　张：11.25
字　　数：190 千字
印　　数：3001—6000 册
版　　次：2012 年 4 月第 1 版
印　　次：2015 年 3 月第 2 次印刷
定　　价：27.00 元

前　言

陈修园名念祖，字修园，号慎修。福建省长乐县人。清乾隆十八年（1753）生，道光三年（1823）卒于榕城（今福建福州）。

陈修园是清代著名医学家，早年丧父，家境贫寒，由祖父扶养成人。修园自幼聪颖过人，7岁即能背诵经史。14岁习举子业，又因祖父通医，故兼修医学。19岁考中秀才，20岁开始在乡里行医，兼课生徒。后为求深造，又负笈赴榕城鳌峰书院，受业于孟超然，攻经史，研岐黄，并开始撰写《伤寒论浅注》。以后行医于福州南台，并传授医学于族侄定中等。乾隆五十七年（1792）陈修园39岁时中举人，后北上参加会试，不第而留寓京师。期间陈修园亦以医术济世，以治愈光禄寺卿伊朝栋中风病、军机大臣和坤足痿而轰动于燕京。和坤很赏识陈修园的才华，欲强留其于馆中，并允荐陈为太医院院使引诱之，陈氏固辞弗就。1800年再次参加会试，蒙恩赐赴保阳，次年任威县知县，后曾赴保阳、高阳等地救灾，继升同知知州，一度曾代理正定府知府。陈修园为官一方，勤政爱民，政绩颇佳，在从政之余继续刻苦研究和实践医学，并撰写出大量医学著作。1819 年，陈修园年已 67 岁，倦于宦海浮沉遂辞官返乡，前往清源书院讲学，从事中医普及教育，受业弟子中成名者达 20 余人之多。1823 年因右胁部生一疮疡，久治无效而逝于榕城，终年 71 岁，后归葬于长乐眉溪村前山麓。

旧时国医前辈曾言："一般而论，江南人喜欢陈修园著作，北方人更青睐《医宗金鉴》。"《医宗金鉴》的撰写是国家行为，清政府在全国遴选名中医，召集到京，集众人之力共同完成《医宗金鉴》的编写。而陈修园的著作则不同，他把自己的学习心得，临床经验汇集起来，独立完成十余部书，几百万字医学著作，可谓是清王朝民间医学著作集大成者，实有里程碑之意义。陈氏的医书是一个完整的体系，包括从基础到临床，以《内经》、《神农本草经》为基础，以《伤寒论》、《金匮要略》为中心，并有医学入门著作《医学三字经》、《医学实在易》、《时方歌括》、《时方妙用》等。这些医书灌注了陈氏的心法和经验，他以深厚的儒学功底，用通俗浅显的文句，或赋以韵脚，或作歌赋，使之便于习诵。因其内容又都深入浅出，切于实用，有利于自学，而对医学的普及教育有推动作用。至今许多中医师，能熟背《医学三字经》、《长沙方歌括》、《金匮方歌括》的内容。许多名老中医都把陈修园著作做为入门典籍。已故名老中医方药中先生从 1955 年开始，以 3 年时间著成他第一本专著——《医学三字经浅说》，传承先贤，培养后学。

在学术观点上，陈修园在研究《伤寒论》方面，深受钱塘二张（张隐庵、张令韶）的影响，他说"成无己注《伤寒论》不敢稍参意见而增删移易，盖好由于信也。……惟张隐庵、张令韶二家，俱从原文注解，虽间有矫枉过正处，而阐发五运六气、阴阳交合之理，恰与仲景自序撰用《素问》、《九卷》、《阴阳大论》之旨吻合，余最佩服"（引自《伤寒论浅注》)，他认为王叔和编次《伤寒论》是有功千古的，反对方有执等的错简说。故任应秋先生评价陈修园是继钱塘二张之后，反对错简，维护旧论，影响最大的一家。陈修园全面继承了二张对伤寒论的研究思路，即推崇《内经》、《难经》的基础理论，以"标本中气"、"开阖枢"学说阐明伤寒病机之隐微。

陈修园十分注重中医经典著作的学习和研究，他说：若"理不本于《内经》，法未熟于仲景，纵有偶中，亦非不易矩获。"又因他维护旧论，反对错简，也有人指责他"尊经泥古"。实际上，陈氏尊经是实，但不泥古。当时，陈修园笔下"不过记问套方，希幸图中，揣和人情，以为糊口之计"的庸医为数不少，这些医生平时不重视中医经典著作的学习和研究，临证之际理法不明，因而片面追求时髦方剂，以图速效，却往往事与愿违，反造成殊多流弊。有鉴于此，陈氏认为："医道之不明也，皆由于讲方而不穷经之故。"所以他苦心研究《内经》、《难经》、《伤寒杂病论》、《神农本草经》等著作，遂撰著以补偏救弊，试图改变当时的医风。中医有一整套完整、独特的理论体系，只有深入研究中医经典著作，才能深入其中，领会中医学术的真谛，从而更好地指导临床实践，故至今《内经》、《伤寒论》等仍是学中医者必读之经典。由此看来，陈氏尊重经典无可厚非。尽管陈氏尊古，但他在学术上却有颇多创新之处，并不泥古。他在研究伤寒论时，提出了不少有新意的观点，如"保胃气存津液"的气化学说阐明了气化则水化，水化则津升的理论；又如提出了三阳以经腑分证，三阴以阴阳从化分证的六经分证法。他的《时方妙用》、《医学实在易》、《医学从众录》等著作中都广泛收集了后世时方，所选古方在临证运用时，都有灵活加减，如治疟用小柴胡汤加常山。陈氏也敢于提出自己的创新和独到见解，如他在《医学实在易》中有一处提及"御纂《医宗金鉴》云'中风客忤便闭里实者，仲景用备急丸'，可知无汗表实者不当用备急丸通里，当用还魂汤以通表也"，就是一例。

　　陈修园治学严谨，所撰《伤寒论浅注》、《金匮要略浅注》两书，稿均三易，寝馈数十年弗倦，因而《清史稿·艺术列传》陈氏评传中称誉他的著述"多有发明，世称善本"。他在病危时还不忘著述，曾对其子陈元犀说：我数年所著之书尚未完备，即霍乱吐泻二条亦须重补，应录取仲景理中汤、孙思邈治中汤，以正群言之失等。这种认真负责的精神，值得后学钦佩和学习。陈修园的著作有《灵素节要浅注》12卷、《金匮要略浅注》10卷、《金匮方歌括》6卷、《伤寒论浅注》6卷、《长沙方歌括》6卷、《医学实在易》8卷、《医学从众录》8卷、《女科要旨》4卷、《神农本草经读》4卷、《医学三字经》4卷、《时方妙用》4卷、《时方歌括》2卷、《景岳新方砭》4卷、《伤寒真方歌括》6卷、《伤寒医诀串解》、《十药神书注解》1卷等16种，合刊为《南雅堂医书全集》，清代以后多次重刻，有版本20余种。

陈修园对伤寒论的研究历时数十载，功力颇深，博采众长并有自己独到的见解，他的著作时至今日仍是伤寒论研究中重要的参考书。此次拟将陈修园医书中伤寒论研究著作合刊出版，为国内外学界学术研究提供范本。于此医学遂入昌明之际，吾等希祈以本丛书告慰先贤夙愿：为天地立心、为生民立命、为往圣继绝学、为万世开太平。

赵宇宁于北京市朝阳区第三医院
2010 年 6 月 18 日

校 注 说 明

　　《伤寒论浅注方论合编》六卷系宣统元年（1909）渭南严岳莲辑《医学初阶》四种之一。1957年四川人民出版社又就严氏原版重印一次。此书编写别出心裁，卷首辑录陆九芝《补后汉书·张机传》、《注解伤寒论》之图解运气图，又将陈修园《伤寒论浅注》全书、《长沙方歌括》方论部分合二为一，细细品读竟有珠联璧合之妙，对领悟伤寒要旨帮助极大。点校者曾想一鼓作气，索性将陈修园《神农本草经读》一书中的伤寒经方药物辑出一并刊出，但又考虑此举会破坏《伤寒论浅注方论合编》版本原貌，这个工作只能留待以后进行了。

　　此书原题闽长乐陈念祖修园著，渭南严岳莲辑镌，男式诲校补，成都刘彝铭参校，山阴祝宗怀覆校。多年的研究经历告诉我们，题署里面大有文章！虽然此四人人名都是初次所见，但渭南、成都、山阴三个地名让我们立刻作出判断：很可能与祝味菊相关！很快就确认严岳莲与严雁峰为同一人，也即是祝味菊姑父。此书刊于1909年，其时祝氏25岁，正在其姑父严岳莲处（及冠从其姑父襄理盐务于成都），那么山阴祝宗怀是否就是祝味菊呢？按照常理推测，我们认为很有可能，宗怀抑或是祝味菊早年名字，但找遍手头资料，进而翻阅祝氏家谱，可惜都没有找到直接证据，在此只能存疑了。成都刘彝铭又是谁呢？祝味菊早年在严家的老师名叫刘雨笙，他俩又是否是一人呢？查到了如下资料：①刘彝铭：〔清〕字莘莆，成都人。工书，博学能诗，才气过人。同、光间教授诸生甚众（据 http://baike.baidu.com/view/212496.htm）。②又据 http://www.sichuandaily.com.cn/2006/12/15/20061215402324442426.htm 得知刘彝铭为成都晚清进士。而刘雨笙未查到生平。但既然严岳莲 1909 年请刘彝铭参校《伤寒论浅注方论合编》，祝氏生平中又说"其姑父先后请宿儒刘雨笙等授以医经"，时间段重合，二刘从事的工作也有重合之处，我们认为刘彝铭与刘雨笙为同一人的可能性很大，但仍缺乏最直接的证据，目前本人手头史料有限这个工作还要留待日后进行了。也欢迎读者提供资料佐证接下来是对严岳莲、严式诲父子的考证，我们从互联网上找到多篇文章，此次一并附录在书后，在此谨向原文作者表示感谢！相信读者读后一定会对严氏父子保存中华文化典籍做出的巨大贡献怀有深深的敬意，那么作为藏书大家、版本目录专家严氏父子选中刊刻的《伤寒论浅注方论合编》一书的价值也就不言而喻了。

　　此次校注以四川人民出版社一九五七年就渭南严氏

原版印行本为底本，以道光二十四年南雅堂木刻本《南雅堂医书全集》为主校本，并参考了一些相关著作进行校勘。

1. 全书简体横排，原书方位词"右"统一改为"上"，新式标点。

2. 凡底本中明显错别字径改，异体字、避讳字、通假字则改为通用字，均不出校记。

3. 凡底本与校本互异，若无关宏旨者，即依底本而不改，亦不出校记；若系底本脱漏、错讹、倒衍者，即据校本改正，并出注说明。

4. 若底本与校本无异，但字词错讹，有悖文意者，则据文意改正，并出注说明。

5. 对古奥冷僻字词予以简略注释。

由于点校者水平有限，可能还有错误之处，还望方家指正。

点校者

2011 年 11 月

目　　录

　　按：前人谓《伤寒论》三百九十七法、一百一十三方，柯氏非之。余向亦服柯氏之灼见。然二十年来，诵读之余，偶得悟机，必注其旁；甲寅乙卯，又总录之。分为二种：一曰《伤寒论读》，一曰《长沙心法》，尚未付梓。己巳岁保阳供职之余，又著《伤寒论浅注》一十二卷，删去《伤寒序例》、《平脉》、《辨脉》及《可与不可》等篇，断为叔和所增，即《痉湿暍篇》亦是叔和从《金匮》移入。何以知之？即于前人所谓三百九十七法、一百一十三方二句知之也。其一百一十三方之数，宋元旧本与近本俱同，毋庸赘论。而喻嘉言于各节后旁注，计共几法，未免强不知以为知。张宪公、王晋三以各方后㕮咀为末、先后煮、啜粥不啜粥、饮暖水、日几服、夜几服等为法，亦不过于人人俱略中点个眼目，非于全论中明其体用。且三百九十七之数亦不相合，余不敢阿其所好。新安程郊倩一翻前说，谓论中各自名篇而不言法；其辨脉、平脉系之以法而不名篇，法止有二，多则不成法矣。而不知王叔和以脉法自许，著有《脉经》行世，其《辨脉》、《平脉》原为叔和所增。程郊倩《后条辨》一部，有心与叔和为难，而竟崇奉此二篇为不易之法。是辨①驳叔和者，反为叔和之功臣。叔和有知，当亦哑然笑矣。余考仲景原论始于《太阳篇》，至《阴阳易差后劳复篇》止，共计三百九十七节。二张于《阳明篇》病人无表里一节，误分为两节，今改正之。何以不言节而言法？盖节中字字是法，言法即可以该节也。至于痉湿暍证，虽当与本论另看，而义实相通。叔和引《金匮》原文以附之，不敢采入论中一方，微示区别之意也。其《序例》、《辨脉》、《平脉》诸篇，开手处先挈立论之大端。其《可与不可》诸篇总结处，重申立论之法戒。编次之体裁如是，王安道谓其附入己意不明，书其名而病之。岂知其附入处，用笔数辞，不敢临摹一式，大有深意。天下后世，若能体会于文字之外者，许读此书。否则宁使千千万万门外汉讽我谤我，藉权利而陷我穷途之哭，总不使未入我白眼中者，向人说曾读我书。曾读我所读之书则幸甚，叔和谅亦嵇阮一辈人欤！

伤寒论浅注方论合编

---

① 南雅堂木刻本作"贬"。

伤寒论浅注方论合编

补《后汉书·张机传》

陆九芝

　　张机，字仲景，南郡涅阳人也。灵帝时举孝廉，在家仁孝，以廉能称。建安中，官至长沙太守，在郡亦有治迹。博通群书，潜乐道术，学医于同郡张伯祖，尽得其传。总角时，同郡何永称之，许为良医。果精经方，有《寒食散论》，解寒食散、寒食药者。世莫知焉，或言华佗、或曰仲景。考之于实，佗之精微，方类单省，而仲景有侯氏黑散、紫石英方，皆数种相出入，节度略同。然则寒石、草石两方出自仲景，非佗也。且佗之为治，或刳断肠胃，涤洗五脏，不纯任方也。仲景虽精不及于佗，至于审方物之候、论草木之宜，亦妙绝众医。

　　昔神农尝草而作《本经》，为开天明道之圣人；仲景、元化起而述之，故仲景黄素，元化绿帙，并有名称。而仲景论广伊尹《汤液》为数十卷，用之多验。既至京师为名医，于当时称上手。见侍中王仲宣，时年二十有余，曰：君有病，四十当眉落，半年而死。令服五石汤可免。仲宣嫌其言忤，受汤勿服。居三日，见仲宣，谓曰：服汤否？仲宣曰：已服。仲景曰：色候固非服汤之诊，何轻命也。仲宣犹不信。后二十年果眉落，一百八十七日而死，终如其言。美哉乎！仲景之能候色验眉也。

居尝慷慨叹曰：凡欲和汤合药针灸之法，宜应精思。必通十二经脉，知三百六十孔穴，荣卫气行，知病所在，宜治之法，不可不通。古者上医相色，色脉与形不得相失。黑乘赤者死，赤乘青者生。中医听声，声合五音。火闻水声，烦闷干惊。木闻金声，恐畏相刑。脾者土也，生育万物，回动四傍，太过则四肢不举，不及则九窍不通。六识闭塞，犹如醉人，四季运动，终而复始。下医诊脉，知病原由。流转移动，四时顺逆，相害相生，审知脏腑之微，此乃为妙也。又曰：欲疗诸病，当先以汤荡涤五脏六腑，开通诸脉，治道阴阳，破散邪气，润泽枯朽，悦人皮肤，益人气血。水能净万物，故用汤也。若四肢病久，风冷发动，次当用散。散能逐邪，风气湿痹表里移走居无长处者，散当平之。次当用丸。丸药者，能逐风冷，破积聚，消诸坚癖，进饮食，调和荣卫。能参合而行之者，可为上工。故曰：医者，意也。又曰：不须汗而强汗之者，出其津液，枯竭而死；须汗而不与汗之者，使诸毛孔闭塞，令人闷绝而死。不须下而强下之者，令人开肠洞泄，不禁而死；须下而不与下之者，令人心内懊憹，胀满，烦乱，浮肿而死。不须灸而强与灸之者，另人火邪入腹，干错五脏，重加其烦而死。须灸而不与灸之者，令人冷结重凝，久而深固，气上冲心，无地消散，病笃而死。

　　以宗族二百余口，死者三之二，伤寒居其七。乃引《阴阳大论》云：春气温和，夏气暑热，秋气清凉，冬气凛冽，此则四时正气之序也。冬时严寒，万类深藏，君子固密，则不伤于寒。触冒之者，乃名伤寒耳。其伤于四时之气者，皆能为病，以伤寒为毒者，以其最成杀厉之气也。中而即病者，名曰伤寒。不即病者，寒毒藏于肌肤，至春变为温病，至夏变为暑病。暑病者，热极重于温也。是以辛苦之人，春夏多温热病，皆由冬时触冒寒冷所致，非时行之气也。凡时行者，春时应暖而反大寒，夏时应热而反大凉，秋时因凉而反大热，冬时应寒而反大温。此非其时而有其气，是以一岁之中长幼之病多相似者，此则时行之气也。又引《素问》黄帝曰：夫热病者，皆伤寒之类也。及人之伤于寒也，则为病热。五百余言为伤寒日数部。著论二十二篇，证外合三百九十七法，一百一十三方。自序之，其辞曰：请将自序全文复制到这里。不宜省略其文辞简古奥雅，凡治伤寒，未有能出其右者。其书推本《素问》之旨，为诸方之祖。华佗读而善之曰：此真活人书也。灵、献之间，俗儒末学，醒醉不分，而稽论当世，疑误视听。名贤睿哲，多所防御。至于仲景特有神功，乡里有忧患者，疾之易而愈之速。虽扁鹊、仓公无以加之。时人为之语曰：医中圣人张仲景。江南诸师秘仲景要方不传，所传于世者《伤寒杂病论》十卷，或称《方》十五卷，或又称《黄素要方》二十五卷，《辨伤寒》十卷，《评病要方》一卷，《疗妇人方》二卷，《五脏论》一卷，《口齿论》一卷。弟子卫汜有才识。

论曰：凡言成事者，以功著易显；谋几初者，以理晦难昭。汉自中世以下，太官大医，异端纷纭。泥滞旧方，互相诡驳。张机取诸理化，以别草木之性，高志确然，独拔群俗。言之者虽诚而闻者未譬①。其为雷同者，所排固其宜也。岂机虑自有明惑将期数使之然欤？夫利不在身，以之谋事则智。虑不私己，以之断义必厉。诚能释利以循道，使生以理全，死与义合也，不亦君子之致为乎！孔子曰：危而不持，颠而不扶，则将焉用彼相矣。左丘明有曰：仁人之言，其利博哉。此盖道术所以有补于世，后人皆当取鉴者也。机撰著篇籍，辞甚典美，文多故不载。原其大略，蠲去重复，亦足以信意而感物矣。传称：盛德必百世祀。语云：活千人者，子孙必封。信哉！

赞曰：途分流别，专门并兴。千载不作，渊源谁征。

传凡引伸处、承接处，多摭②《后汉书》列传中语以相联属。篇首仿《左雄传》，冠南郡于涅阳之上。以

---

① 譬：知晓。
② 摭：音 zhí，拾取。

伤寒论浅注方论合编

汉之涅阳县属南阳郡。隋开皇初改为课阳。唐武德初属邓州，贞观元年省入穰县。金末始置镇平县，属申州。元属南阳府。明洪武二年省入南阳县。国朝因之仲景生于涅阳，《伤寒论》序尾自署南阳者，书郡不书县也。县则前朝明始以南阳称。在汉则当称涅阳。故《河南通志》书：张机，涅阳人。

补传引用诸书目附记于后：

晋　王叔和《伤寒论序例》

皇甫谧《甲乙经·自序》

梁　陶宏景《别录·自序》

隋　巢氏《诸病源候论》

唐　孙思邈《千金方》

王焘《外台秘要》

甘伯宗《名医录》

宋　林亿《新校注千金方疏》

林亿等《外台秘要注》

唐慎微《证类本草》

李濂《医史》

《太平御览》

王氏《玉海》

郑樵《通志》

马端临《文献通考》

陈振孙《书录解题》

《四库全书目录》

《河南通志》

东烛耕耘万世书

　　《伤寒论》自序云：撰用《素问》、《九卷》、《八十一难》、《阴阳大论》、《胎胪药录》，并平脉辨证，为《伤寒杂病论》合十六卷。盖谓撰用诸经后，并平其脉，辨其证，以此成十六卷之论。"平"字下是"脉"字，"辨"字之下则是"证"字，而非"脉"字。言下了然，并非别有《平脉》、《辨脉》篇也。今所传《伤寒论》有《平脉法》、《辨脉法》二篇，及《诸可》与《不可》等篇，皆出叔和之手。王安道言之颇详。迹其文笔，绝类王氏《脉经》，可断其不是仲景语。

　　王安道于仲景三百九十七法，左算不合，右算不合，勉强凑集，终无确数。不若陈修园除去叔和《平脉》、《辨脉》，诸《可》与《不可》等篇，依成无己注释篇次，适得三百九十七节，谓此即三百九十七法。一节便是一法，以此安道转觉其直截了当。

　　吴兴莫枚叔《研经言》：《伤寒杂病论》十六卷，后人改题曰《金匮玉函》。王焘《外台秘要》引之，概称《伤寒论》。唐慎微《证类本草》引之，概称《金匮玉函方》。一从其朔，一从其后也。当时以十六卷文繁而有删节本二：其一就原书删存要略，并为三卷，题曰《金匮玉函要略方》，后为宋仁宗时王洙所得；其一就原书存《脉法》及《六经治法》，又诸《可》、《不可》等十卷，题曰《伤寒论》，而削杂病二字，即今本《伤寒论》也。此书行，而十六卷之原书不可得见矣。林亿等又以所存三卷去其上卷，而分中、下二卷为三卷，以合原数。改题曰《金匮方论》，即今本《金匮要略》也。此书行，而并删存之三卷亦不可复合矣。吁！唐宋间人于仲景书任意分并，一再改题，而其去古也愈远矣。

马贵舆《文献通考》引晁氏云：仲景著《伤寒论》，有大人之病而无婴儿之患，有北方之药而无南方之治，盖陈蔡以南不可用柴胡、白虎二汤以治伤寒，谓其言极有理。此以晁与马氏皆不明医事而妄言之。古不问南阳及长沙之地与陈蔡相去几何，而如近人秦皇士《伤寒大白》又踵其失，且移长沙于大河之北，因此而谓仲景之方宜于北方冬月，不治春夏秋三时南方之病，遂以坚后人江浙无伤寒、南方无真中风等谬，而《伤寒论》因之益废。可惧也！

江筐南《名医类案》载方勺泊宅编，汪讱庵《医方集解》载赵养葵《医贯》，并云仲景为汉武帝治消渴，则相去且三百余年。此数人者，皆不一问建安为何人年号？而仲景之地仲景之时并皆迷离惝恍①，岂不因史家失传之故耶？

或曰：葛洪有言，仲景开胸而纳赤饼，谓其为人治病有开胸纳丸之异。此不类仲景所为，或以华元化有涤藏缝肠事，而仲景与之齐名，遂附会其说欤？《抱朴子》

---

① 惝恍：迷离不清的样子。

炎灶耕耘万世之

一书率多寓言，即其说果出稚川，亦未可援以为据也。

张介宾以方壶八法改作八阵，及自作本草，并引仲景语，如无升麻以犀角代之。此实朱肱之言也。肱以己所著，名《活人书》，亦曰《南阳书》。肱意本欲以此貌似仲景，而介宾果认作仲景语耳。况华佗安息香丸见于《中藏经》者，乃为犀角入药之始。仲景初未尝取用犀角，安得有是语耶？

方中行作《条辨》，谓张松北见曹操以川中医有仲景为夸。仲景入蜀事无可据，明是稗官家言。

周禹载《伤寒论三注·自序》中有云：仲景未举孝廉时，相者云：观君思致，殆旷世之良医也。禹载不言所自，他书亦无可考。

喻嘉言《医门法律》谓仲景推演伤寒、中寒二论。不知《中寒论》何以不传？至晋初即无可搜求。按：仲景书见于《隋书·经籍志》者尚多，嘉言欲诋叔和妄为此说，以见晋人之浅于谈医。仲景何尝别有《中寒论》耶？

嘉言《尚论篇》又谓：仲景治温，凡用表药皆用桂枝。吴鞠通《温病条辨》因之，且谓：渴不恶寒之温病以桂枝汤主之为仲景原文，其妄更甚。

杨栗山《伤寒瘟疫条辨》载仲景《伤寒论》曰：病家汗家，诊其尺脉涩，先与黄芪建中汤补之，然后汗之。今《伤寒论》原文具在，安有是言？

姚首源作《古今伪书考》，谓《伤寒论》驳杂不伦，往往难辨，读者苦不得其要旨。然则彼自不能辨，自不得其要旨耳。此其自知之明，于仲景乎何尤？若所云钱晓城著《医学辨谬》一书，分别仲景书真伪，惜不可得而见也。

《隋书·经籍志》载游元桂林二十一卷，目一卷，毛子晋本作"张讥撰"。而《校刊记》据殿本、监本改作张机。今读《陈书》，有后主手授张讥玉柄尘尾，又于锺山松林下敕讥竖义，取松枝代尘两事。则南朝自有张讥，能捉尘竖义者。非仲景也。子晋不误，而据别本以改之者自误耳。余曾沿其言讹，采入补传注中。特证明之，以志吾过。

元和陆懋修九芝识

伤寒杂病论原序

汉长沙太守南阳张机仲景谋①

　　余每览越人入虢之诊，望齐侯之色，未尝不慨然叹其才秀也。怪当今居世之士，曾不留神医药，精究方术，上以疗君亲之疾，下以救贫贱之厄，中以保身长全，以养其生。但竞逐荣势，企踵权豪，孜孜汲汲，惟名利是务；崇饰其末，忽弃其本，华其外而悴其内。皮之不存，毛将安附焉？卒然遭邪风之气，婴非常之疾，患及祸至，而方震栗；降志屈节，钦望巫祝，告穷归天，束手受败。赍②百年之寿命，持至贵之重器，委付凡医，恣其所措。咄嗟呜呼！厥身已毙，神明消灭，变为异物，幽潜重泉，徒为啼泣。痛夫！举世昏迷，莫能觉悟，不惜其命，若是轻生，彼何荣势之云哉？而进不能爱人知人，退不能爱身知己，遇灾值祸，身居厄地，蒙蒙昧昧，蠢若游魂。哀乎！趋世之士，驰竞浮华，不固根本，忘躯徇物，危若冰谷，至于是也！

---

　①　谋：撰辑，编著。
　②　赍：音 jī，怀着。

余宗族素多，向余二百。建安纪年以来，犹未十稔，其死亡者三分有二，伤寒十居其七。感往昔之沦丧，伤横夭之莫救，乃勤求古训，博采众方，撰用《素问》、《九卷》、《八十一难》、《阴阳大论》、《胎胪药录》，并平脉辨证，为《伤寒杂病论》合十六卷，虽未能尽愈诸病，庶可以见病知源。若能寻余所集，思过半矣。

夫天布五行，以运万类；人禀五常，以有五脏；经络府俞，阴阳会通；元冥幽微，变化难极。自非才高识妙，岂能探其理致哉？上古有神农、黄帝、岐伯、伯高、雷公、少俞、少师、仲文，中世有长桑、扁鹊，汉有公乘阳庆及仓公。下此以往，未之闻也。观今之医，不念思求经旨，以演其所知；各承家技，终始顺旧。省疾问病，务在口给；相对斯须，便处汤药。按寸不及尺，握手不及足；人迎、趺阳三部不参；动数发息，不满五十。短期未知决诊，九侯曾无仿佛；明堂阙庭，尽不见察，所谓窥管而已。夫欲视死别生，实为难矣！

孔子云：生而知之者上，学则亚之，多闻博识，知之次也。余宿尚方术，请事斯语。

程郊倩注曰：古人作书，大旨多从序中提出。孔子于《春秋》未尝有序，然其言曰：知我者其惟《春秋》乎，罪我者其惟《春秋》乎！又曰：其义则丘窃取之矣，即此是《春秋》孔子之自序。孟子则曰：孔子惧作《春秋》。又曰：孔子作《春秋》，而乱臣贼子惧，是即孟子之代

《春秋》序也。迄今未读《春秋》者，亦能道及《春秋》，无非从此数句书读而得其大旨。故善读书者，未读古人书，先读古人序。从序法中读及全书，则微言大义宛然在目。余读《伤寒论》仲景之自序，竟是一篇悲天悯人文字，从此处作论，盖即孔子惧作《春秋》之微旨也。缘仲景之在当时，犹夫春秋之有孔子，道大莫容，一时惊怖其言而不信。是以目击宗族之死亡，徒伤之而莫能救。则知仲景之在当时宗族且东家丘之矣。况复举世昏迷，莫知觉悟，安得不"赍百年之寿命，持之贵之重器"，悉委凡医，恣其所措乎？"恣其所措"四字，于医家可称痛骂，然实是为病家深悼也。医家苦于不知病，病家苦于不知医。"知"之一字，两难言之。若欲"爱人知人"，先是"爱身知己"。凡勤求博采，从天之五行、人之五常，与夫经络腑脏、阴阳会通处，殚了多少体认功夫。此非医之事，而己之事也。医不谋之己而谋之人，则医者人也，而"厥身已毙，神明消灭，变为异物，幽潜重泉，徒为啼泣"者己也，非人也，医不为之代也。从此处语医，自是求之于己，不复求之于人。从己求医，求之于知；从人求医，求之于行。知行合一之学，道则皆然，医事独否。知则必不能行，行则未必能知。行者之精神力量都用在"行"上，何由去"知"？但能各承家技，终始顺旧，罔不行矣，终日杀人，亦只是行。知者之精神力量都用在"知"上，何暇去"行"？即使欲行，而思求经旨，以演其所知，较之相对斯须便处汤药者，钝不如敏，庶己见病知源；较之省疾问病务在口给者，藏不如炫，徒知活人孰与活口？所以群言莫正，高技常孤。在仲景之身，已是一钝秀才，持此诲及于医，又何利于医而屑其教诲者？故半夜晨钟，仅于序中为蒙蒙昧昧辈一唤，起此游魂，预掩其啼泣也。若是真正惜命，亟从己上作工夫，等医事于自家之身心性命，即君亲亦是己之君亲，贱贱亦是己之贱贱。至若"保身长全，以养其生"，盖是己之身与生，从爱身知己中广及爱人知人，无非自己求之者，于己处求知，不于己处求行，则寻师俱在吾论中，无他觅也。其间"见病知原"，是全论中丹头；若能"寻余所集，思过半矣"，是全论中鼎灶；"思求经旨，以演其所知"，是全论中火候。要此火候足时，须要晓得此论是知医的渊源，从艰难中得之，不是行医的方技，以简便法取之者也。故一篇之中，创凡医之害正，痛举世之昏迷，于忧谗畏讥之际，不啻三致意焉。盖深惧夫邪说惑民，将来不以吾论为知之次，反借吾论为行之首，从医道中生出乡愿来，以贼吾论，于千百世后恣其所措，将何底止？故预示读吾论者，亟以医惩艾也。吾故曰：得仲景之《伤寒论》而读之，先须辟去叔和之《序例》始；敢向叔和之《序例》而辟之，先须读著仲景此处之自序始。按：程郊倩，名应旄，新安人也。喜读书，神悟过人。但变更仲景原文，以为注疏，未免聪明误用。而少阳、太阴等篇尤多葛藤，不可为法。若使全部中尽如此注之纯，则仲景必许为贤弟子，后学者可奉为大宗师矣。

图解运气图

《经》曰：夫天地之气，胜复之作，不形于证。诊脉法曰：天地之变，无以脉诊，此之谓也。又曰：随其气所在，期于左右，从其气则和，违其气则病；迭移其位者病，失守其位者危，寸尺反者死，阴阳交者死。《经》曰：夫阴阳交者，谓岁当阳在左，而反于右；谓岁当阴在右，而反于左。左交者死。若左右独然，非交，是谓不应，惟寅、申、巳、亥、辰、戌、丑、未八年有应也。谓寸尺反者死，谓岁当阴在寸，而反见于尺；谓岁当阳在尺，而反见于寸。若寸尺反者死。若寸尺独然，非反，见谓不应，唯子、午、卯、酉四年应之。今依夫《素问》正经，直言图局，又言脉法，先立其年以知其气，左右应见，然后乃言死生也。凡三阴司天、在泉上下、南北二政或左或右，两手寸尺不相应，皆为脉沉下者，仰手而沉，覆手则沉为浮细大者也。若不明此法，如过渊海问津，岂不愚乎？区区白首不能晓明也。况因旬月邪。仆亦留入式之法、加临五运六气、三阴三阳、标本、南北之政、司天在泉、主病，立成图局，易晓其义，又何不达于圣意哉？

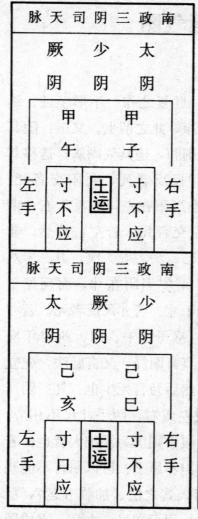

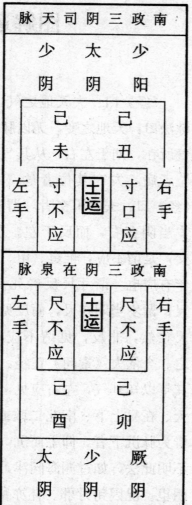

南政三阴在泉脉

右手	尺部应	土运	尺不应	左手
	甲		甲	
	寅		申	

太阳　厥阴　少阴

北政三阴司天脉

太阴　少阴　厥阴

丙戌庚　　壬子午

右手	尺不应	金运	尺不应	左手

南政三阴在泉脉

右手	尺不应	土运	尺不应	左手
	甲		甲	
	辰		戌	

少阴　太阴　少阳

北政三阴司天脉

少阴　厥阴　太阳

乙辛丁　　癸巳亥

右手	尺部应	火运	尺不应	左手

17

美壶济世千秋业

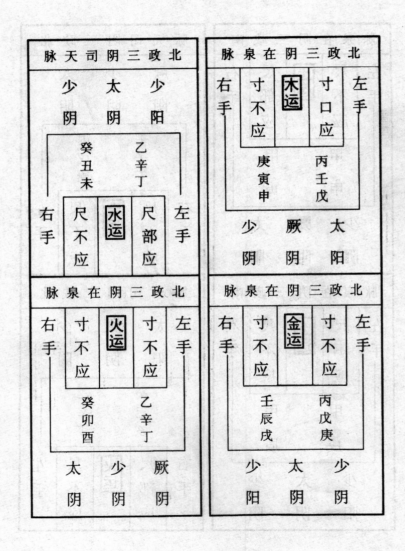

脉天司阴三政北				
	少阴	太阴	少阳	
		癸丑未	乙辛丁	
右手	尺不应	**水运**	尺部应	左手

脉泉在阴三政北				
右手	寸不应	**木运**	寸口应	左手
	庚寅申		丙壬戊	
	少阴	厥阴	太阳	

脉泉在阴三政北				
右手	寸不应	**火运**	寸不应	左手
	癸卯酉		乙辛丁	
	太阴	少阴	厥阴	

脉泉在阴三政北				
右手	寸不应	**金运**	寸不应	左手
	壬辰戊		丙戊庚	
	少阳	太阴	少阴	

死 交 脉 阳 阴 政 南

交地左

　　己未　　己丑

厥阴　太阳　阳明

死 交 脉 阳 阴 政 南

少阴　太阴　少阳

己未　　己丑

交天左

死 交 脉 阳 阴 政 南

交地左

　　甲申　　甲寅

少阴　厥阴　太阳

死 交 脉 阳 阴 政 南

厥阴　少阴　太阴

甲午　　甲子

交天左

北 政 阴 阳 脉 交 死

太 厥 少
阳 阴 阴

癸 乙
巳 辛
亥 丁

交
天
左

北 政 阴 阳 脉 交 死

交
地
左

癸 乙
卯 辛
酉 丁

太 少 厥
阴 阴 阴

北 政 阴 阳 脉 交 死

阳 太 厥
明 阳 阴

壬 丙
辰 戊
戌 庚

交
天
左

北 政 阴 阳 脉 交 死

交
地
左

壬 丙
辰 戊
戌 庚

少 太 少
阳 阴 阴

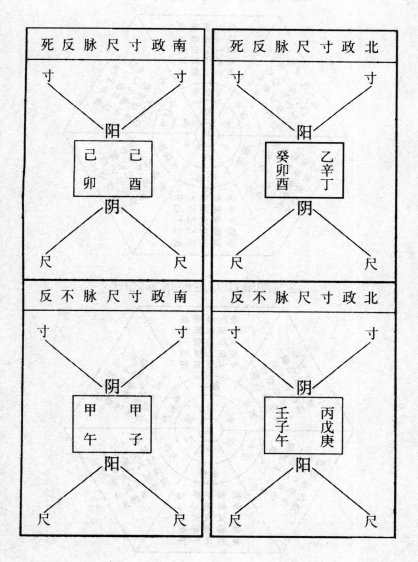

运气加临汗差手经指掌之图

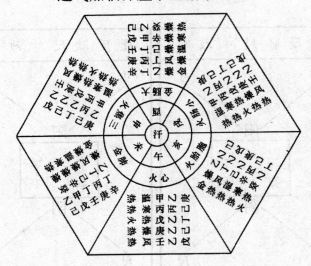

运气加临汗差足经指掌之图

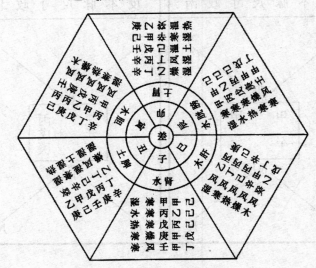

东炮耕耘万世书

运气加临棺墓手经指掌之图

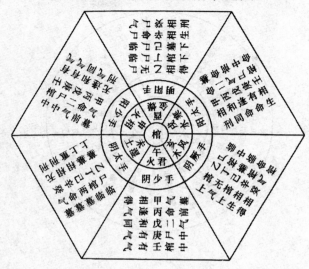

运气加临棺墓足经指掌之图

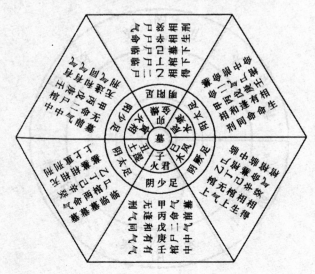

岐壶济世千秋业

运气加临脉候寸尺不应之图

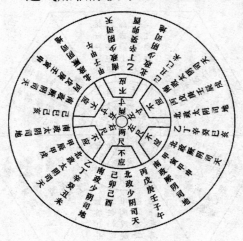

六气主客上下加临病证之图

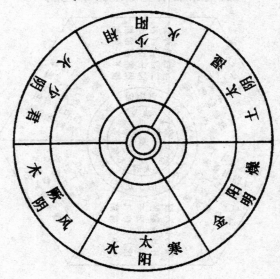

太阳上下加临补泻病证之图

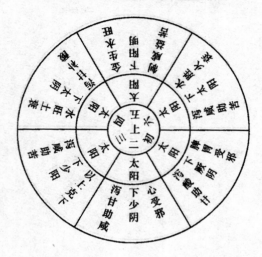

阳明上下加临补泻病证之图

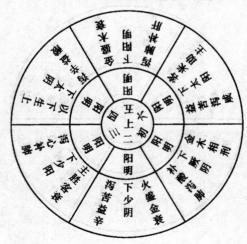

少阳上下加临补泻病证之图

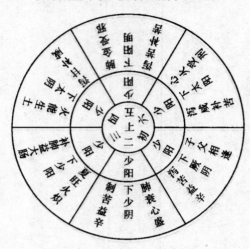

太阴上下加临补泻病证之图

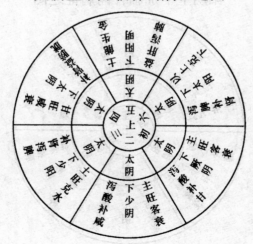

少阴上下加临补泻病证之图

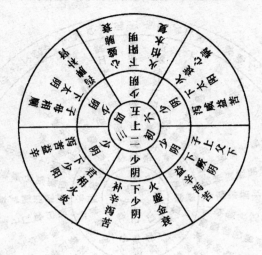

厥阴上下加临补泻病证之图

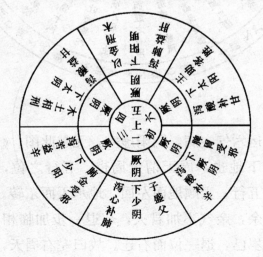

五运六气主病加临转移之图

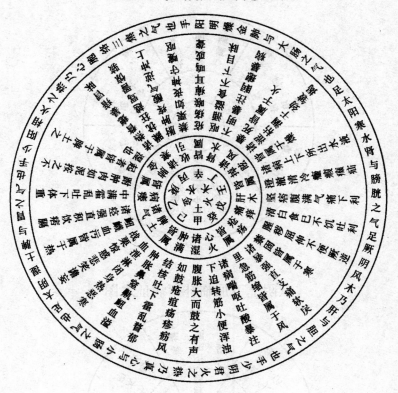

夫五运六气主病，阴阳虚实，无越此图。《经》曰：上天也，下地也，周天谓天周也。五行之位，天垂六气，地布五行。天顺地而左回，地承天而东转。木运之后天气常余，余气不加君火，却退一步加临相火之上。是以每五岁已，退一位而右迁。故曰左右周天，余而复会。会，遇也。言天地之道，常五岁毕，则以余气迁加，复与五行座位再相会，合而为岁法也。周天谓天周地位，非周天之六气也。《经》曰：加临法曰：先立其年以知其气，左右应见，然后乃言生死也。

凡　例

　　—— 仲景书本于《内经》，法于伊尹，汉《艺文志》及皇甫谧之言可据。盖《内经》详于针灸，汤液治病始自伊尹，扁鹊、仓公因之。至仲景专以方药为治，而集群圣之大成。医门之仲景，即儒门之孔子也。但其文义高古，往往意在文字之外，注家不得其解，疑为王叔和之变乱。而不知叔和生于晋代，于仲景相去未远，何至原书无存耶？若仲景另有原书，叔和何能尽没，以致今日之所存者仅有叔和之编次耶？要知《平脉》、《辨脉》、《伤寒例》、《诸可与不可与》等篇，为王叔和所增，增之欲补其未详，非有意变乱也。然仲景即儒门之孔子也，为叔和者，亦游、夏不能赞一辞耳。兹故于其所增者削之。

　　—— 叔和编次《伤寒论》，有功千古，增入诸篇，不书其名，王安道惜之。然自《辨太阳病脉证》至《劳复》止，皆仲景原文。其章节起止照应，王肯堂谓如神龙出没，首尾相顾，鳞甲森然。兹刻不敢增减一字，移换一节。

　　—— 成无己注后，诸家皆有移易，若陶节庵、张景岳、程山龄辈无论矣。而方中行、喻嘉言、程郊倩、程扶生、魏念庭、柯韵伯皆有学问、有识见之人，而敢擅改圣经，皆由前人谓《伤寒论》非仲景原文，先入为主。遂于深奥不能解之处，不自咎其学问之浅，竟归咎于叔和编次之非。遂割章分句，挪前换后，以成一篇畅达文字。如诗家之集李集杜，虽皆李、杜句，究竟非李、杜诗也。余愿学者从仲景原文细心体认，方知诸家之互相诋驳者，终无一当也。

——宣圣云：信而好古。成无己注《伤寒论》，不敢稍参意见而增删移易，盖好由于信也。后辈不得仲景之旨，遂疑王叔和之误，以致增出三大纲之说，传经为热、直中为寒之论，今古南北贵贱之分，三时正冬之异，种种谬妄，皆由不信故也。惟张隐庵、张令韶二家，俱从原文注解，虽间有矫枉过正处，而阐发五运六气、阴阳交会之理，恰与仲景自序撰用《素问》、《九卷》、《阴阳大论》之旨吻合，余最佩服。今照二家分其章节，原文中衬以小注，俱以二家之说为主。而间有未甚惬心者，另于方中行、喻嘉言各家中，严其采择以补之。盖以各家于仲景原文前者后之、后者前之，字句、药品任意增减改易，既非全璧，而分条注释，精思颖悟，不无碎金，总期于经旨明畅而后已。

——仲景《伤寒论》即《内经》所言三阴三阳各因其脏脉之理，二张会全部《内经》以为注解。余百读之后，神明与浃，几不知我即古人，古人即我。故每节总注，或注其名，或止注述字，不拘拘以形迹论也。至于各家有一得之处，必注其姓名，盖以作家苦心不容没也。

——是书虽论伤寒，而百病皆在其中：内而脏腑，外而形身，以及气血之生始，经俞之会通，神机之出入，阴阳之变易，六气之循环，五运之生制，上下之交合，水火之相济，寒热虚实、温清补泻，无不悉备。且疾病千端，治法万变，统于六经之中，即吾道一以贯之之义。若读《灵》、《素》、《难经》，不于此求其实用，恐坠入张景岳一流，以阴阳二字说到《周易》，说到音律并及仙释，毫无下手功夫；止以人参、地黄自数钱以及数两，为真阴、真阳之主药，贻害无所底止。急读此书，便知悔悟。

——此书原文中衬以小注，只求经旨明畅，绝不敢骛及高远，致读者有涉海问津之叹。惟是汉文语短味长，往往于一二虚字中寓其实理，且于无字中运其全神。余衬以小注，采各家之精华，约之于一言一字，读者最宜于此处着眼。

——余前刻数种，采集固多，而独出己见者亦复不少。惟此刻以二张为主，又博采各家独得之言，融会大旨，而为小注，去取则有之，杜撰则无也。

——《伤寒论》及《金匮》方出自上古及伊尹汤

液，明造化之机，探阴阳之本，所有分两、煮法、服法等，差之一黍，即大相迳庭，余另有《长沙方法歌》六卷附后。

　　——《伤寒论》，晋太医令王叔和撰次，宋臣林亿等校正，金聊摄成无己注解，此为原本。如《辨脉》、《平脉》、《序例》，前贤谓其出于叔和之手。余细绎文义，与六经篇不同。至于《诸可与不可》篇，余即以叔和之说定之。叔和云：夫以疾病至急，仓卒寻按，要者难得，故重集可与不可方治列之篇后，其为叔和所作无疑。兹余于叔和所增入者悉去之，去之所以存其真也。

吴壶济世千秋业

读 法

按：仲景《伤寒论》六经与《内经·热病论》六经，宜分别读。王叔和引《热病论》文为序例，冠于《伤寒论》之首，而论中之旨反因以晦。甚矣！著作之难也。

按：六气之本标中气不明，不可以读《伤寒论》。《内经》云：少阳之上，火气治之，中见厥阴；阳明之上，燥气治之，中见太阴；太阳之上，寒气治之，中见少阴；厥阴之上，风气治之，中见少阳；少阴之上，热气治之，中见太阳；太阴之上，湿气治之，中见阳明。所谓本也，本之下中之见也，见之下气之标也。本标不同，气应异象。《内经》此旨深邃难测，即王太仆所注亦不过随文敷衍，未见透彻。惟张景岳本张子和之说而发挥之，洵可谓千虑之一得也。

脏腑经络之标本：脏腑为本，居里；十二经为标，居表；表里相络者为中气；居中所谓络者，乃表里互相维络，如足太阳膀胱经络于肾，足少阴肾经亦络于膀胱也。余仿此。

六经之气：以风、寒、热、湿、火、燥为本，三阴三阳为标，本标之中见者为中气。中气如少阳、厥阴为表里，阳明、太阴为表里，太阳、少阴为表里。表里相通，则彼此互为中气。义出《六微旨大论》。

脏腑应天本标中气图

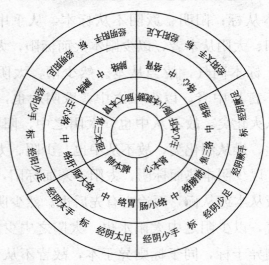

上中下本标中气图

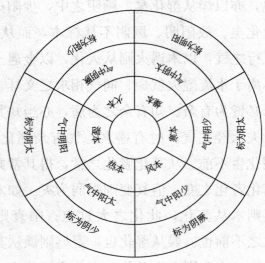

按：《至真要大论》曰：少阳、太阴从本；少阴、太阳从本从标；阳明、厥阴不从标本，从乎中也。何则？少阳、太阴从本者，以少阳本火而标阳，太阴本湿而标阴，标本同气，故当从本。然少阳、太阴亦有中气，而不言从中者，以少阳之中，厥阴木也，木火同气，木从火化矣，故不从中也。太阴之中，阳明金也，土金相生，燥从湿化矣，故不从中也。少阴、太阳从本从标者，以少阴本热而标阴，太阳本寒而标阳，标本异气，故或从本或从标，而治之有先后也。然少阴、太阳亦有中气，以少阴之中太阳水也，太阳之中少阴火也。同于本则异于标，同于标则异于本，故皆不从中气也。至若阳明、厥阴不从标本，从乎中者，以阳明之中，太阴湿土也，亦以燥从湿化矣。厥阴之中，少阳火也，亦以木从火化矣。故阳明、厥阴不从标本，而从中气也。要之，五行之气，以木遇火则从火化，以金遇土则从湿化，总不离于水流湿火就燥、同气相求之义耳。然六气从化，未必皆为有余。知有余之为病，亦当知其不及之难化也。夫六经之气，时有盛衰，气有余则化生太过，气不及则化生不前。从其化者化之常，得其常则化生不息；逆其化者化之变，值其变则强弱为灾。如木从火化也，火盛则木从其化，此化之太过也；阳衰则木失其化，此化之不前也。燥从湿化也，湿盛则燥从其化，此化之太过也；土衰则金失其化，亦化之不前也。五行之气正对俱然，此标本生化之理所必然者。化而过者宜抑，化而不及者不宜培耶？此说本之张景岳，诚觉颖悟，但彼时未得明师友以导之，致终身受高明之过，可惜也夫！

按：程郊倩云：经，犹言界也，经界既正。则彼此辄可分疆；经，犹言常也，经常既定，则徙更辄可穷变。六经署而表里分，阴阳划矣。凡虚实寒温之来虽不一其病，务使经署分明，则统辖在我，不难从经气浅而浅之，深而深之；亦不难从经气浅而深之，深而浅之可也。

按：六经之为病，仲景各有提纲。太阳以脉浮、头痛、项强、恶寒八字提纲；阳明以胃家实三字提纲；少阳以口苦、咽干、目眩六字提纲；太阴以腹满而吐、食不下、自利益甚、时腹自痛、若下之必胸下结鞕二十三字提纲；少阴以脉微细、但欲寐六字提纲；厥阴以消渴、气上撞心、心中疼热、饥而不欲食、食则吐蚘、下之利不止二十四字提纲。以提纲为主，参以论中兼见之证，斯无遁情矣。鞕，音硬，坚也。蚘，食虫也。

按：程郊倩云：仲景六经条中，不但从脉证上认病，要人兼审及病情。故太阳曰恶寒，阳明曰恶热，少阳曰喜呕，太阴曰食不下，少阴曰但欲寐，厥阴曰不欲食，凡此皆病情也。

按：柯韵伯云：太阳为先天之巨阳，其热发于营卫，故一身手足壮热；阳明乃太少两阳相合之阳，其热发于肌肉，故蒸蒸发热；少阳为半表半里之阳，其热发于腠理，时开时合，故往来寒热。此三阳发热之差别也。太阴为至阴，无热可发，因为胃行津液以灌四旁，故得主四肢，而发热于手足，所以太阴伤寒手足自湿，太阴中风四肢烦疼耳；少阴为封蛰之本，若少阴不藏，则坎阳无蔽，故有始受风寒而脉沉发热者，或始无表热，八九日来热入膀胱，致一身手足尽热者；厥阴当两阴交尽，一阳初生，其伤寒也，有从阴而先厥后热者，从阳而先热后厥者，或阳进而热多厥少，或阳退而热少厥多，或阴阳和而厥与热相应者。是三阴发热之差别也。

按：高士宗云：热，阳气也；寒，阴气也。恶寒者，周身毛窍不得阳气之卫外，故皮毛啬啬然洒淅也。人周身八万四千毛窍。太阳卫外之气也，若病太阳之气，则通体恶寒。从头项而至背膂，太阳循行之经也。若病太阳之经，则其背恶寒，恶寒之外，又有身寒。身寒者，著衣重复而身常寒，乃三焦火热之气不能温肌肉也。本论云：形冷恶寒者，此三焦伤也，即身寒之谓也。

按：《灵枢·本脏》篇云：三焦膀胱者，腠理毫毛其应。是太阳又主通体之毫毛，而为肤表之第一层，故必首伤太阳也。然亦有不从太阳，而竟至于阳明、少阳以及于三阴者。张令韶注云：此又值三阴三阳所主之部位而受之也。《灵枢·病形》篇云：中于面，则下阳明；中于项，则下太阳；中于颊，则下少阳。其中于膺背两胁，亦中其经。又曰：中于阴者，常从臂臑始。此皆不必拘于首伤太阳也。柯韵伯云：本论太阳受邪，有中项、中背之别，中项则头项强痛，中背则背强几几也；阳明有中面、中膺之别，中面则目痛鼻干，中膺则胸中痞鞕也；少阳有中颊、中胁之别，中颊则口苦咽干，中胁则胁下痞鞕也。此岐伯"中阳溜经"之义。其云邪中于阴从臂始，奈何？谓自经及脏，脏气实而不能容，则邪还于腑？故本论三阴皆有自利证，是寒邪还腑也；三阳皆有可下证，是热邪还腑也。此岐伯"中阴溜腑"之义。

　　按：张令韶云：传经之法，一曰太阳，二曰阳明，三曰少阳，四曰太阴，五曰少阴，六曰厥阴。六气以次相传，周而复始，一定不移，此气传而非病传也。本太阳病不解，或入于阳，或入于阴，不拘时日，无分次第。如传于阳明，则见阳明证；传于少阳，则见少阳证；传于三阴，则见三阴证。论所谓阳明、少阳证不见者，为不传也。伤寒三日，三阳为尽，三阴当受邪；其人反能食而不呕者，此为三阴不受邪也。此病邪之传也。须知正气之相传自有定期。病邪之相传，随其证而治之，而不必拘于日数，此传经之大关目也。

不然，岂有一日太阳则见头痛、发热等证，至六日厥阴不已，七日来复于太阳，复又见头痛、发热之证乎？此必无之理也。且三阴三阳，上奉天之六气，下应地之五行，中合人之脏腑，合而为一，分而为三，所该者广。今人言太阳止曰膀胱，言阳明止曰胃，言少阳止曰胆，三阴亦然，是以有传足不传手之说。不知脏腑有形者也，三阴三阳无形者也，无形可以该有形，而有形不可以概无形。故一言三阳，而手足三阳俱在其中；一言三阴，而手足三阴俱在其中。所以六经首节止提太阳之病，而不言足太阳、足少阴之为病，其义可思矣。况论中厥阴心包、少阳三焦、太阴肺之证颇多；又阳明燥结，有不涉于大肠者乎？传足不传手之说非也。

按：《内经》云：太阳为开，阳明为合，少阳为枢；太阴为开，厥阴为合，少阴为枢。此数语为审证施治之大关键。至于病发何经，或始终只在一经，或转属他经，或与他经合病、并病，各经自有各经之的证可验，原不可以日数拘。而一日太阳至六日厥阴之数，周而复始，谓之经气，其日数一定不移。医者先审出确系那一经之病证，再按各经值日之主气定其微甚，卜其生死，乘其所值之经气而救治之，此论中之大旨也。其一二日、八九日、十余日等字，皆是眼目，不可只作闲字读也。

按：或问张令韶曰：伤寒六气相传，正传而非邪传固已，不知无病之人正亦相传否？不然，正自正传，邪自邪传，两不相涉。正传可以不论，何以伤寒必计日数也？答曰：无病之人，由阴而阳，由一而三，始于厥阴，终于太阳，周而复始，运行不息，莫知其然。无病之人经气之传，无所凭验。病则由阳而阴，由三而一，始于太阳，而终于厥阴。自得病之日，即从太阳逆传，一日一经。一逆则病，再逆则甚，三逆而死矣。所以伤寒传经，不过三传而止，安能久逆也？其有过十八日不愈者，虽病而经不传也，不传则势缓矣。

按：宋元以后医书，皆谓邪从三阳传入，俱是热证，惟有下之一法。《论》中四逆、白通、理中等方，俱为直中之法。何以谓之直中？谓不从三阳传入，迳入三阳之脏，惟有温之一法。凡传经俱为热证，寒邪有直中而无传经，数百年来相沿之说也。余向亦深信其然，及临症之久，则以为不然。"直中"二字，《伤寒论》虽无明文，而直中之病则有之。有初病则见三阴寒证者，宜大温之；有初病即见三阴热证者，宜大凉之、大下之。是寒热俱有直中，世谓直中皆为寒证者，非也；有谓递次传入三阴尽无寒证者，亦非也。盖寒热二气，盛则从化，余揆其故，则有二：一从病体而分，一从误药而变，何则？人之形有厚薄，气有盛衰，脏有寒热，所受之邪，每从其人之脏气而为热化、寒化。今试譬之于酒，酒取诸水泉，寒物也；酒酿以麦，又热物也。阳脏之人过饮之，不觉其寒，第觉其热，热性迅发则吐血、面疮诸热证作矣；阴脏之人过饮之，不觉其热，但觉其寒，寒性凝滞，则停饮、腹胀、泄泻诸寒病作矣。知此愈知寒热之化，由病人之体而分也。何谓误药而变？凡汗下失宜，过之则伤正而虚其阳，不及则热炽伤其阴。虚其阳，则从少阴阴化之证多，以太阳、少阴相表里也；伤其阴，则从阳明阳化之证多，以太阳、阳明递相传也。所谓寒化、热化，由误治而变者此也。至云寒邪不相传，更为不经之说。仲景云：下利、腹胀满、身体疼痛者，先温其里，乃攻其表，温里宜四逆汤，攻表宜桂枝汤，此三阳阳邪传入三阴，邪从阴化之寒证也。如少阴证下利，白通汤主之，此太阳寒邪传入少阴之寒证也。如下利清谷，里寒外热，汗出而厥者，通脉四逆汤主之，此少阴寒邪传入厥阴之寒证也。谁谓阴不相传，无阳从阴化之理乎？末段采吴氏说，与本注略有异同，然大体却不相悖。

　　按：《论》中言脉，每以寸口与趺阳、少阴并举。又自序云：按寸不及尺，握手不及足，人迎、趺阳三部不参等语，是遍求法，所谓撰用《素问》、《九卷》是也。然《论》中言脉不与趺阳、少阴并举者，尤多是独取寸口法，所谓撰用《八十一难》是也。然仲景一部书，全是活泼泼天机，凡寸口与趺阳、少阴对举者，其寸口是统寸、关、尺而言也；与关、尺并举者，是单指关前之寸口而言也。然心营、肺卫应于两寸，即以论中所言之寸口，俱单指关前之寸口而言，未始不可也。且足太溪穴属肾，足跌阳穴属胃，仲景用少阴、跌阳字眼，独犹云肾气、胃气。少阴诊于尺部，跌阳诊之于关部，不拘于穴道上取诊，亦未始不可也。然而仲景不言关、尺，止言少阴、跌阳，何也？盖两寸主乎上焦，营卫之所司，不能偏轻偏重，故可以概言寸口也。两关主乎中焦，而脾胃之所司，左统于右，若剔出"右关"二字，执著又不该括，不如止言跌阳之为得也。两尺主乎下焦，而肾之所司，右统于左，若剔出左尺二字，执著又不该括，不如止言少阴之为得也。至于人迎穴在结喉，为足阳明之动脉，诊于右关，更不待言矣。而且序文指出"三部"二字，醒出论中大眼目，学者遵古而不泥于古，然可以读活泼泼之《伤寒论》。

伤寒论浅注方论合编卷一

闽长乐陈念祖修园　著

渭南严岳莲　辑镌

男式诲　校补

成都刘彝铭　参校

山阴祝宗怀　覆校

辨太阳病脉证

太阳主人身最外一层，有经之为病，有气**之为病，**主于外则**脉**应之而**浮，**何以谓经？《内经》云：太阳之脉连风府，上头项，夹脊，抵腰，至足，循身之背，故其为病**头项强痛。**何以谓气？《内经》云：太阳之上，寒气主之。其病有因风而始恶寒者，有不因风而自恶寒者，虽有微甚，**而**总不离乎**恶寒。**盖人周身八万四千毛窍，太阳卫外之气也。若病太阳之气，则通体恶寒；若病太阳之经，则背恶寒。

此言太阳之为病总提大纲。

太阳脉浮、头项强痛之**病，**若得病而即见**发热，**风为阳邪，其性迅速也；且见**汗出，**风干肌腠而外不固也。恶寒之微，见风始恶而为

恶风， 风性散漫，于浮**脉**之中，而觉其急**缓者，**此病**名为中风。**其名为中奈何？盖以风者善行而数变，由毫毛直入于肌腠，如矢石之中人也。

此论风中太阳之肌腠。受业薛步云按：风，阳邪也。太阳之标为阳，两阳相从之为病，重在"发热"二字。

太阳脉浮、头项强痛之**病，**中风外又有阴邪之证。其邪浅，其人阳气盛者，即时**或已发热；**其邪深，其人阳气弱者，其时**或未发热，**然已发未发，虽曰不同，而于其先见之时，可以断其**必然者，**一在**恶寒，**以伤寒必恶寒，无风时亦觉其寒，非若恶风者，有风时始觉其寒也；一在**体痛，**以寒邪外束，伤太阳通体之气也；一在**呕逆，**以寒邪内侵，里气不纳。其为**脉阴**尺**阳**寸**俱紧者，**以太阳本寒，而加以外寒，两寒之气凝聚于中故也。此非太阳中风，而名之**曰伤寒。**其名为伤奈何？以肤表第一层而受损伤也。

此论寒伤太阳之肤表。受业薛步云按：寒，阴邪也。太阳之本为阴，两阴相合之为病，重在"恶寒"二字。

人之言伤寒者，动曰传经，其所以然之理难言也。有正传，有邪传，有阴阳表里之气相传，有六经连贯之气相传。请以阴阳表里之气相传者言之：**伤寒一日，太阳**之气**受之，**然太阳与少阴相表里，**脉若安静**而不数急**者，**为止在太阳，而**不传**于少阴也；**颇欲吐**者，即少阴欲吐不吐之见证。**若**兼见足少阴之**躁、**手少阴之**烦，**诊其**脉数急**而不安静**者，**乃病太阳之气，中见少阴之化，**为传也。**伤寒如此，中风亦然。

又以六经之气相传言之：**伤寒二**日当阳明主气之期，**三日**当少阳主气之期。若**阳明**之身热、自汗、不恶寒、反恶热之外证不见，**少阳**之口苦、咽干、目眩之外**证不见者，为**气之相传，而病**不**与气俱**传也。**伤寒如此，中风可知矣。二经如此，他经可知矣。

此二节，一论阴阳表里相传，一论六经之气相传。

且夫太阳病之即发者，有中风、伤寒之异。至于不即发者，《内经》谓冬伤于寒，春必病温，为伏邪蕴酿成热，邪自内出。其证脉浮，头项强痛，故亦谓之**太阳病。**但初起即**发热而渴，不恶寒者，**须于中风、伤寒之外区别，**为温病。**治宜寒凉以解散，顺其性以导之，如麻杏甘石汤之类。若无头项强痛之太阳病，但见发热而渴、不恶寒之证，是太阳底面少阴为病。《内经》谓冬不藏精，春必病温是也。如心中烦不得卧者，黄连阿胶汤主之。稍轻者，阳盛阴虚之人，周身之经络浑是热气布护，治法只宜求之太阳署之里，阳明署之表。如所云心中懊侬、舌上苔者，栀子豉汤主之；渴欲饮水、口干舌燥者，白虎加人参汤主之；脉浮、发热、渴欲饮水、小便不利者，猪苓汤主之类，切不可用辛温以发汗。**若**医者误用辛温之剂汗之，其内蕴之热得辛温而益盛。不特汗后身不凉静，而且**发汗已，身反灼热者，**是温病为风药所坏，遂变重证。**名曰风温。风温之为病，**若何？其**脉阴**尺**阳**寸**俱浮，**其证**自汗出，**犹为太阳中风之本象，而大可患者全显出少阴之危象。肾主骨，热在骨，故**身重，**热入阴分，故神昏而**多眠睡，鼻息必鼾，**为肾热而壅于肺；**语言难出，**为肾热而壅于心，以肾脉上连心、肺也。**若被**误**下者，**津液竭于下，而**小便不利，**津液竭于上，则目系紧急而**直视，**且既竭之余，肾气将绝，不能约太阳之气而**失溲。**危乎，危乎！**若更被火**灸或烧针**者，**以热攻热，肾败而现出克攻之象。**微者皮肤发黄色**，为土克水。**剧则**热亢攻心，**如惊痫**，热极生风，**时瘛疭**。其皮肤不止发黄，竟**若火熏之**，现出黄中带黑之色，是被下为一逆，被火为再逆。**一逆尚可引日，再逆则促其命期**。推而言之，凡服一切消导之药，皆犯被下之禁；凡服一切辛热之药，皆犯被火之禁，医者其可不慎哉？

此言太阳病中有温病，误治即变为风温也。

太阳底面，即是少阴。治太阳之病，即宜预顾少阴。二经标本寒热不同，医者必先了然于心，然后丝丝入扣。《内经》云：太阳之上，寒气主之。以寒为本，以热为标也。又云：少阴之上，君火主之。以热为本，以寒为标也。**病有发热恶寒者，发于**太阳之标阳**也；无热恶寒者，发于**少阴之标阴**也。发于阳者，七日愈，发于阴者，六日愈，以阳数七、阴数六故也。**

此一节，提阴阳寒热标本之大纲，并按阴阳之数，以定病愈之期，言手足标本之异。手之太阳其标热也，与手少阴为表里。发热恶寒，发于手太阳之标阳也。足之太阳其本寒也，与足少阴为表里。无热恶寒，发于足少阴之标阴也。

何以谓发于阳者七日愈？请言其所以愈之故。如**太阳病，头痛**等证**至七日以上**应奇数而**自愈者**，以太阳之病，自**行其本经已尽**七日之数**故也。若未愈欲作再经者**，阳明受之，宜**针足阳明**足三里穴以泄其邪，**使经不传则愈**。推之发于阴者六日愈之故，亦可以此例而得其旨矣。

此节承上文而言病愈之期，又提出"行其经"三字，谓自行其本经，与传经不同，曲尽伤寒之变幻。

六经皆有行有传，举太阳以为例。

察阴阳之数，既可推其病愈之日，而六经之病欲解，亦可于其所旺时推测而知之。**太阳病欲解**之时，大抵**从巳至未上**者。以巳午二时，日中而阳气降，太阳之所主也。邪欲退正欲复，得天气之助，值旺时而解矣。

此一节承上文而言病愈之时，以见天之六淫，能伤人之正气；而天之十二时，又能助人之正气也。

邪解后，未全畅快，曰病衰，曰少愈，皆可以"不了了"三字该之。风，阳邪也。如太阳中**风家，**七日阳得奇数，邪气从**表**而**解**。然虽解**而**余邪**不了了**净尽者，俟过五日，五日为一候，五脏元气始充，合共**十二日**，精神慧爽而**愈**。推之寒为阴邪，如发于阴之病，六日阴得偶数而解。既解而不了了者，亦须复过一候，大抵十一日而愈矣。若误治又不在此例。

此一节承上文言既愈之后而定以痊愈之期也。

医家辨证，开口一言太阳，瞩目即在少阴。须知太阳标热而本寒，少阴标寒而本热。太阳之标，即少阴之本；少阴之本，即太阳之标。上章以发热、无热言，犹未畅明其义。兹请再申之，为辨太阳之证者辨到太阳之根。**病人身大热，**为太阳之标热在外，而**反欲得近衣者，**为少阴之标寒在内，是**热在**太阳所主之**皮肤，寒在**少阴所主之**骨髓也；身大寒**，为太阳之本寒在外，而**反不欲近衣者**，为少阴之本热在内，是**寒在**太阳所主之**皮肤，热在**少阴所主之**骨髓也。**身之寒热不足凭，必以骨髓之寒热为主。阳根于阴，司命者不可不深明此理也。

此一章承前章阴阳寒热标本之旨，深一层立论。

上章言其所恶，此章言其所欲，皆探其病情。程郊倩云：阴阳顺逆之理，在天地征之于气者，在人身即协之于情，情则无假。合之前三章，彼为从外以审内法，此则从内以审外法。

救治之法，须辨脉证以立方。先以太阳言：**太阳中风，**风为阳邪而中于肌腠，其脉**阳**寸**浮而阴**尺**弱。阳浮者，**风势迅发，不待闭郁而**热自发；阴弱者，**津液漏泄，不待覆盖而**汗自出。**而且**啬啬**欲闭之状而**恶寒，淅淅**欲开之状而**恶风，翕翕**难开难合之状而**发热，**阳邪上壅而**鼻鸣，**阳邪上逆而**干呕者，**中风脉证的确无疑。**桂枝汤主之。**

此一节言风中太阳之肌腠，立方以救治也。

桂枝汤方

桂枝三两，去皮。桂枝止取梢尖嫩枝，内外如一。若有皮骨者去之，非去枝上之皮也。后仿此　**芍药**三两　**甘草**二两，炙　**生姜**三两，切　**大枣**十二枚，擘①

---

①　擘：音 bò，分裂，分开。

上^①五味，咬咀^②，以水七升，微火煮取三升，去滓。适寒温，服一升。服已，须臾啜热稀粥一升余，以助药力。温覆令一时许，遍身漐漐^③，微似有汗者佳。不可令如水流漓，病必不除。若一服汗出病瘥，停后服，不必尽剂。若不汗，更服依前法。又不汗，后服小促其间，半日许令三服尽。若病重者，一日一夜服，周时观之。服一剂尽，病证犹在者，更作服。若汗不出，乃服至二三剂。禁生冷、黏滑、肉、面、五辛、酒酪、臭恶等物。

蔚按：桂枝辛温，阳也；芍药苦平，阴也。桂枝又得生姜之辛，同气相求，可恃之以调周身之阳气；芍药而得大枣、甘草之甘，苦甘合化，可恃之以滋周身之阴液。师取大补阴阳之品，养其汗源，为胜邪之本。又啜粥以助之，取水谷之津以为汗，汗后毫不受伤。所谓立身于不败之地，以图万全也。

桂枝汤调阴阳、和营卫，为太阳中风之主方，而其功用不止此也。凡中风、伤寒、杂病，审系**太阳**之为**病**，医者必于**头痛发热**等公同证中认出。**汗出**一证为大主脑。汗出则毛窍空虚，亦因而**恶风**者，

---

① 上：原书为"右"，今统一改为"上"。
② 咬咀：音 fǔjǔ，将药物用口咬碎，如豆粒大，以便煎服。《灵枢经·寿天刚柔》："凡四种，皆咬咀，渍酒中。"
③ 漐漐：音 zhí，微微出汗的样子。

桂枝汤主之。不必问其为中风、伤寒、杂病也。第审其汗出斯用之，无有不当矣。

此一节承上节而推广桂枝汤之用。

虽然病在太阳之肌腠；桂枝汤诚为切当。若太阳经输之病，专用桂枝汤原方，恐未能丝丝入扣。《内经》云：邪入于输，腰脊乃强。盖太阳之经输在背。**太阳病，项背**不舒而**强，**如短羽之鸟，欲飞而不能飞，其状**几几，**是邪入太阳之经输也。夫邪之中人，始于皮毛，次及肌络，次及经输。今者邪入经输，则经输实而皮毛虚，故**反汗出**而**恶风。**视桂枝证同而不同**者，**非得葛根入土最深，其藤延蔓似络，领桂枝直入肌络之内，而还出于肌肤之外者，不能捷效。必以**桂枝加葛根汤主之。**

此一节言太阳经输之证，亦承上节推广桂枝汤之用而不泥其方。

桂枝加葛根汤方

方即桂枝汤原方加葛根〔四两〕

上六味，㕮咀，以水一斗煮葛根，减二升，去上沫，纳诸药，煮取三升。温服一升，覆取微似汗，不须啜粥，余如桂枝将息①及禁忌法。

张令韶曰：桂枝汤解肌，加葛根以宣通经络之气。

---

① 将息：病中调养休息。《朱子语类·论学》："将息不到，然后服药；将息到，则自无病。"

51

盖葛根入土最深，其藤延蔓似络，故能同桂枝直入肌络之内，而外达于肤表也。

桂枝汤为肌腠之主方。邪在肌腠，既可于汗出等正面看出，亦可于误治后反面勘出。**太阳病，**误**下之后，**则太阳之气当从肌腠而下陷矣。若不下陷而**其气**竟**上冲者，**是不因下而内陷，仍在于肌腠之间，**可与桂枝汤，方用前**啜稀粥，温覆微取汗**法，**从肌腠外出而愈矣。**若不上冲者，**邪已内陷，不在肌腠之中，桂枝**不可与之。**

此一节，承上节以启下文五节之意。

张令韶曰：《经》云太阳根于至阴。是太阳之气由至阴而上于胸膈，由胸膈而出于肌腠，由肌腠而达于皮毛，外行于三阳，内行于三阴。气从此而出入，邪亦从此而出入。师所谓其气者，指此而言也。读者知正气之出入如此，则邪气之出入亦如此，则于此道知过半矣。所以伤寒言邪即言正，而言正即可以识邪。

按：熟读此注，方知论中经气传行及一日、二日、三日、五六日等，皆是眼目。

然而不可与者，又不止此。**太阳病三日，已**三阳为尽，**发汗，**则肌表之寒自解。**若吐，**则中膈之邪当解；**若下，**则肠胃之邪当解，**若温针，**则经脉之邪当解。当解而**仍不解者，此为**医者误治**坏病。**坏病不关肌腠，故**桂枝汤不中与之也。观其脉证，知犯何逆，**或随**其发汗之逆，或随其吐、下、温针之逆，分各**证**而救**治之**可也。

此一节承上节言，病不关于肌腠者，桂枝汤用之而不当。

且更有必不可与者，不得不重为叮咛。**桂枝**汤本为**解肌**，与麻黄汤为肤表之剂迥别。盖邪之伤人，先伤肤表，次及肌腠。惟风性迅速，从肤表而直入肌腠，则肌腠实而肤表虚，所以脉浮缓、汗自出，不曰伤而曰中也。**若其人脉浮紧，发热汗不出者**，明明邪在肤表，不在肌腠，**不可与之也。**甚矣哉！桂枝汤为不汗出之大禁。**当须识此，勿令误也。**

此一节承上节，分别桂枝本为解肌，大殊发表之剂，重为叮咛。

桂枝本为解肌，以汗自出为据，然亦有不可固执者。**若酒客病，**湿热蕴于内，其无病时，热气熏蒸，固多汗出，及其病也，脉缓汗出可知矣。然其病却不在肌腠之内，故**不可与桂枝汤。**若误与之，**得此汤**①以助湿热，且甘能壅满。**则为呕，**盖**以酒客**喜苦而**不喜甘故也。**推之不必酒客，凡素患湿热之病者，皆可作酒客观也。

此一节承上节"桂枝本为解肌"句，言湿热之自汗不为肌腠之病，又当分别。

————————

① 汤：赵开美本为"之"。

桂枝本为解肌，若喘则为邪拒于表，表气不通而作，宜麻黄而不宜桂枝矣。然亦有桂枝证悉具，惟喘之一证不同，当知是平日素有喘之人，名曰**喘家**，喘虽愈而得病又**作**，审系桂枝证，亦不可专用**桂枝汤**，宜**加厚朴**，从脾而输其气，**杏子**从肺以利其气。**佳。**

此一节承上节"桂枝本为解肌"句，言喘不尽由于肌腠之病，不可专用桂枝汤。

得汤则呕，请申其义。**凡**不当**服桂枝汤**而服之，不但呕，而且**吐者，**以其人内有湿热，又以桂枝汤之辛热以助其热，两热相冲，反能涌越。热势所逼，致伤阳络，**其后必吐脓血也。**

此一节申明前二节得汤则呕之义。《序例》谓桂枝下咽，阳盛则毙者此也。

太阳病固当汗之，若不取微似有汗，为**发汗**太过，**遂漏不止，**前云如水流漓，病必不除，故**其人恶风**犹然不去，汗涣于表，津竭于里，故**小便难，四肢**为诸阳之本，不得阳气以养之，故**微急**且至**难以屈伸者，**此因大汗以亡阳，因亡阳以脱液，必以**桂枝加附子汤主之。**方中取附子以固少阴之阳，固阳即所以止汗，止汗即所以救液，其理微矣！

此章凡九节，承上数章言太阳证之变动不居，桂枝汤之泛应不穷也。张令韶云："自此以下八节，论太阳之气可出可入，可内可外。外行于阳，内行于阴，出而皮肤，入而肌腠、经络，无非太阳之所操纵也。"

桂枝加附子汤方

桂枝汤原方加附子一枚，炮，去皮，破八片。

上六味，㕮咀，以水七升，煮取三升，去渣。温服一升。

男元犀按：太阳之脏即是少阴。太阳病本宜发汗，发之太过而为漏不止，必用附子以固之。重至肢厥，必用四逆辈以救之。若恶风，小便难，四肢微急，难以屈伸者，皆汗出过多脱液。尚喜肾中之真阳未亡，只用附子大补少阴之气，得桂枝汤为太阳之专药，令阴交于阳则漏止，漏止则液不外脱，而诸证俱除矣。

不但误汗而阳亡于外，设若误下亦致阳衰于内。太阳之气由胸而出入。若**太阳病**误**下之后**，阳衰不能出入于外内，以致外内之气不相交接，其**脉**数中一止，其名为**促**，气滞于**胸**而**满**者，**桂枝去芍药汤主之**。盖桂枝汤为太阳神方，调和其气，使出入于外内，又恐芍药之苦寒，以缓其出入之势。**若**脉不见促而见**微**，身复恶**寒**者，为阳虚已极，**桂枝去芍药**方中**加附子汤主之**。恐姜桂之力微，必助之附子而后可。

上节言误汗而阳亡于外，此节误下而阳衰于内。其方只一二味出入，主治判然。

按：阳亡于外，宜引其阳以内入，芍药在所必用；阳衰于内，宜振其阳以自立，芍药则大非所宜也。

桂枝去芍药汤方

即桂枝汤原方去芍药。

上四味，以水七升，煮取三升。温服一升。

桂枝去芍药加附子汤方

即前方加附子一枚，炮去皮，破八片。

上五味，㕮咀，以水七升，煮取三升，去滓。温服一升。恶寒止，停后服。

蔚按：《伤寒论》大旨，以得阳则生。上节言汗之遂漏虑其亡阳，此节言下后脉促胸满，亦恐亡阳。盖太阳之气，由至阴而上于胸膈，今因下后而伤胸膈之阳，斯下焦浊阴之气僭①居阳位而为满，脉亦数中一止而为促。治宜急散阴霾，于桂枝汤去芍药者，恐其留恋阴邪也。若见恶寒，为阳虚已极，徒抑其阴无益，必加熟附以壮其阳，方能有济。喻嘉言、程扶生之解俱误。

太阳头痛项强，发热恶寒之**病**，**得之八**日已过，至**九日**，正当少阳主气之期，藉其气以为枢转，故**如疟状**，亦见寒热往来。究竟**发热恶寒**，现出太阳本证，与真疟不同。所幸者，寒热并见之中，**热较多**而**寒却少**。太阳以阳为主，热多是主胜客负，露出吉兆。**其人不呕**，邪不转属少阳；**清便欲自可**，邪不转属阳明。其寒热**一日二、三度发**，不似疟之有定候。太阳得少阳之枢转，邪气有不能

---

① 僭：音 jiàn，超越自己的身份，冒用在上者的职权、礼仪行事。

自容之象。**脉微**者为邪衰，**缓者**为正复，皆**为欲愈**之证脉**也。**设**脉**但见其**微**，而不见其缓，是邪衰而正亦衰也。不见其发热，**而**但见其**恶寒者，**是客胜主负也。盖太阳底面即是少阴，今脉微，即露少阴脉沉细之机，恶寒即伏少阴厥逆及背寒之兆。**此**不独太阳虚，而少**阴与太阳俱虚，不可更发汗、更下、更吐也。**虽然证脉如此，宜其面色无热色矣；而**面色反有热色者，**以诸阳之会在于面。犹幸阳气未败，尚能鼓郁热之气而见于面；独恨阳气已虚，**未**能遂其所**欲，**自作小汗而**解也。**兹**以其不能得小汗出，**辨其面色有热色，而知郁热之气欲达于肌表；又察其肌表之气未和，而知周**身必痒，**邪欲出而不能出。宜**桂枝麻黄各半汤**以助之。

此一节，言病在太阳值少阳主气之期而藉其枢转也。

桂枝麻黄各半汤方

桂枝—两十六铢　芍药—两　生姜—两　甘草—两，炙

麻黄—两，去节　大枣四枚　杏仁二十四枚，汤浸，宜去皮尖及两仁者。后仿此

上七味，以水五升，先煮麻黄一二沸，去上沫。纳诸药，煮取一升八合，去渣。温服六合。

蔚按：《内台》载此方即桂枝汤原方分量，加麻黄三两、杏仁七十个，白水煮服，取微汗。许宏《方议》云：桂枝汤治表虚，麻黄汤治表实，二者均曰解表，霄壤之异也。今此二方合而用之，乃解其表不虚不实者也。

美壶济世千秋业

太阳病，审其为桂枝证，用桂枝汤，照法煮取三升，分三服。若**初服桂枝汤**一升，**反烦不解者，**缘此汤只能治肌腠之病，不能治经脉之病，治其半而遗其半故也。宜**先刺风池、风府，**以泻经中之热，**却与**留而未服之**桂枝汤**二升，照法服之**则愈。**

此一节，言太阳之病涉于肌腠而复干于经脉也。风池二穴（在头上三行；颞颥①后发际陷中），足少阳之经穴，针入三分，留三呼。风府一穴（上发际一寸大筋内宛宛中），督脉之经穴，针入四分，留三呼。二者皆太阳经所过之处，故刺之以泻太阳之邪。

邪之在表与在肌，其治不可以或混。而病之在表与在肌，其气未始不相通。如审系太阳肌腠之病，**服桂枝汤，**取微似有汗者佳；若逼取**大汗**流漓而**出，**病反不除。其**脉**势必变浮缓而为**洪大者，**察其桂枝证未罢，当仍**与桂枝汤，如前**啜粥令微似汗之**法。**是法也可以发汗，汗生于谷也；即可以止汗，精胜而邪却也。凡系肌腠之病，宜无不愈矣。**若**犹未能即愈，寒热往来，其**形似疟，**但疟有定时，而此则作止无常。**一日再发**而与疟分别**者，**不独肌病，兼见表病，表病**汗出必解，宜桂枝二麻黄一汤。**此服桂枝后少加麻黄之一法。

此一节，言太阳之气在肌而复通于表也。

桂枝二麻黄一汤方

桂枝一两十七铢，去皮　　芍药一两六铢　　麻黄十六铢，去节

---

① 颞颥：niè rú 头部的两侧靠近耳朵上方的部位。

生姜—两六铢，切　杏仁十六个，去皮尖　甘草—两二铢，炙　大枣五枚，擘

　　上七味，以水五升，先煮麻黄一二沸，去上沫。纳诸药，煮取二升，去滓。温服一升，日再服。

　　蔚按：服桂枝汤，宜令微似汗。若大汗出，脉洪大，为汗之太骤，表解而肌未解也，仍宜与桂枝汤，以啜粥法助之。若形似疟，日再发者，是肌邪、表邪俱未净，宜桂枝二以解肌邪，麻黄一以解表邪。

　　太阳之气由肌腠而通于阳明，**服桂枝汤，**当取微似有汗者佳。今逼取太过，则**大汗出后，**阳明之津液俱亡。胃络上通于心，故**大烦**；阳明之上，燥气主之，故大**渴不解，**阳气亢盛，诊其**脉洪大无伦者，白虎加人参汤主之。**

　　此一节，言太阳之气由肌腠而通于阳明也。

　　白虎为西方金神，秋金得令，而炎气自除。加人参者，以大汗之后，必救其液以滋其燥也。

白虎加人参汤方

　　知母六两　石膏—斤，碎，绵裹　甘草二两，炙　粳米六合　人参三两

　　上五味，以水一斗，煮米熟汤成，去滓。温服一升，日三服。

　　蔚按：上节言服桂枝大汗出而邪反不能净，宜仍服桂枝以法汗之，或桂枝二麻黄一汤合肌表而并汗，皆所

以竭其余邪也。此节言大汗出外邪已解，而汗多亡阳明之津液。胃络上通于心故大烦，阳明为燥土故大渴，阳气盛故脉洪大。主以石膏之寒以清肺，知母之苦以滋水，甘草、粳米之甘，人参之补，取气寒补水以制火，味甘补土而生金，金者水之源也。

太阳之气，外行于阳，内行于阴。太阳与少阴为表里，其内行无论矣。而且有陷入于脾，不能外达者，将何以辨之？辨之于证与脉之相反。**太阳**为**病**，其证皆**发热恶寒**，太阳以阳为主，若**热多寒少**，为主胜客负，是将愈之吉兆。脉宜缓而不弱，今**脉微弱者**，脉与证相反，是证为太阳，其气内陷于至阴之中。全隐其太阳真面目，不得不为之区别曰：**此证为阳，而脉则无阳也。**阳主表，无阳则**不可发**其表**汗**，从脉不从证，断断然者，**宜桂枝二越婢一汤方。**从至阴中以发越之。

此一节，言太阳之气陷于脾，而脾气不能外达者，不发其表汗，宜越其脾气也。

桂枝二越婢一汤方

桂枝十八铢，去皮　芍药十八铢　麻黄十八铢，去节　甘草十八铢　大枣四枚，擘　生姜一两二铢　石膏二十四铢，碎，绵裹

上七味，㕮咀，以水五升，先煮麻黄一二沸，去上沫。纳诸药，煎取二升，去滓。温服一升。本云，当裁为越婢汤、桂枝汤合饮一升，今合为一方，桂枝二越

婢一。

按：读方下所注，知仲景所用皆古方，真述而不作之圣也。

《论》中"无阳"二字，言阳气陷于阴中。既无表阳之证，不可发其表汗，故用越婢汤。方中石膏质重而沉滞，同麻黄之勇，直入于里阴之中，还同桂枝汤复出于肌表而愈。

蔚按：本方分两甚轻，大抵为邪气轻浅者设也。太阳以阳为主，所云热多寒少，是阳气欲胜阴邪之兆；所云脉微弱，是指脉不紧盛；所云无阳不可发汗，是指此证此脉无阳邪之太盛，不可用麻黄汤发其汗，只用此汤清疏营卫，令得似汗而解也。书中"阴阳"二字，有指气血而言，有指元阴元阳而言，有指脏腑而言，有指表里而言，有指寒热而言，有指邪正而言。非细心如发者，每致误解，即高明如程扶生辈，亦以"无阳"二字认为阳气虚少。甚矣！读书之难也。

不独陷于脾而不能外达，而且有陷于脾而不能转输者。太阳病，**服桂枝汤**，服后未愈。医者不审其所以未愈之故，**或**疑桂枝汤之不当，而又**下之**，**仍**然表证不解，而为**头项强痛，翕翕发热，无汗**，且又兼见里证，而为**心下满微痛，小便不利者**，然无汗则表邪无外出之路，小便不利则里邪无下出之路。总由邪陷于脾，失其转输之用，以致膀胱不得气化而外出，三焦不行决渎而下出。《内经》云：三焦、膀胱者，腠理毫毛其应，是言通体之太阳也。此时须知利水法中，大有转旋之妙用，而发汗亦在其中，以**桂枝去桂加茯苓白术汤主之**。所以去桂者，不犯无汗之禁也；所以加茯苓、白术者，助脾之转输。令小便一利，则诸病霍然矣。

此一节，言陷脾不转输之治法也。

桂枝去桂加茯苓白术汤方

芍药三两　甘草二两，炙　生姜三两　茯苓三两　白术三两　大枣十二枚

上六味，以水八升，煮取三升，去滓。温服一升。小便利则愈。

蔚按：上节言太阳之气内陷于脾而不能外达。此节言太阳之气内陷于脾而不能转输也。用桂枝汤后，而头痛、项强、翕翕发热、无汗之证仍在，其病机在于"无汗"二字，知桂枝汤之不能丝丝入扣也。或者悔桂枝汤之误而下之，无如表证悉具，转因误下而陷于脾，以致心下满微痛，小便不利，其病机在于"小便不利"四字。桂枝之长于解肌，不长于利水，服五苓散多饮暖水以出汗，师有明训，知桂枝之不可不去也。太阳之气陷于中土，心下为脾之部位，故满而微痛；脾不能转输其津液，故小便不利。今用桂枝汤去桂而加白术、茯苓，则转输灵而小便自利，小便利而太阳之气达于内外，而内外之邪俱净矣。

又按：经方分两轻重变化难言。有方中以分两最重为君者，如小柴胡汤，柴胡八两，余药各三两之类是

也。有方中数味平用者，如桂枝汤，芍、桂、生姜各三两，而以桂枝为君是也。有一方各味等分者，如猪苓汤，各味俱一两，而以猪苓为君是也。有方中分两甚少而得力者，如甘草附子汤中，为使之桂枝四两，而所君之甘草只二两是也；又如炙甘草汤中，为使之地黄一斤，而所君之炙甘草只四两是也。然此虽轻重莫测，而方中有是药而后主是名，未有去其药而仍主其名，主其名即所以主其功。如此证头项强痛、翕翕发热，为太阳桂枝证仍在，因其误治，遂变其解肌之法而为利水，水利则满减热除，而头项强痛亦愈。主方在无药之处，神乎其神矣。

伤寒脉浮，自汗出，小便数，心烦，微恶寒，脚挛急， 此与桂枝证相似，但脚挛急不似。考少阴之脉，斜走足心，上股内后廉。凡辨证，当于所同处得其所独。今据此挛急之一证，便知太阳之标热合少阴之本热，为阴阳热化之病，热盛灼筋，故脚挛急。并可悟脉浮、自汗、小便数皆系热证，即有微恶寒一证，亦可知表之恶寒渐微，则里之郁热渐盛。其与桂枝证，貌虽相似而实悬殊。医者**反与桂枝欲攻其表，此误也。**病人阳盛于内，**得**此辛热之药，《周易》谓亢龙有悔，阳亦外脱而亡，**便见厥**证，水涸而**咽中干，**水火离而**烦躁，**火逆而**吐逆者，**此时投以苦寒之剂不受，惟以干姜炮黑，变辛为苦，同气以招之，倍用甘草以缓之，二味合用，**作甘草干姜汤与之，以从治之法复其阳。若厥愈足温者，更作芍药甘草**

汤与之，滋阴以退热，热退**其脚即伸；若胃气不和谵语者，**是前此辛热之毒留于阳明而不去，**少与调胃承气汤**荡涤其遗热，取硝、黄以对待乎姜、桂也。他**若**太阳之本寒合少阴之标寒为病，阴阳俱虚，**重发**其**汗，**则汗不止而亡阳，**复加烧针者，**更逼其汗而亡阳，必用**四逆汤主之。**均系亡阳，而彼此悬隔。

此一节，言太阳标热合少阴本热之为病，误治而变证不一也。

甘草干姜汤方

甘草四两　干姜二两，炮

上咬咀，以水三升，煮取一升五合，去渣，分温再服。

蔚按：误服桂枝汤而厥，其为热厥无疑。何以又用甘草、干姜乎？而不知此方以甘草为主，取大甘以化姜、桂之辛热，干姜为佐，妙在炮黑，变辛为苦，合甘草又能守中以复阳也。《论》中干姜俱生用，而惟此一方用炮，须当切记。或问亡阳由于辛热，今干姜虽经炮带些苦味，毕竟热性尚存，其义何居？答曰：此所谓感以同气，则易入也。子能知以大辛回阳主姜、附而佐以胆、尿之妙，便知以大甘复阳主甘草而佐以干姜之神也。推之，僵蚕因风而死，取之以治中风；驴为火畜，大动风火，以伏流之阿水造胶，遂能降火而熄风，皆占圣人探造化之微也。仲景又以此汤治肺痿，更为神妙。后贤取治吐血，盖学古而大有所得也。

芍药甘草汤方

芍药四两　甘草四两，炙

上二味，㕮咀，以水三升，煮取一升半，去滓。分温再服之

蔚按：芍药味苦，甘草味甘，苦甘合用，有人参之气味，所以大补阴血。血得补则筋有所养而舒，安有拘挛之患哉？时医不知此理，谓为戊己汤①，以治腹痛，有时生熟并用，且云中和之剂，可治百病。凡病人素溏与中虚者，服之无不增剧，诚可痛恨。

调胃承气汤方

大黄四两，去皮，酒浸　甘草二两，炙　芒硝半升

上三味，㕮咀，以水三升，煮取一升，去滓，纳芒硝，更上火微煮令沸，少少温服之。

蔚按：此治病在太阳而得阳明之阳盛证也。《经》曰：热淫于内，治以咸寒；火淫于内，治以苦寒。君大黄之苦寒，臣芒硝之咸寒，而更佐以甘草之甘缓，硝、黄留中以泄热也。少少温服，亦取缓调之意。

次男元犀按：调胃承气汤此证用之，可救服桂枝遗热入胃之误；太阳之阳盛证用之，能泄肌热以作汗；阳明证用之，能调胃气以解微结。《内台》方自注云："脉

---

① 戊己汤：考此汤名出自《症因脉治》一书。

浮者"三字，大有意义。

四逆汤方

甘草二两，炙　干姜一两半　附子一枚，生用，去皮，破八片

上三味，咬咀，以水三升，煮取一升二合，去滓。分温再服。强人可大附子一枚，干姜三两。

蔚按：四逆汤为少阴正药，此证用之以招纳欲散之阳，太阳用之以温经，与桂枝汤同用以救里，太阴用之以治寒湿，少阴用之以救元阳，厥阴用之以回薄厥。

次男元犀按：生附子、干姜，彻上彻下，开辟群阴，迎阳归舍，交接十二经，为斩旂①夺关之良将。而以甘草主之者，从容筹划，自有将将之能也。

问曰：证象阳旦，按桂枝汤加附子增桂，名阳旦汤之**法治之而增剧**，厥逆，咽中干，两胫拘急而谵语。师曰曰字衍文：言夜半阴阳交接，**手足当温，两脚当伸，后如师言。何以知此？** 答曰：两手六部皆名寸口其脉下指即见为**浮而**脉形宽阔为**大。浮则为风**，风为阳邪也；**大则为虚**，阴虚于内，不能为阳之守也。**风则**以阳加阳，故**生微热**；**虚则**阴液不足，故**两胫挛。病证象桂枝，因**取桂枝汤原方**加附子一枚参其间，增桂**枝三两，名阳旦汤。与服以**令汗出**，以附子温经，**亡阳故**

---

① 旂：音 qí，古代旗帜的一种。上画交龙图案，竿头系铃。《周礼·春宫·司常》："日月为常，交龙为～。"

也。盖附子为温经之药，阴寒用事，得之则温经以回阳，如桂枝加附子汤之治遂漏是也。阳热内盛，得之则温经以亡阳，如此汤之令汗出是也。**审其厥逆，咽中干，烦躁，阳明内结，谵语烦乱，**知其因服辛热之药所致，遂**更**易其治法，**饮甘草干姜汤**引外越之阳以返内。**夜半**天之阳生，而人之**阳气**亦还，**两足当热，**阴阳顺接而厥回。但阴津尚未全复，故**胫尚微拘急，重与芍药甘草汤，**苦甘生其阴液，**尔乃胫伸。**其谵语未止者，误服阳旦汤之热，视桂枝汤为倍烈，以致阳明内结烦乱，是胃中有燥屎。徒用调胃承气汤少与之，恐不足以济事，必**以大承气汤**令大便**微溏，**燥屎亦下，**则止其谵语，故知病可愈。**

此一节设为问答，承上节而明误药之变证，更进一层立论。

肌腠实则肤表虚而自汗，入于经输，既有桂枝加葛根汤之法，而肤表实而无汗入于经输者，治法何如？**太阳病，项背强几几，**前已详其说矣，其**无汗**为邪拒于表，表气实也。其**恶风者，**现出太阳之本象也，**葛根汤主之。**

此一节，言邪从肤表而涉于经输，与邪在肌腠而涉于经输者之不同，另立葛根汤取微似汗法。

张令韶云：自此以下四节，俱论太阳之气循经而入，不在肌腠之中也。

葛根汤方

葛根四两　麻黄三两，去节　甘草二两，炙　芍药二两，

切　桂枝二两，去皮　　生姜三两　　大枣十二枚，擘

上七味，哎咀，以水一斗，先煮葛根、麻黄，减二升，去上沫。纳诸药，煮取三升，去滓。温服一升，覆取微似汗，不须啜粥。余如桂枝法将息及禁忌。

蔚按：第二方桂枝加葛根汤与此汤，俱治太阳经输之病。太阳之经输在背。《经》云：邪入于输，腰脊乃强。师于二方皆云治项背几几。几几者，小鸟羽短，欲飞不能飞而伸颈之象也。但前方治汗出，是邪从肌腠而入输，故主桂枝；此方治无汗，是邪从肤表而入输，故主麻黄。然邪既入输，肌腠亦病，方中取桂枝汤全方加葛根、麻黄，亦肌表两解之法，与桂枝二麻黄一汤同意而用却不同。微乎微乎！葛根性用解见第二方。

太阳之恶寒发热、头项强痛等证，**与阳明**之热渴、目疼、鼻干等证，同时均发，无有先后，名曰合病。**合病者**，两经之热邪并盛，不待内陷，而胃中之津液为其所逼而不守，**必自下利**。然虽下利而邪犹在表，未可责之于里。既非误下邪陷之里虚，断不可以协热下利之法治之，仍当以两经之表证为急，故以**葛根汤主之**。

此一节，言太阳合于阳明而为下利证也。

张令韶曰：太阳与阳明合病，必自下利者，太阳主开，阳明主合。今太阳合于阳明，不从太阳之开，而从阳明之合，病合反开，故必自下利。下利者，气下而不上也。葛根之性，延蔓上腾，气腾于上，利自止矣。

太阳与阳明合病，其机关全在乎下利，而兹**不下利**，而**但作呕者**，当求其说。盖太阳主开，阳明主合，今阳明为太阳所逼，本合而反开。开于下则下利，开于上则为呕，即以**葛根加半夏汤主之**。盖以半夏除结气，以遂其开之之势而利导之也。

此一节承上节而言太阳合于阳明，不下利而但呕也。

二节言太阳与阳明合病，重在太阳之开一边，与下章合病用麻黄法不同。小注宜细玩而熟记之。

葛根加半夏汤方

葛根汤原方加半夏半升，洗。煎服法同前。

张令韶曰：不下利但呕者，太阳之气仍欲上达而从开也。因其势而开之，故加半夏以宣通逆气。

太阳病，头项强痛，自汗，恶风，为**桂枝证**，病在肌也。**医反下之**，致太阳之邪由肌而内陷，**利遂不止**。然邪虽内陷而气仍欲外出，其脉急数中时见一止而无定数，其名为促。**脉促者，表**邪**未能径出而解也**。邪欲出而未能径出则**喘**，喘则皮毛开发**而汗出者**，此桂枝证误治之变。既变则宜从变以救之，不可再用桂枝汤，而以**葛根黄芩黄连汤主之**。

此一节，言太阳证虽邪已陷，亦可以乘机而施升发，使内者外之，陷者举之之妙也。

张令韶云：下后发喘汗出，乃天气不降、地气不升之危证，宜用人参四逆辈。仲师用此方，专在"表未解"句。虽然，仲师之书岂可以行迹求之耶？总以见太阳之气出入于外内，由外而入者亦可由内而出，此立证立方之意也。

葛根黄芩黄连汤方

葛根_{半斤}　甘草_{二两，炙}　黄芩_{三两}　黄连_{三两}

上四味，以水八升，先煮葛根，减二升。纳诸药，煮取二升，去滓。分温再服。

蔚按：太阳桂枝证而反下之，邪由肌腠而内陷于中土，故下利不止。脉促与喘汗者，内陷之邪欲从肌腠外出而不能出。涌于脉道，如疾行而蹶①为脉促；涌于华盖，肺主气而上喘，肺主皮毛而汗出。方主葛根，从里以达于表，从下以腾于上。辅以芩、连之苦，苦以坚之，坚毛窍而止汗，坚肠胃以止泻。又辅以甘草之甘，妙得甘苦相合，与人参同味而同功，所以辅中土而调脉道。真神方也。许宏《方议》②云：此方亦能治阳明大热下利者，又能治嗜酒之人热喘者，取用不穷也。蔚按：金桂峰之女患痢，身热如焚，法在不治。余断其身热为表邪，用人参败毒散，继服此方，全愈。益信长沙方之取用不穷也。

――――――――――

① 蹶：音 juē，跌倒，绊倒。
② 即《金镜内台方议》。

太阳在肌之病，言之详矣。兹请专言其在表：**太阳病，头痛发热**，固不待言，而**身疼**，病在太阳之气也。《经》云：太阳主周身之气是也。其**腰痛**者，病在太阳之经也。《经》云：太阳之经，挟脊抵腰是也。经气俱病，即**骨节**亦牵连而**疼痛**。病从风得故**恶风**，邪伤肤表则肤表实而**无汗**，邪不得汗而出，而内壅于肺**而喘者**，不可用解肌之桂枝汤，必以发表之**麻黄汤主之**。

此一节，言太阳病在肤表之治法也。

张令韶云：自此以下三节，俱论太阳之气在表为麻黄汤证也。

柯韵伯曰：麻黄八证，头痛、发热、恶风，同桂枝证；无汗、身疼，同大青龙证。本证重在发热身疼、无汗而喘。又曰：本条不冠伤寒，又不言恶寒，而言恶风，先辈言麻黄汤主治伤寒，不治中风，似非确论。盖麻黄汤、大青龙汤，治中风之重剂；桂枝汤、葛根汤，治中风之轻剂，伤寒可通用之，非主治伤寒之剂也。

麻黄汤方

麻黄三两，去节　　桂枝二两，去皮　　杏仁七十个，去皮尖
甘草一两，炙

上四味，以水九升，先煮麻黄，减二升，去上沫。纳诸药，煮取二升半，去滓。温服八合，覆取微似汗，不须啜粥。余如桂枝汤法将息。

按：今医不读《神农本草经》，耳食庸医唾余，谓麻黄难用，而不知气味轻清，视羌、独、荆、防、姜、

葱较见纯粹。学者不可信俗方而疑经方也。

蔚按：以上俱言桂枝证，至此方言麻黄证也。方下所列各证，皆兼经气而言。何谓"经"？《内经》云：太阳之脉，上连风府，上头项，挟脊，抵腰，至足，循身之背是也。何谓"气"？《内经》云：太阳之上，寒气主之。又云：三焦膀胱者，腠理毫毛其应。是太阳之气主周身之表而主外也。桂枝证病在肌腠，肌腠实则肤表虚，故以自汗为提纲；此证病在肤表，邪在肤表则肤表实，故以无汗为提纲。无汗则表气不通，故喘；痛而曰疼，痛之甚也。此经与气并伤，视桂枝证较重，故以麻黄大开皮毛为君，以杏仁利气，甘草和中，桂枝从肌以达表为辅佐。覆取似汗而不啜粥，恐其逗留麻黄之性，发汗太过也。

前以葛根治太阳与阳明合病，重在太阳之开一边也。然二阳合病，其阳明主合之势过于太阳，则为内而不外之证，不可不知。何则？**太阳**之气从胸而出，而阳明亦主膺胸，若**与阳明合病**，二阳之气不能外达于皮毛。不能外达，势必内壅作**喘而**又见有**胸满**之的证**者**，切**不可下**，以致内陷者终不能外出，**宜麻黄汤**之发汗以主之。

此一节，言太阳与阳明合病之用麻黄法也，重在阳明主合一边，与上章用葛根法分别。

太阳病，头项强痛等证，五日少阴至**十日已去**，为十一日，正值少阴主气之期。其**脉浮**为太阳，**细**为少阴，**而嗜卧者，**太阳、少阴之气两相和合，故知其**外已解也。设令胸满胁痛者，**太阳之气欲从胸胁而出，不得少阴之枢转也。盖少阴为阴枢，少阳为阳枢，惟小柴胡汤能转其枢。兹**与以小柴胡汤，**药证若对而立效。若**脉但浮**而不细**者，**是太阳之气自不能外出，非关枢也，**与麻黄汤**以达表。

此言太、少阴阳之气表里相通，而太阳又得少阴之枢以为出入也。

张令韶云：此以上三节皆用麻黄汤，而所主各有不同也。首节言太阳之气在表，宜麻黄汤以散在表之邪；次节言太阳之气合阳明而在胸，宜麻黄汤以通在胸之气；此节言太阳之气自不能外出，不涉少阴之枢，亦宜麻黄汤导之外出也。

张隐庵《宗印》①云：此一节言阳病遇阴、阴病遇阳，阴阳和而自愈，非表病变阴、阳病而得阴脉之谓。读论者，当知阴阳之道变通无穷，幸勿胶柱，庶为得之。

麻黄证、桂枝证外，又有大、小青龙之证，不可不知。请先言大青龙之证：**太阳中风，脉浮，**浮为邪在于肌而表虚，表虚本有欲汗之机。此则浮中兼**紧，**紧为邪在于表而表实，表实而仍不得汗，是肌与表

---

① 即《伤寒论宗印》。

兼病也。**发热**为太阳标病，**恶寒**为太阳本病，是标与本俱病也。太阳之气，主周身之毫毛。太阳之经，连风府，上头项，挟脊，抵腰，至足。今一**身**皆**疼痛**，是经与气并病也。而且**不得汗出**，则邪热无从外出，**而**内扰不安为**烦躁者**，是烦躁由不汗出所致，与少阴烦躁不同，以**大青龙汤**之发表清里**主之。若脉微弱**，微为水象，微而兼弱，病在坎中之阳，少阴证也。少阴证原但厥无汗，今**汗出而恶风者**，虽有烦躁症，乃少阴亡阳之象，全非汗不出而郁热内扰者比，断断其**不可服之。**若误**服之，则**阳亡于外而**厥逆**，阴亡于内而**筋惕肉瞤，此为逆也。**按：此句下，以真武汤救之，方、喻各本皆然。意者仲师当日，不能必用法者尽如其法，故更立真武一汤救之，特为大青龙对峙。一则救不汗出之烦躁，兴云致雨，为阳亢者设；一则救汗不收之烦躁，燠①土制水，为阴盛者设。烦躁一证，阴阳互关，不可不辨及毫厘。

此一节，言大青龙汤为中风不汗出而烦躁者之主方也。

张令韶云：合下四节论大、小青龙功用之不同。

大青龙汤方

麻黄六两，去节　　桂枝二两，去皮　　甘草二两，炙　　杏仁五十枚，一本四十枚　　石膏如鸡子大，碎　　生姜三两　　大枣十枚

上七味，以水九升，先煮麻黄，减二升，去上沫，纳诸药，煮取三升，去滓。温服一升，取微似汗。汗出多者，温粉扑之。一服汗者，停后服。从张氏，节去

---

①　燠：音 yù，热、暖。

三句。

蔚按：太阳底面便是少阴。少阴证本无汗，而烦躁证少阴与太阳俱有之。若太阳中风脉浮，为肌病有欲汗之势，紧为表实，仍不得有汗，是肌与表兼病也。发热为太阳之标病，恶寒为太阳之本病，是标与本俱病也。太阳之气主周身之毫毛，太阳之经挟脊抵腰，身疼痛是经与气并病也。风为阳邪，病甚而汗不出，阳邪内扰，不可认为少阴之烦躁，以致议温有四逆汤，议寒有黄连阿胶汤之误。只用麻黄汤以发表，桂枝汤以解肌，而标本经气之治法俱在其中。去芍药者，恶其苦降，恐引邪陷入少阴也。加石膏者，取其质重性寒，纹理似肌，辛甘发散，能使汗为热隔之症，透达而解，如龙能行云而致雨也。更妙在倍用麻黄，挟石膏之寒尽行于外而发汗，不留于内而寒中，方之所以入神也。下节言脉即不紧而缓，身即不疼而但重且有轻时，虽不若上节之甚，而无汗与烦躁，审非少阴证，亦可以此汤发之。《论》云：无少阴证者，此"者"字，承上节不汗出而烦躁言也。

大青龙汤为少阴证之大禁。苟无少阴证者，不特中风之重者用之，即伤寒之轻者亦可用。**伤寒脉**不浮紧而**浮缓，身不**觉其**疼**，而**但**觉其**重**，而且重不常重，亦**乍有轻**之**时**，似可以无用大青龙之大剂矣。然不汗出而烦躁，为大青龙之的证，苟非大发其汗，则内热无可宣泄，其烦躁亦何自而解乎？医者必审其不汗出非少阴之但厥无汗，烦躁非少阴水火之气相离。审证既确，亦可以自信而直断之曰此**无少阴证者，以大青龙汤发之。**

此一节，言伤寒之轻证亦有用大青龙法。点出"无少阴证者"五字，以补出上节之大主脑也。"者"字承上节"不汗出而烦躁"言。上节云"主之"，以外内之热交盛，此方主其中而分解之。此节云"发之"者，外邪虽闭，而内之烦躁未甚，但发其外，而内自解也。

柯韵伯曰：中风轻者微烦，重者烦躁。伤寒轻者烦躁，重者必呕逆矣。又曰：脉浮紧者身必疼，脉浮缓者身不疼。中风、伤寒皆然。又可谓之定脉定证矣。

又有**伤寒表**之寒邪**不解，**而动里之水气，遂觉**心下有水气。**盖太阳主寒水之气，运行于皮肤，出入于心胸，今不能运行出入，以致寒水之气泛溢而无所底止。水停于胃则**干呕，**水气于寒邪留恋而不解，故**发热。**肺主皮毛，水气合之则发热**而咳。**是发热而咳，为心下有水气之的证。然水性之变动不居，不得不于未然之时，先作或然之想。**或**水蓄而正津不行，则为**渴；或**水渍入肠间，则为**利；或**逆之于上，则为**噎；或**留而不行，则为**小便不利、少腹满；或**如麻黄证之喘，而兼证处显出水证，则为水气之**喘者。**以上诸证，不必悉具，但见一二证即是也。以**小青龙汤主之。**

此节言伤寒太阳之表，而动其里之水气也。本方散心下之水气，藉麻黄之大力，领诸药之气布于上，运于下，达于四旁。内行于州都，外行于元府，诚有左宜右有之妙。

小青龙汤方

麻黄三两，去节　芍药三两　细辛三两　干姜三两　甘草三两　桂枝三两　半夏半升　五味子半升

上八味，以水一斗，先煮麻黄，减二升，去上沫。纳诸药，煮取三升，去滓。温服一升。若微利者，去麻黄，加荛花如鸡子大，熬令赤色；若渴者，去半夏，加栝蒌根三两；若噎者，去麻黄，加附子一枚，炮；若小便不利、小腹满，去麻黄，加茯苓四两；若喘者，去麻黄，加杏仁半升。

蔚按：此寒伤太阳之表不解而动其里水也。麻、桂从太阳以祛表邪，细辛入少阴而行里水，干姜散胸前之满，半夏降上逆之气，合五味之酸、芍药之苦，取酸苦涌泄而下行。既欲下行，而仍用甘草以缓之者，令药性不暴，则药力周到，能入邪气水饮互结之处而攻之。凡无形之邪气从肌表出，有形之水饮从水道出，而邪气、水饮一并廓清矣。喻嘉言云：方名小青龙者，取其翻波逐浪以归江海，不欲其兴云升天而为淫雨之意。若泥麻黄过散减去不用，则不成其为龙，将何恃以翻波逐浪乎？

且夫寒水之气，太阳所专司，运行于肤表，出入于胸膈，有气而无

形。苟人**伤**于**寒**，则不能运行出入，停于**心下**，病无形之寒水，化而为**有**形之**水气**，水寒伤肺，而气上逆，则为**咳而微喘**，病在太阳之标，则现出标阳而**发热。**然水寒已甚，标阳不能胜之，虽发热而仍**不渴**，审证既确，而以小青龙汤与服。**服汤已**而**渴者，此寒去欲解也，**而水犹未解也，仍以**小青龙汤主之，**再散其水气而愈。

此一节承上节以重申水气之义。

伤寒论浅注方论合编卷一终

伤寒论浅注方论合编卷二

闽长乐陈念祖修园　著

渭南严岳莲　辑镌

男式诲　校补

成都刘彝铭　参校

山阴祝宗怀　覆校

辨太阳病脉证

在表在外，病各不同，麻黄桂枝汤亦各判，请汇集而参观之。**太阳**之病，皮肤为表，肌腠为外。**外证未解，**肌中之气为邪所伤，其**脉**因见**浮弱者，当以**甘温之药，资助肌腠之气血从**汗**而**解，宜桂枝汤。**

此一节言桂枝汤为解外之剂也。

张令韶曰：自此以下十五节，言病有在表、在外之不同，汤有麻黄、桂枝之各异也。

柯韵伯曰：桂枝温能散寒，甘能益气生血，辛能发散外邪。故麻葛、青龙、凡发汗剂咸用之，惟桂枝汤不可用麻黄，而麻黄汤不可无桂枝也。何也？桂枝为汗药

美壶济世千秋业

中冲和之品，若邪在皮毛，则皮毛实而无汗，故主麻黄以直达之，令无汗者有汗而解。若邪在肌肉，则肌肉实而皮毛反虚而自汗，故不主麻黄之径走于表，只佐以姜、枣、甘、芍调和气血，从肌肉而出皮毛，令有汗者复汗而解。二方之不同如此。今人不知二方之旨，以桂枝汤治中风，以麻黄汤治伤寒，失之远矣。

在表之邪未解，尚见**太阳**头项强痛等**病，**医者误**下之，**犹幸里气未夺，反上逆与表邪交错于胸中，而为**微喘者，表未解故也。**盖肌也表也，气原相通，邪从表而入肌，亦从肌而出表，故仍用**桂枝加厚朴杏仁汤主之。**盖杏仁降气，厚朴宽胸，方中加此二味，令表邪交错者，从肌腠出于皮毛而解矣。按时人往往于肌表二字认不清，所以终身惯惯。

此一节言表邪未解者不可下，若误下之，仍宜用桂枝加味，令其从肌以出表。

桂枝加厚朴杏仁汤方

桂枝三两　甘草二两　芍药三两　大枣十二枚　杏仁五十枚　厚朴二两，炙，去皮　生姜三两，切

上七味，以水七升，微火煮取三升，去滓。温服一升，覆取微似汗。

参太阳病，有在表在外之不同，以皮肤为表，肌腠为外也。太阳表病未解而下之，气不同下而内陷仍在于表，不能宣发而微喘。用桂枝汤从肌而托之于表，加厚

朴以宽之、杏仁以降之，表解而喘平矣。与太阳病下之后，其气上冲者，可与桂枝汤参看。

在外之邪未解，尚见**太阳**头项强痛等**病**，须知其为**外证未解，不可下也，下之为**治之**逆。欲解外者，宜桂枝汤**主之。

此一节，言误下后还用桂枝汤救外证之逆。

次男元犀按：桂枝汤本为解肌，误下后邪未陷者，仍用此方，若已陷者，当审何逆，从其变而治之。然则外证未解，救误如此，而内证未除者，救①之当何如？师故举一隅以示人焉。

未汗而遽下之，既以桂枝汤为救误之法；先汗而复下之，亦藉桂枝汤为补救之资。**太阳病，先**以麻黄汤**发汗**，既汗而犹**不解**，正宜以桂枝汤继之。而竟不用桂枝汤**而复下之**，此粗工泥守先汗后下之法，不知脉理故也。**脉浮者不愈。**浮为在外，而反下之，**故令不愈。今脉浮，故**知**在外，当须解外则愈，宜桂枝汤**主之。

此一节，言先汗后下，察其脉浮病不解者，仍宜用桂枝汤以解外也。言外见麻黄汤后继以桂枝汤为正法也。

请再以表病用麻黄汤之法而言：**太阳病，脉浮紧**，是麻黄证的脉；**无汗，发热，身疼痛**，是麻黄证的证。医者不知用麻黄汤，至**八日**当阳明主气之期，**九日**当少阳主气之期**不解，表证仍在，**

---

① 底本作"误"，据文义改。

此虽为日已久，还**当发其汗，**麻黄汤主之。若**服**前**药已，**只见表邪得汗出当**微除，**而三阳之阳热内盛，阳盛则阴虚，故**其人**阳盛而**发烦，**阴虚而**目瞑，剧者必**逼血上行而为**衄，衄**出而经络之热随衄**乃解。所以然者，**以太阳主巨阳之气，阳明主悍热之气，少阳主相火之气，三阳合并而为热，**阳气重故也，麻黄汤主之。**

此一节言病在太阳得阳明、少阳之气化，合并为热之治法也。但言发热不言恶寒者，主太阳之标阳而言也。

三阳气盛，汗之而不解者，既可使其从衄而解矣。而太阳本经之热，亦有自衄而解之证。**太阳病，脉浮紧，发热，身无汗，**不因发汗而其热**自能从衄而解者，**其病比上条三阳合并稍轻而易**愈。**盖血之与汗，异名同类。不得汗，必得血；不从汗解，而从衄解。此与热结膀胱血自下者，同一局也。

此一节，言不因三阳之气盛，不用麻黄之发汗，而太阳标阳之热，若得衄则无不解矣。

男蔚按：发热无汗，则热郁于内，热极络伤。阴络伤，血并冲任而出，则为吐血；阳络伤，血并督脉而出，则为衄血。此督脉与太阳同起目内眦，循脊络肾，太阳之标热借督脉作衄为出路而解也。

二阳并病，缘太阳初得病时，**当发其汗，汗先出不通彻，因转属阳明，**故谓之并病。夫既属阳明，则水谷之汗相**续**

不绝，肌表中时**自见其微汗出**，若果**不恶寒**，则太阳之证已罢，可以议下矣。**若太阳**恶寒之**病证不罢者，不可下，下之为**治之**逆**。必须发汗，为治之顺。**如此**当知有小发汗、更发汗二法。**可小发汗**，为偏于阳明在经之证。**设面色缘缘正赤者**，即面色有热色之象，为**阳**明之**气怫郁在表**，当以小发汗之剂**解之**；解之而不尽者，仍以药气**熏之**，中病则已。**若**太阳经气俱病之重证**发汗不彻，不足**者言，仅为**阳气怫郁不得越**。缘前此当**发**太阳之**汗**而**不汗**，热邪无从外出，**其人**内扰不安而**躁烦**，此烦躁由于不汗所致，与大青龙证之烦躁同例。邪无定位，**不知痛处**，腹中、四肢皆阳明之所主，太阳之病邪并之，或**乍在腹中**，或**乍在四肢**，按之**不可得**其定位，呼出为阳，吸入为阴，阴阳之气不相交，故**其人短气**，然其人所以短气者，**但坐以汗出不彻**，以致阴阳之气不交，出入不利**故也，更发**其**汗则愈。何以知汗出不彻？以脉**涩**涩**不流利，**故知**其汗液不通**也**。

此一节，言太阳之病并于阳明也。

庞安常拟补麻黄汤，喻嘉言拟桂枝加葛根汤。二方俱隔靴搔痒。

病出汗不彻，且有小发、更发之法，况其为应汗不汗乎？然亦有法虽当汗，而独取尺脉为凭，为法外之法。**脉浮数者**，必发热，**法当汗出而愈**，**若**误**下之**，虽幸其邪尚未陷，而无如气被伤而**身重**，血被伤而**心悸者**，盖卫气营血外循行于经络之间，而肺卫心营内取资乎水谷之气，今下后为阳明水谷之气不充，**不可发汗**，**当**听其**自**

汗出乃解。所以然者，尺中脉微，尺为阴而主里，**此里**阴之**虚，**慎勿乱药，惟糜粥自养，渐复胃阴。又依《内经》之说，月郭满则气血实、肌肉内坚，预告病人勿幸求速效。**须**俟谷气充，天时旺，则**表里**之气**实，**而**津液自和，便自汗出**而**愈。**此法外之法也。

此一节，言汗乃血液，血液少者不可汗也。

由此法而推之，脉浮数之外更有脉浮紧之证。**脉浮紧者，法当身疼痛，宜以**麻黄汤发**汗解之。假令尺中迟者，不可发汗，何以知**其**然？以**营者水谷之精气也，和调于五脏，洒陈于六腑，乃能入之于脉。今尺中迟，乃知中焦之**荣气不足，血液虚少，**不能入于脉**故也。**前云脉浮数，因误治而虚其阴，尚可勿药而俟其自愈。今则浮紧之脉，不易出汗，阴气本虚，不因误治所致，又不能俟其自复而作汗。若云先补后散、补散兼用，更为妄语。吾观虚人于未病时，服人参、地黄等药无数，尚且未见大效，岂以邪盛无汗之际，得之即能补虚而不助邪乎？是必无之理也。当于本原处而求其治则得矣。

此一节承上节而续言脉浮紧之证，以见血液少者不可发汗。言外见虽发之而亦不能作汗也。

二者，于尺中之脉，既知其不可，即便知其可矣。凡**脉浮**而紧，其尺中不迟**者，病在表，**而营不虚也，**可以发汗，宜麻黄汤**径发之，不必他虑也。**脉浮而数，**其尺中不微**者，为里不虚也，**可以发汗，宜麻黄汤**径发之，又不必他虑也。

此一节，承上文两节之意而申言之。

上言营、言里而诊于尺中者，以营为阴也。营阴而卫阳和合而循行于肌表。今请再言卫气：**病人常自汗出者，此为营气本和，然营气和者，**而竟有常自汗之证奈何？盖因卫**外之卫气不谐，**以卫气之虚，**不能共营气和谐故尔。**盖卫为阳，营为阴，阴阳贵乎合。今营自和卫不能与之和谐，**以致荣自行于脉中，卫自行于脉外，**两不相合，如夫妇之不调治者。当乘其汗正出时，与桂枝汤啜粥，是阳不足者温之以气，食入于阴，气长于阳。既汗**复发其汗，**则阳气振作，**荣卫因之以和，则**汗不复出而**愈，宜桂枝汤。**

此一节，因上文营气不足而复及于卫气也。

病人脏腑**无他病，**惟有定**时发热，**因有定时**自汗出，**每热则汗出，与无热而常自汗出者不同。**而**推其所以**不愈者，**即《内经》所谓阴虚者阳必凑之，故少气，时热而汗出，**此卫气**因阳热之凑而**不和也。**治者**先于其**未发热之**时发**其汗，**欲从汗以泄其阳热，并以啜粥，遵《内经》精胜而邪却之旨**则愈，宜桂枝汤**主之。

上节言卫气不和，乃卫气不与营气相和；此节言卫气不和，乃卫气之自不和也。

张令韶云：此二节言桂枝汤能和营卫而发汗，亦能和营卫而止汗也。柯韵伯云：一属阳虚，一属阴虚，皆令自汗，但以无热、有热别之，以常汗出，时汗出辨之，总以桂枝汤啜热粥汗之。

前阳邪从衄解，一在八九日三阳热盛，服麻黄汤之后而解也；一在太阳本经热盛，亦有不服麻黄汤可以自衄而解也。然二者皆于衄后而解，亦有衄后而不解者，不可不知。**伤寒，脉浮紧，不发汗，因致衄者，**其衄点滴不成流，虽衄而表邪未解，仍以**麻黄汤主之。**俾元府通，衄乃止。不得以衄家不可发汗为辞，谓汗后有额上陷，脉紧，目直视不能眴①，不得眠之变也。然彼为虚脱，此为邪盛，彼此判然。且衄家是素衄之家，为内因致衄；此是有因而致，为外因。

此一节，又补言衄后邪不解之症也。然邪解而脉微，邪不解而脉浮，以此为辨。

以上两言得衄而解，又言得衄而仍不解，大旨以汗之与血异名同类，不从汗解，必从衄解。既衄而不成衄者，又当从汗而解之，言之详矣。然衄证又当以头痛为提纲，以头为诸阳之会。督脉与太阳同起于目内眦，邪热盛则越于督脉而为衄也。然头痛病在上也，而察其病机则在于下：一曰大便，一曰小便。若**伤寒不大便六**日，六经之气已周，**七日**又值太阳主气之期，**头痛有热者，**热盛于里，而上乘于头，**与承气汤，**上承热气于下，以泄其里热。其头痛有热而**小便清者，知**热**不在里，仍在表也，当须发汗，**以麻黄汤泄其表热。此一表一里之证，俱见头痛。**若头痛**不已**者，**势**必**逼血上行而为**衄，**此可于未衄之前，以头痛而预定之也。然犹有言之未尽者，病在表者固宜麻黄汤，至于病在肌腠，其邪热从肌腠而入经络，头痛亦必作衄，**宜**以**桂枝汤**于未衄之前而解之。

———————————

① 眴：音 shùn，同瞬，眨眼。

此一节以"头痛者必衄"五字为主，而言在里、在表、在经之不同，欲学者一隅而三反也。

　　总而言之，桂枝与麻黄功用甚广，而桂枝汤更有泛应曲当之妙。**伤寒**服麻黄汤以**发汗**，服后汗出身凉为表邪**已解**，至**半日许复**发热而**烦**，是表邪解而肌邪未解也。又诊其**脉**不见桂枝之浮弱，仍见麻黄证之**浮数者，**知非麻黄证未罢，乃肌腠之邪不解，动君火之气而为烦所致。麻黄汤不可治烦，**可更**易麻黄汤之峻，而用啜粥调和之法以**发**其**汗，宜桂枝汤**主之，解肌以止烦。

　　此一节总结十五节。病有在表、在外之不同，汤有麻黄、桂枝之各异，而申言桂枝之用更宏也。

　　柯韵伯云：桂枝汤本治烦，服后外热不解而内热更甚，故曰反烦；麻黄证本不烦，服汤汗出，外热初解，而内热又发，故曰复烦。凡曰麻黄汤主之、桂枝汤主之者，定法也。服桂枝汤不解，仍与桂枝汤，汗解后复发烦，更用桂枝汤者，活法也。服麻黄汤复烦，可更用桂枝；服桂枝汤复烦者，不得更用麻黄。且麻黄脉证，但可用桂枝汤更汗，不可先用桂枝汤发汗，此又活法中定法矣。

　　汗、吐、下三者，攻邪之法也。**凡病，若发汗，若吐、若下，**用之得当，则邪去而病已。**若汗、**吐、下用之太过，为**亡血、亡津液，**而且有亡阳之患。虽其汗、吐、下之证仍在，不可复行汗、吐、下之法，姑慢服药，俟其**阴阳**之气**自和者**，邪气亦退，**必自愈。**

此一节，言汗、吐、下三法不可误用。张令韶云：以下十三节皆所以发明首节之义，以见汗、吐、下之不可误施有如此也。

大下之后，复发汗，以致**小便不利者，亡津液故也。勿**用利小便之药**治之。**姑俟其津回，**得小便利，**则阴阳和，而表里之证**必**皆**自愈。**

此一节，言汗下逆施重亡津液也。

下之后，复发汗，则气虚于外，不能熏肤充身，故**必振寒，**血虚于内，不能营行经脉，故**脉微细。所以然者，以**误施汗下，**内外气血俱虚故也。**

此一节，言汗下后不特亡津液，并亡其内外之阴阳气血也。

男元犀按：此言倒施下、汗之误。病在外当汗解，而反下之，伤阴液于内，故脉微细；复发汗，又虚阳气于外，故身振寒。此为内外俱虚，阴阳将竭，视上节病较重。

下之后，复发汗，亡其阳气。**昼日**为阳，阳虚欲援同气之救助而不可得，故**烦躁不得眠；夜**为阴，阴盛则相安于阴分**而安静。**其于**不呕，不渴，**知其非传里之热邪；其于**无表证，**知非表不解之烦躁也。**脉沉微，**气虚于里也；**身无大热者，**阳虚于表也。此际不急复其阳，则阳气先绝而不可救，以**干姜附子汤主之。**

此一节，言汗、下之后亡其阳气也。

干姜附子汤方

干姜一两　附子一枚，生用，去皮，破八片

上二味，以水三升，煮取一升，去滓，顿服。

蔚按：太阳底面便是少阴。太阳证误下之，则少阴之阳既虚，又发其汗，则一线之阳难以自主。阳主于昼，阳虚欲援同气之救助而不可得，故烦躁不得眠；阴旺于夜，阳虚必俯首不敢争，故夜则安静。又申之曰：不呕不渴，脉沉微，无表证，身无大热，辨其烦躁绝非外邪，而为少阴阳虚之的证也。证既的，则以回阳之姜、附顿服。何疑？

发汗后，邪已净矣，而**身犹疼痛，**为血虚无以营身。且其**脉沉迟者，**沉则不浮，不浮则非表邪矣；迟则不数紧，不数紧则非表邪之疼痛矣。以**桂枝加芍药生姜各一两人参三两新加汤主之，**俾血运则痛愈。

此一节，言汗后亡其阴血也。

桂枝加芍药生姜人参新加汤方

桂枝三两　芍药四两　甘草二两，炙　人参三两　大枣十二枚　生姜四两

上六味，以水一斗二升，微火煮取三升，去滓。温

服一升。余如桂枝汤法。按：《内台》云：白水煎，通口服，不必取汗。此说可存。

蔚按：此言太阳证发汗后，邪已净而营虚也。身疼痛证虽似外邪，而血虚不能养营者必痛也。师恐人之误认为邪，故复申之曰脉沉迟，以脉沉者病不在表，迟者血虚无以荣脉也。方用桂枝汤取其专行营分，加人参以滋补血液生始之源，加生姜以通血脉循行之滞，加芍药之苦平，欲领姜、桂之辛，不走于肌腠而作汗，潜行于经脉而定痛也。曰新加者，言邪盛忌用人参，今因邪净而新加之。注家谓有余邪者，误也。

且汗、吐、下不如法而误施之，既已增病，亦恐伤及五脏之气。先以热邪乘肺言之：盖太阳之气与肺金相合而主皮毛。若麻黄证标阳盛者，竟用桂枝汤啜粥以促其汗，**发汗后，**切**不可更行桂枝汤，**何也？桂枝之热虽能令其**汗出，而**不能除麻黄本证之**喘，**究竟汗为热汗，而麻黄本证之汗未尝出也。**无大热者，**热盛于内，上乘于肺，而外热反轻也，**可与麻黄杏仁甘草石膏汤主之。**取石膏止桂枝热逼之汗，仍用麻黄出本证未出之汗也。

此一节，言发汗不解，邪乘于肺而为肺热证也。张令韶云：自此以下五节，因误施汗、吐、下致伤五脏之气也。柯韵伯云：温病、风温，仲景无方，疑即此方也。按柯氏此说，虽非正解，亦姑存之，以备参考。

麻黄杏仁甘草石膏汤方

麻黄四两，去节　杏仁五十枚　甘草二两，炙　石膏半斤

上四味，以水七升，先煮麻黄，去上沫。纳诸药，煮取二升，去滓。温服一升。本云：黄耳杯。汪苓友云：想系置水器也。

次男元犀按：此借治风温之病。《论》曰：太阳病发热而渴、不恶寒者为温病，若发汗已，身灼热者名风温一节，未出其方，此处补之。其文略异，其实互相发明。不然，汗后病不解，正宜桂枝汤，曰不可更行者，知阳盛于内也。汗出而喘者，阳盛于内，火气外越而汗出，火气上越而喘也。其云无大热，奈何？前论温病曰发热而渴、不恶寒者，邪从内出，得太阳之标热，无太阳之本寒也。今曰无大热，邪已蕴酿成热，热盛于内，以外热较之而转轻也。读书要得间，不可死于句下，至于方解，柯韵伯最妙，宜熟读之。

柯韵伯曰：此方为温病之主剂。凡冬不藏精之人，热邪伏于脏腑，至东风解冻，伏邪自内而出。治当乘其势而汗之，热随汗解矣。此证头项强痛与伤寒尽同，惟不恶寒而渴以别之。证系有热无寒，故于麻黄汤去桂易石膏，以解表里俱热之证。岐伯所云，未满三日可汗而已者，此法是也。此病得于寒时，而发于风令，故又名曰风温。其脉阴阳俱浮，其证自汗身重。盖阳浮则强于卫外而闭气，故身重，当用麻黄开表以逐邪；阴浮不能

藏精而汗出，当用石膏镇阴以清火；表里俱热，则中气不运，升降不得自如，故多眠鼻鼾，语言难出，当用杏仁、甘草以调气。此方备升降轻重之性，足以当之。若攻下、火熏等法，此粗工促病之术也。盖内蕴之火邪与外感之余热，治不同法。是方温病初起，可用以解表清里，汗后可复用以平内热之猖狂，下后可复用以彻伏邪之留恋，与风寒不解用桂枝汤同法。例云：桂枝下咽，阳盛则毙。特开此凉解一法，为大青龙汤之变局、白虎汤之先着也。然此证但热无寒，用青龙则不宜姜、桂，恐脉流薄疾，斑黄狂乱作矣；此证但热不虚，用白虎则不宜参、米，恐食入于阴则长气于阳，谵语腹胀矣。此为解表之剂，若无喘、鼾、语言难出等证，则又白虎之证治矣。凡治温病表里之实，用此汤；治温病表里之虚，用白虎加参、米，相须相济者也。若葛根黄芩黄连汤，则治痢而不治喘，要知温病下后，无利不止证，葛根黄连之燥，非治温药。且麻黄专于外达，与葛根之和中发表不同；石膏甘润，与黄连之苦燥悬殊。同是凉解表里，同是汗出而喘，而用药有毫厘之辨矣。

以伤其心气言之，**发汗过多**，虚其心液，**其人叉手自复冒于心**，外有所卫而安也。**心下悸，欲得按者**，内有所依而愈安也，**桂枝甘草汤主之。**

此一节，言发汗而伤其心气也。

桂枝甘草汤方

桂枝四两　甘草二两，炙

上二味，以水三升，煮取一升，去滓，顿服。

张令韶曰：此发汗多而伤其心气也。汗为心液，汗出过多，则心液空而喜按，故用桂枝以保心气，甘草助中土以防水逆，不令肾气乘心。

以伤其肾气言之，**发汗**过多之**后**，肾阳虚则水邪挟水气而上冲，故**其人脐下悸者，欲作奔豚。**然犹欲作而尚未作也，当先其时以**茯苓桂枝甘草大枣汤主之。**

此一节，言发汗后而伤其肾气也。

茯苓桂枝甘草大枣汤方

茯苓半斤　桂枝四两　甘草二两，炙　大枣十五枚

上四味，以甘澜水一斗，先煮茯苓，减二升。纳诸药，煮取三升，去滓。温服一升，日三服。

作甘澜水法：取水二斗，置大盆内，以杓扬之，水上有珠子五六千颗相逐，取用之。

蔚按：此治发汗而伤其肾气也。桂枝保心气于上，茯苓安肾气于下，二物皆能化太阳之水气。甘草、大枣补中土而制水邪之溢，甘澜水速诸药下行。此心悸欲作奔豚，图于未事之神方也。

以伤其脾气言之，**发汗后**，外邪已解，而**腹胀满者**，盖以汗

虽出于营卫，实禀中焦水谷之气以成。今发汗伤其中气，致中虚不能运行升降，乃生胀满，以**厚朴生姜半夏甘草人参汤主之。**

此一节，言发汗而伤其脾气也。

同学周镜园云：太阳发汗，所以外通阳气，内和阴气。发汗不如法，致太阳之寒内合太阴之湿，故腹胀满之病作矣。

厚朴生姜甘草半夏人参汤方

厚朴半斤，炙，去皮　生姜半斤　半夏半升，洗　甘草二两，炙　人参一两

上五味，以水一斗，煮取三升，去滓。温服一升，日三服。

张令韶曰：此治发汗而伤脾气。汗乃中焦水谷之津，汗后亡津液而脾气虚，脾虚则不能转输而胀满矣。夫天气不降，地气不升，则为胀满。厚朴色赤性温而味苦泄，助天气之下降也；半夏感一阴而生，能启达阴气，助地气之上升也；生姜宣通滞气，甘草、人参所以补中而滋生津液者也。津液足而上下交，则胀满自消矣。

以伤其肝气言之，**伤寒，若吐、若下后，**中气伤矣。**心下**为脾之部位，土虚而风木乘之，故**逆满，气上冲胸，**即厥阴之为病，气上撞心是也；**起则头眩，**即《内经》所谓诸风掉眩皆属于木是

也。**脉沉紧，**肝之脉也。**发汗则动经，身为振振摇者，**经脉空虚而风木动摇之象也。《金匮》知肝之病，当先实脾，却是不易之法，以**茯苓桂枝白术甘草汤主之。**

此一节，言吐、下而伤其肝气也。

茯苓桂枝白术甘草汤方

茯苓四两　桂枝三两　白术二两　甘草二两，炙

上四味，以水六升，煮取三升，去滓。分温三服。

张令韶曰：此治吐下后而伤肝气也。心下逆满者，心下为脾之部位。脾主中焦水谷之津，吐下以伤其津，遂致脾虚而为满，脾虚而肝气乘之，故逆满也。气上冲胸等句，皆言肝病之本脉本证。方中只用桂枝一味以治肝，其余白术、茯苓、甘草，皆补脾之药，最为得法。即《金匮》所谓"知肝之病，当先实脾"是也。

且也虚人不宜发汗，汗之则为虚虚。**发汗**后，**病**应解而**不解，**不应恶寒而**反恶寒者，**以其人本**虚故也。**虚则宜补，补正即所以祛邪，以**芍药甘草附子汤主之。**

此一节，言误发虚人之汗，另立一补救法也。

芍药甘草附子汤方

芍药三两　甘草三两，炙　附子一枚，炮，去皮，切八片

以上三味，以水五升，煮取一升五合，去滓，分温三服。

男元犀按：各家以此证为发汗虚其表阳之气，似是

而非。于"病不解"三字说不去，且"虚故也"三字亦无来历。盖太阳之邪，法从汗解，汗而不解，余邪未净，或复烦发热，或如疟状。亦有大汗亡阳明之阳，用白虎加人参法，亡少阴之阳，用真武四逆法，《论》有明训也。今但云不解，可知病未退而亦未加也。恶寒而曰"反"者，奈何？谓前此无恶寒证，因发汗而反增此一证也。恶寒若系阳虚，四逆辈犹恐不及，竟以三两之芍药为主，并无姜、桂以佐之，岂不虑恋阴以扑灭残阳乎？师恐人因其病不解而再行发汗，又恐因其恶寒而径用姜、附，故特切示曰"虚故也"。言其所以不解，所以恶寒，皆阴阳素虚之故，补虚自足以胜邪，不必他顾也。方中芍药、甘草，苦甘以补阴；附子、甘草，辛甘以补阳。附子性猛，得甘草而缓；芍药性寒，得附子而和。且芍、草多而附子少，皆调剂之妙。此阴阳双补之良方也。《论》中言虚者，间于节中偶露一二语，单言虚而出补虚之方者只一节。学者当从此隅反①之。

　　虚人发汗且为虚虚，汗而又下，便入阴而为危证矣。太阳病**发汗**，病不解，**若下之**，而**病仍不解**，忽增出**烦躁**之证**者**，以太阳底面即是少阴。汗伤心液，下伤肾液，少阴之阴阳水火离隔所致也。以**茯**

───────────

　　① 隅反：举一反三。语出《论语·述而》：举一隅不以三隅反，则不复也。

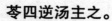

苓四逆汤主之。

此一节，言虚人误施汗下，恐少阴水火之气因之离隔而难治。烦者阳不得遇阴，躁者阴不得遇阳也。

茯苓四逆汤方

茯苓四两，一本六两　人参一两　附子一枚，生用，去皮，破八片　甘草二两，炙　干姜一两半

上五味，以水五升，煮取三升，去滓。温服七合，日二服。

张令韶曰：此汗、下而虚其少阴水火之气也。汗下之后，心肾之精液两虚，以致病仍不解，阴阳水火离隔而烦躁也。烦者，阳不得通阴也；躁者，阴不得遇阳也。茯苓、人参助心主以止阳烦，四逆补肾脏以定阴躁

要之病变虽多，不外虚实两证。凡**发汗后恶寒者，虚故也。**发汗后不惟**不恶寒**，而且**但见其热者，实也。**盖因发汗，以致胃燥而为实热之证。**当和胃气，与调胃承气汤。**甚矣！温补凉泻之不可泥也。

此一节总结上文数节之意。言虚证固多，而实证亦复不少。而又提出"胃气"二字，补出调胃承气汤一方，其旨微矣。

太阳病从微盛而转属：阳微则转属少阴为虚证，以太阳与少阴相表里也；阳盛则转属阳明为实证，以太阳

与阳明递相传也。

存津液为治伤寒之要。**太阳病，发汗后，大汗出，**阳明水谷之津竭矣。故**胃中干，**土燥于中，心不交肾则**烦；**肾不能交心则**躁不得眠，**即《内经》所谓胃不和则卧不安是也。**欲得饮水者，**人身津液为水之类，内水耗竭，欲得外水以自救，只宜**少少与饮之，令胃**得水而不干，斯气润而**和则愈；**切不可误与五苓散。**若脉浮，小便不利，**乃脾气不能转输，而胃之津液不行也。**微热，**乃在表之邪未解也；**消渴者，**饮入而消，热甚于里故也。以脉浮在表而微热，以脾不转输，故小便不利而消渴。与**五苓散，**能布散水气，可以**主之。**

此一节，言发汗后胃之津液有干竭与不行之分别也。"太阳病"至"胃气和则愈"，言津液干竭。"若脉浮"至末言"津液不行"，当作两截看。

张令韶云：合下四节，皆论发汗后烦渴证也。

五苓散方

猪苓十八铢　　泽泻一两六铢　　白术十八铢　　茯苓十八铢
桂枝半两，去皮

上五味，捣为末，以白饮和服方寸匕。日三服。多饮暖水，汗出愈。《内台》：茯苓、猪苓、白术各一两，泽泻二两，桂枝半两，为末。

次男元犀按：苓者，令也。化气而通行津液，号令之主也。猪苓、茯苓、泽泻，皆化气之品，有白术从脾以输转之，则气化而水行矣。然表里之邪，不能因水利而两解，故必加桂枝以解之，作散以散之，多服暖水以助之，使水精四布，上滋心肺，外达皮毛，微汗一出，而表里之烦热两蠲矣。白饮和服，亦即桂枝汤啜粥之义也。

胃干之烦渴，当以五苓散为禁剂矣。而审系脾不转输之为渴，虽无微热与小便不利症，而治以五苓散则一也。**发汗**之后，表邪亦**已**，邪已则脉当缓。今**脉**不缓而**浮数**，以汗为中焦水谷之气所化，汗伤中气，则变其冲和之象也。**烦渴者**，汗伤中气，脾不转输而水津不能布散也，以**五苓散主之**。盖以五苓散降而能升，山泽通气之谓也。通即转输而布散之，不专在下行而渗泄也。

上节言汗后邪未解而烦渴，此节言邪既解而烦渴也。

何以言之？盖汗有血液之汗，有水津之汗，如**伤寒，汗出而渴者**，水津之汗也。汗出而脾虚，津液不能上输而致渴，以**五苓散主之**；若汗出而**不渴者**，血液之汗也，心主血脉，以**茯苓甘草汤主之**。方中茯苓，桂枝以保心气，甘草、生姜调和经脉。

此一节上二句申明前文两节之义，言水津之汗也；下二句补出血液之汗，另出方治。

茯苓甘草汤方

茯苓二两　桂枝二两　甘草一两　生姜三两，切上四味，以水四升，煮取二升，去滓。分温三服。

蔚按：此承上，服五苓散，多饮暖水以出汗。人知五苓之用在汗，而不知五苓之证在渴也。五苓证之渴，为脾不转输，非关胃燥。推而言之，不输于上为渴，不输于中为水逆，不输于下为小便不利。虽有烦热之病，责在水津不能四布，故白术、桂枝之辛温不避也。《论》曰：汗出而渴。可知中焦水谷之津发泄而伤脾，脾伤则不能输津而作渴，故取五苓散布散其水津。若不渴者，中焦之液未伤，只用茯苓甘草汤，取茯苓之利水，俾肾水不沸腾而为汗。

且五苓散不特自内输布其水津也，而亦治表里证之水逆。如**中风发热六日**，是六经已尽，**七日**而又来复于太阳，而其发热**不解而烦**，谓之表证。而何以又谓之**有表里证？**以**渴欲饮水**为里证，合而言之者，为表里证也。盖风为阳邪，阳热甚则渴，不关于发汗亡津液所致也。《内经》云：饮入于胃，游溢精气，上输于脾，脾气散精，上归于肺。今脾不能散精归肺，以致**水入则吐者，名曰水逆，**谓水逆于中土而不散也。以**五苓散主之，**助脾气以转输。

此一节言五苓散之治水逆。

近注以太阳为表为标，膀胱为里为本，此证名为犯本，又名为表里传，反多枝节，与本论之旨不合。

至于血液之汗主于心，上言主以茯苓甘草汤，尚未尽其量。医师**未**

持病人之脉时，只见**病人叉手自**复**冒**其**心**，其心下悸而喜按明矣。而医**师因行教试**之法，**令病人作咳，而**病人竟**不咳者，此必两耳聋**而**无闻也。所以然者，以重发汗**，阳气不充于胸中，故叉手自冒；精气不充于两耳，故耳聋无闻。阳气、精气非一亦非二也。汗后交**虚**病**故如此，**岂茯苓甘草汤所可胜任哉？

此一节言血液之汗发之太过，致伤心肾之气，非茯苓甘草汤所能治也。

后学周宗超按：正气虚之耳聋，与少阳邪盛之耳聋，分别在"手自冒心"。

其与五苓证相似而不同者奈何？**发汗后**，肺气已虚。若**饮水多**，则饮冷伤肺**必作喘；以水灌之，**则形寒伤肺**亦作喘。**此岂五苓所能治哉？

此一节言汗后伤肺，五苓散不可以混施。

更有与五苓证之水逆相似者，尤不可混。**发大汗**之后，**水药不得入口，**以汗本于阳明水谷之气而成。今以大汗伤之，则胃气大虚，不能司纳如此，此**为**治之之**逆。若**不知而**更发**其**汗，**则胃虚阳败，中气不守，上下俱脱，**必令吐下不止。**此与五苓证之水逆何涉哉？

此一节言发汗后胃虚水药不入之证，与五苓散大不相涉。

自"未持脉"至此，共三节，以反掉笔为结尾，故不必出方。然读仲景书，须于无字处求字，无方处索

美壶济世千秋业

方，方可谓之能读。

少阴君火居上，少阴肾水居下，而中土为之交通。若**发汗、吐、下后，**上中下三焦俱为之伤。是以上焦之君火不能下交于肾；下焦之肾水不能上交于心。火独居上，阳不遇阴，故心**虚而烦，**胃络不和，故**不得眠，若剧者，**不得眠之盛。**必反复颠倒，**烦之极，自见其**心中**不爽快而**懊憹，以栀子豉汤主之。**以栀子入心而下交于肾，豆豉入肾而上交于心，水火交而诸证自愈。**若少气者，**为中气虚而不能交运于上下，以**栀子甘草豉汤主之。**即《内经》所谓交阴阳者，必和其中也。**若呕者，**为热气搏结不散而上逆，以**栀子生姜豉汤主之。**取生姜之散以止呕也。

此一节，言汗、吐、下伤其三焦之气，以致少阴之水火不交也。张令韶云：自此以下六节，论栀子豉汤之证，有热、有寒、有虚、有实之不同。

栀子豉汤方

栀子十四枚，生用，擘　　香豉四合，棉裹

上二味，以水四升，先煮栀子，得二升半；纳豉，煮取一升半，去滓。分为二服，温进一服。得吐者，止后服。从张本，删此二句。二张以吐下后虚烦，无复吐之理。此因瓜蒂散用香豉而误传之也。

男元犀按：此汤旧本有得吐止后服等字。故相传为涌吐之方。高明如柯韵伯，亦因其说。惟张隐庵、张令韶极辨其讹曰：瓜蒂散二条，本经必曰吐之；栀子汤六节，并不言一"吐"字。且吐下后虚烦，岂有复吐之理乎？此因瓜蒂散内用香豉二合，而误传之也。愚每用此方，服之不吐者多，亦或有时而吐。要之，吐与不吐，皆药力胜病之效也。其不吐者，所过者化，即雨露之用也；一服即吐者，战则必胜，即雷霆之用也。方非吐剂，而病间有因吐而愈者，所以为方之神妙。栀子色赤象心，味苦属火，性寒导火热之下行；豆形象肾，色黑入肾，制造为豉，轻浮引水液之上升。阴阳和，水火济，而烦热、懊恼、结痛等证俱解矣。原本列于太阳，主解烦，非吐剂，而有时亦能涌吐也。韵伯移入阳明，只知为吐剂，泄阳明之烦热。即此，为仁者见仁，知者见知也。

栀子甘草豉汤方

栀子十四枚　甘草二两，《内台》止用半两　香豉四合

上三味，以水四升，先煮栀子，甘草，取二升半。纳豉，煮取升半，去滓。分温二服。从张氏重订，下同。

栀子生姜豉汤方

栀子十四枚　生姜五两，《内台》止用一两　香豉四合

上三味，以水四升，先煮栀子、生姜，取二升半，纳豉，煮取升半，去滓。分温二服。

蔚按：栀豉解见上。汗吐下后，中气虚不能交通上下，故加甘草以补中；呕者，汗吐下后，胃阳已伤，中气不和而上逆，故加生姜暖胃、解秽而止逆也。

发汗，若下之，其热宜从汗下而解矣。**而**竟不解为**烦热，**且烦不解，留于**胸中**而**窒**塞不通**者，**以**栀子豉汤主之。**盖以胸中为太阳之里，阳明之表，其窒塞因烦热所致，必令烦热止而窒塞自通矣。

此一节，言栀子豉汤不特交通上下，而且能调和中气也。

按：此证最多，须当切记。

伤寒五日至**六日，**六经已周，**大下之后，身热不去，心中结痛者，**知太阳之里、阳明之表搏结，俱**未欲解也，**以**栀子豉汤主之。**

此一节，言栀子豉汤不特升降上下，而亦能和解表里也。

伤寒下后，多属虚寒，然亦有邪热留于心腹胃而为实热证者。热乘于心，则**心**恶热而**烦；**热陷于腹，则**腹**不通而**满；**热留于胃，则胃不和而**卧起不安者，**以**栀子厚朴汤主之。**取枳实之平胃，厚朴之运脾，合栀子之止烦以统治之也。

此一节言栀子豉汤能清伤寒下后之余热也。

按：此证最多，又当切记。

栀子厚朴汤方

栀子十四枚　厚朴四两　枳实四枚，炒，水浸去瓤

上三味，以水三升半，煮取一升半，去滓。分温二服。本张氏重订。

柯韵伯曰：心烦则难卧，腹瞒则难起。起卧不安是心移热于胃，与反复颠倒之虚烦不同。栀子治烦，枳、朴泄满，此两解心腹之妙剂也。

伤寒中有栀子证，**医**者不知用栀子汤，反**以丸药大下之，**则丸缓留于中而陷于脾矣。**身热不去，**此太阴脾土本脏之热发于形身也。**微烦者，**以脾为至阴，内居中土，上焦之阳不得内归于中土也。此热在上而寒在中，以**栀子干姜汤主之。**

此一节，言下后脾气虚寒，栀子又宜配以干姜以温脾也。

男蔚按：栀子性寒，干姜性热，二者相反，何以同用之？而不知心病而烦，非栀子不能清之；脾病生寒，非干姜不能温之。有是病则用是药，有何不可？且豆豉合栀子，坎离交姤之义也；干姜合栀子，火土相生之义也。

栀子干姜汤方

栀子十四枚　干姜二两

上二味，以水三升半，煮取一升半，去滓。分二服，温进一服。从张氏删去二句[①]。

张令韶曰：栀子导阳热以下行，干姜温中土以上达，上下交而烦热止矣。

_____

① 从张氏删去二句：即"得吐者，止后服"二句。

附录家严新案

　　嘉庆戊辰，吏部谢芝田先生令亲，患头项强痛，身疼，心下满，小便不利。服表药，无汗反烦，六脉洪数。初诊疑为太阳阳明合病，谛思良久曰：前病在无形之太阳，今病在有形之太阳也。但使有形之太阳小便一利，则所有病气，俱随无形之经气而汗解矣。用桂枝去桂加茯苓白术汤，一服遂瘥，惟夜间不寐。特告曰，此名虚烦，因辛热遗害。若用枣仁、远志、茯神等药，反招集其所遗而为孽，病必复作矣。用栀子豉汤，即愈。

　　嘉庆己巳季春，曹扶谷明府，患头痛项强、恶寒等证，自差次回垣后，更增出寒热往来、欲呕胸满等证。家严诊其脉数中见小，按之虚不应指。骇谓之曰：阳证见阴脉，法在不治，所幸者大小便如常，神识颇清，正虽虚而尚未溃。察其胸满欲呕、寒热往来之证，俱是病气欲从枢转之象，当乘机而利导之。遂令一日服小柴胡两剂，柴胡每剂八钱。次日再诊，以上诸证虽退，而心胸懊侬不安，语言错乱无次，实觉可忧。又诊其脉略缓，遂为之喜曰：邪从枢转而出，故寒热等证俱平；正为邪热所伤，故烦昏等证并见。此时须当救正，但"救正"二字，不读《伤寒》、《金匮》，便以人参误事。立主用栀子豉汤，从离坎交媾处拔动神机。服后停药，静候三日。值阳明主气之期，申酉为阳明正旺之时，戊癸相合自愈。果如言应期而效。

凡用栀子汤，若**病人旧微溏者，**为脾气虚寒之体，病则不能化热，必现出虚寒之证，**不可与服之。**

此一节，言栀子虽能止烦清热，然苦寒之性却与虚寒之体不宜，故结此叮咛。

男元犀按：栀子下禀寒水之精，上结君火之实，既能起水阴之气而滋于上，复能导火热之气而行于下，故以上诸证，仲师用之为君。然惟生用之，真性尚存。令人相沿炒黑，则反为死灰无用之物矣。

虚人不可发汗，汗后变证无常。兹先言太阳：**太阳病发汗，**其热当解，今**汗出不解，**正气虚也。**其人仍发热，**徒虚正气，而热仍在也。汗为心液，心液亡则**心下悸。**夫津液者，和合而为膏，上补益于脑髓。今津液不足，则脑为之不满，而**头**为之**眩。**身者，脾之所主，今脾气因过汗而虚，不外行于肌肉，则**身**无所主持而**𥆧动。**眩之极，动之甚，其**振振**动摇不能撑持而**欲擗地**之状**者，**以**真武汤主之。**

此一节，言太阳过汗之变，而立一救治方也。

张令韶云：此章凡八节，皆言虚者不可汗也。

真武汤方

茯苓三两　　芍药三两　　生姜三两　　白术二两　　附子一枚，炮，去皮，破八片上五味，以水八升，煮取三升，去滓。温服七合，日三服。

张令韶曰：虚者不可汗，汗后病不解而变证也。真武者，镇水之神也。水性动，今动极不安，故亦以此镇之。茯苓松之余气，潜伏于根，故归伏心神而止悸；附子启下焦之生阳，上循于头而止眩；芍药滋养营血；生姜宣通经脉，而瞤动自止。白术所以资中土而灌溉四旁者也

罗东逸曰：小青龙汤治表不解有水气，中外皆寒实之病也；真武汤治表已解有水气，中外皆虚寒之病也。真武者，北方司水之神也。以之名汤者，借以镇水之义也。夫人一身制水者脾也，主水者肾也。肾为胃关，聚水而从其类，倘肾中无阳，则脾之枢机虽运，而肾之关门不开，水即欲行，以无主制，故泛滥妄行而有是证也。用附子之辛热，壮肾之元阳，则水有所主矣；白术之温燥，建立中土，则水有所制矣；生姜之辛散，佐附子以补阳，于补水中寓散水之意；茯苓之淡渗，佐白术以健土，于制水中寓利水之道焉；而尤重在芍药之苦降，其旨甚微，盖人身阳根于阴，若徒以辛热补阳，不少佐以苦降之品，恐真阳飞越矣。芍药为春花之殿[1]，

---

[1] 殿：军队行进时处在最后，殿后。引申为最后。

交夏而枯，用之以函收散漫之阳气而归根。下利减芍药者，以其苦降涌泄也；加干姜者，以其温中胜寒也。水寒伤肺则咳，加细辛、干姜者，胜水寒也；加五味子者，收肺气也。小便利者去茯苓，恐其过利伤肾也。呕者去附子倍生姜，以其病非下焦，水停于胃，所以不须温肾以行水，只当温胃以散水，且生姜功能止呕也。

汗之不可轻发，必于未发之先，审察辨别而预断其不可。**咽喉**为三阴经脉所循之处。考脾足太阴之脉，挟咽；肾足少阴之脉，循喉咙；肝足厥阴之脉，循喉咙之后。三阴精血虚少，不能上滋而**干燥者，不可发汗**。或误发之，命将难全，亦不必再论变证也。

自此以下，皆承上文而言不可发汗而发之之变证也。

素有淋病，名曰**淋家**，其津液久虚，**不可发汗**，更走其津液。若**发汗**，则津液竭于外而血动于内，干及于胞中，**必患便血**。何以言之？《内经》云：膀胱者，津液藏焉。又曰：膀胱者，胞之室。是胞为血海，居于膀胱之外，而包膀胱，虽藏血、藏津液有别，而气自相通。参看太阳热结膀胱血自下证，则恍然悟矣。淋家病，为膀胱气化不能行于皮毛，津液但从下走而为淋。膀胱已枯，若再发其汗，必动胞中之血，非谓便血自膀胱出也。

节

疮家久失脓血，则充肤热肉之血虚矣，**虽身疼痛**，患太阳之表病，亦**不可**以麻黄汤峻**发其汗，发汗**①必更内伤其筋脉，血不荣筋，**则**强急而为**痉**矣。

节

血从阳经并督脉而出者为衄。汗为血液，凡素患衄血之人，名曰**衄家**，三阳之经血俱虚，故**不可发汗，汗出**则重亡其阴，**必额上陷，脉紧急，**目**直视不能眗**②**，不得眠。**所以然者，以太阳之脉，起于目内眦，上额交巅；阳明之脉，起于鼻，交頞③中，旁纳太阳之脉；少阳之脉，起于目锐眦。三经互相贯通，俱在于额上、鼻目之间。三阳之血不荣于脉，故额上陷、脉紧急也；三阳之血不贯于目，故目直视不能眗也；阴血虚少，则卫气不能行于阴，故不得眠也。此三阳之危证也。

节

血从阴经并冲、任而出，为吐为下，多则为脱。凡一切脱血之人，名曰**亡血家，**血属阴，亡血即亡阴，故**不可发汗，**若**发其汗，**是阴亡而阳无所附，阳从外脱，其人**则寒栗而振。**《内经》云：涩则无血，厥而且寒，是也。

节

平素患汗病之人，名曰**汗家，**心主血，汗为心液，患此病之人，

① 发汗：赵开美本为"汗出"。
② 眗：音 shùn，同"瞬"，目动，眨眼。
③ 頞：音 è，两目间，鼻之凹陷处，俗称鼻梁、山根，现称鼻根。

其心虚血少可知。若**重发**其**汗，**则心主之神气无所依，**必恍惚心乱，**且心主之神气虚不能下交于肾，而肾气亦孤，故**小便已，**而前**阴**溺管之中亦**疼，与禹余粮丸。**愚按：本方失传，王日休补方用禹余粮、赤石脂、生梓皮各三两，赤小豆半升，共为末，蜜丸弹子大，以水二升，煮取一升，早暮各一服。然亦不过利水之品，毫无深义。

节

不特亡血不可发汗，即素寒者亦不可发汗。**病人有**素**寒，复发**其**汗，**汗乃中焦之汁，发汗更虚其中焦之阳气，其**胃中**必冷，且胃无阳热之化，则阴类之虫顿生，故**必吐蛔。**他若胃热之吐蛔，又不在此例矣。

张令韶云：本论逐节之后，必结胃气一条，以见不特吐下伤其胃气，即汗亦伤胃气也。治伤寒者，慎勿伤其胃焉，斯可矣。

病气在外，**本**当**发汗，**从外而解，**而复**从内以**下之，此为**治之**逆也；若先发汗，**外邪未尽，复从内入，因而下之，**治不为逆。**病气在内，**本**当**先下之，**从内而解，**而反**从外以**汗之，为**治之**逆；若先下之，**内邪未尽，势欲从外而出，因其势而汗之，**治**亦**不为逆。**

张令韶云：此章凡六节，前四节言病气随正气之出入以为出入，正气亦随病气之内外而为内外也。或从内解，或从外解，或救其里，或救其表，不可逆也。五节言阴阳和，正气之出入复其常，病气亦随之而解矣。末节言太阳之气随营卫之行于脉外而行于脉中也。

太阳**伤寒**，**医**者误**下之**，因误下而正气内陷，**续得下利，清谷不止**，虽明知一**身疼痛**，为属表**者**，而此时不暇兼顾，**急当救里**；救里之**后**，审其**身疼痛**，知表证之未解，兼审其**清便自调者**，知里证之全瘳，于是复筹所急，曰**急当救表。救里宜四逆汤**，以复其阳；**救表宜桂枝汤**，以解其肌。生阳复，肌腠解，表里和矣。

此一节反应上文先下而后汗之意，以见下之而表里俱虚，又当救里救表，不必拘于先下而复汗之说也。

太阳**病发热，头痛**，病在表，则**脉**宜浮而**反沉**，此正气内虚也。**若既**汗之**不差**，其**身体疼痛**，仍然不罢，须知其表热为外发之假阳，脉沉为内伏之里阴。**当**凭脉以**救其里，宜四逆汤。**《内经》云：太阳本寒而标热。此证见标证之发热，不见本证之恶寒，以本寒之气沉于内，外无恶寒而内有真寒也。

此一节，言病在表而得里脉，又当救其里，不必如上文之身疼痛，而只救其表也。

太阳之气外行于三阳而从表，内行于三阴而从里。今表证而得里脉，恐沉必兼微，即《易》所谓"履霜坚冰至"之义也。

太阳病，当先发汗，今**先下之**而不愈，**因复发汗，以此**汗下失度，致**表里俱虚，**阴阳不相交接，**其人因致**首如有所覆戴之象，而为**冒，**此阴虚于下而戴阳于上也。**冒家汗出自愈，所以然者，**以阳加于阴，得阴气以和之，**汗出表和故也。**盖表里之气本相通，表和里亦和，不必复下，若审得**里未和，然后复下之。**

此一节，应上文先发汗而复下之之意也。

太阳病未解，诊其**脉阴**尺**阳**寸，不偏大偏微而**俱见**均**停，**阴阳之气旋转于中，自然变易一番，**必先振栗汗出而解。**若邪盛于表，其阳寸之脉，必大于阴尺，而不均停。**但使阳**寸**脉转微者，**始与阴尺之脉停，为阳之遇阴，**先汗出而解。**若邪实于里，其阴尺之脉，必大于阳寸，而不均停。**但使阴**尺**之脉转微者，**始与阳寸之脉停，为阴之遇阳，**下之而解。若欲下之，**不得太过，只**宜调胃承气汤**主之。

此一节，言汗下亦所以和阴阳也。

太阳之为**病，**无不**发热**而**汗**之自**出者，**当求之营卫。盖人身之汗，主之者脉中之营，固之者脉外之卫。**此为**荣气被卫气之所并而**弱，卫**气受邪风之所客而**强，**弱则汗不能主，强则汗不能固，邪风为害，**故使汗出。欲救邪风者，宜桂枝汤**调和营卫之气。

此一节，言太阳之气又从荣卫之气出入于内外也。

伤寒五六日，经尽一周，气值厥阴，藉其中见之少阳而枢转。

伤寒如此，**中风**亦如此，其症**往来寒热**，少阳之枢象也。**胸**为太阳之部，**胁**为少阳之部，太阳不得出，少阳不得枢，故为**苦满**，"默"字从火从黑，伏明之火郁而不伸，故其形**默默**，木火郁于中，致胃络不和，故**不欲饮食**，木火交亢，故为**心烦**；木喜条达而上升，故**喜呕**。此病气则在太阳，经气则值厥阴。厥阴之中见，则为主枢之少阳也。盖少阳之气游行三焦，在脏腑之外，十一脏皆取决之，故兼或然七症；**或**涉于心而不涉于胃，则**胸中烦而不呕**；**或**涉于阳明之燥气，则**渴**；**或**涉于太阴之脾气，则**腹中痛**；**或**涉于厥阴之肝气，则**胁下痞鞕**；**或**涉于少阴之肾气，则**心下悸**而**小便不利**；**或**太阳藉少阳之枢转，已有向外之势则**不渴，身有微热；或咳者，**又涉于太阴之肺气矣。夫五脏之经输在背，主于太阳；而五脏之气由胸而出，亦司于太阳。今太阳之气逆于胸而不能外出，虽不干动在内有形之脏真，而亦干动在外无形之脏气，现出各脏之证。非得少阳枢转之力，不能使干犯之邪向外而解，必与**小柴胡汤**助枢以**主之**。

此一节，言太阳之气不能从胸出入，逆于胸膈之间，内干动于脏气，当藉少阳之枢转而外出也。

张钱塘云：此章凡十五节，皆论柴胡汤之证治。又云：小柴胡汤乃达太阳之气，从少阳之枢以外出，非解少阳也，是以有随证加减之法。李士材谓柴胡乃少阳引经之药，若病在太阳，用之若早，反引贼入门。后人不察经旨，俱宗是说谬矣。

小柴胡汤方

柴胡半斤　黄芩三两　人参三两　甘草三两　生姜三两

半夏半升，洗　大枣十二枚，擘

上七味，以水一斗二升，煮取六升，去滓。再煎，取三升。温服一升，日三服。若胸中烦而不呕者，去半夏、人参，加栝蒌实一枚；若渴者，去半夏，加人参，合前成四两半，栝蒌根四两；若腹中痛者，去黄芩，加芍药三两；若胁下痞鞕，去大枣，加牡蛎四两；若心下悸、小便不利者，去黄芩，加茯苓四两；若不渴、外有微热者，去人参，加桂枝三两，温覆取微汗愈；若咳者，去人参、大枣、生姜，加五味子半升、干姜二两。

张令韶曰：太阳之气，不能从胸出入，逆于胸胁之间，内干动于脏气，当借少阳之枢转而外出也。柴胡二月生苗，感一阳初生之气，香气直达云霄，又禀太阳之气，故能从少阳之枢以达太阳之气；半夏生当夏半，感一阴之气而生，启阴气之上升者也；黄芩气味苦寒，外实而内空腐，能解形身之外热；甘草、人参、大枣，助中焦之脾土，由中而达外；生姜所以发散宣通者也。此从内达外之方也。

愚按：原本列于《太阳》，以无论伤寒、中风，至五六日之间，经气一周，又当来复于太阳。往来寒热，为少阳之枢象。此能达太阳之气从枢以外出，非解少阳也。各家俱移入《少阳篇》，到底是后人识见浅处。

小柴胡加减注

张令韶曰：太阳之气，不能从胸出入，逆于胸胁之间，虽不干动在内有形之脏真，而亦干动在外无形之脏气，然见一脏之证，不复更及他脏，故有七或证也。胸中烦者，邪气内侵君主，故去半夏之燥；不呕者，中胃和而不虚，故去人参之补，加栝蒌实之苦寒，导火热以下降也。渴者，阳明燥金气盛，故去半夏之辛，倍人参以生津，加栝蒌根引阴液以上升也。腹中痛者，邪干中土，故去黄芩之苦寒，加芍药以通脾络也。胁下痞鞕者，厥阴肝气不舒，故加牡蛎之纯牡，能破肝之牝脏，其味咸能软坚，兼除胁下之痞；去大枣之甘缓，欲其行之捷也。心下悸、小便不利者，肾气上乘而积水在下，故去黄芩，恐苦寒以伤君火；加茯苓保心气以制水邪也。不渴、外有微热者，其病仍在太阳，故不必生液之人参，宜加解外之桂枝，覆取微汗也。咳者，形寒伤肺，肺气上逆，故加干姜之热以温肺，五味之敛以降逆；凡咳，皆去人参；长沙之秘旨，既有干姜之温，不用生姜之散；既用五味之敛，不用大枣之缓也。

上言太阳之病而值厥阴之期，厥阴中见少阳。少阳主枢，太阳病值其主气之期而外出者，藉其枢之有力也。《经》云：少阳外主腠理，内主三焦。腠者，三焦通会，元真之处，血气所注。今**血弱气尽，则腠理**自开，太阳所受之**邪气，因**其气血之虚而入，邪气**与**少阳中**正**

之**气**两相击**搏**①，俱**结于**少阳所部之**胁下。正邪**不两立则**分争，**正胜则热，邪胜则寒，分争则**往来寒热，**离合无定则**休作有时，**《经》云：少阳之上，相火主之。兹则伏明之火郁而不伸，故其象默默。**默默**之象为少阳专见之症。**不欲饮食，**为木气内郁而胃络不和也。胃病必及于脾，**脏腑**之膜本自**相连，**脾病**其痛必**在于**下，**即前所谓腹中痛是也。然腹中原不可以言下，今以胃**邪**在胃脘之**高，**而此**痛**反居其**下，**邪高**故使呕也，**用**小柴胡汤，**转少阳之枢，达太阳之气以**主之。**若**服**柴胡汤已**而反**渴者，**是太阳之气不能从枢解，而转**属**于**阳明**之燥化**也，以**白虎加人参汤按**法治之。**

　　上节言太阳之气逆于胸中而动五脏之气。此言太阳之气结于胁下而伤太阴、阳明之气，亦当藉少阳之枢转而出也。

太阳之邪不解，可以柴胡转其枢；太阳之气内陷，不可以柴胡虚其里。**得病六**日，六经之气已周，而又来复于太阳，正是**七日，**诊其**脉迟，**气虚也；**浮弱，**血虚也。气血俱虚，而见太阳证之**恶风**恶**寒，**当于寻常之太阳证外，另参脉息、日期而分别。且又有独见之症，曰**手足温，**系在太阴也。此气血俱虚，**医者不知，**反**二三下之，**虚其中气，以致**不能食。而胁下**为少阳之部位，其枢逆而不转，故无往来寒热，惟**满**而且**痛，面目及身黄，**为太阴土气虚，而真色现也。虽**颈项强，**为太阳之经气不利，而脾不转输为**小便难者，**是

中气虚之大关键。柴胡汤乃从内达外之品，里气虚者忌用，若**与柴胡汤**，里气虚陷，**后必下重。**夫呕渴乃柴胡汤之见证，而**本渴饮水而呕者，**中胃虚也。**柴胡汤**非中胃之药，**不中与也；**与之而中气愈虚，**食谷者哕。**此缘二三下之既误，不可以柴胡汤而再误也。

此一节，言太阳之气陷于太阴之地中，太阴、阳明气虚不能从枢外出，又非柴胡汤之所主也。

前言服柴胡汤已而渴者，以法治之，不再用柴胡也；嗣言柴胡不中与者，戒用柴胡也。然有不可泥者，**伤寒四五日，**为阳尽入阴之期，**身热恶风，颈项强，**仍在太阳之分，而不入于里阴也。**胁下满，**得少阳之枢象也。手足温者，是系在太阴。今**手足温而渴者，**为不涉于太阴而涉于阳明也。上言服柴胡汤已而渴者，当以阳明之法治之。此不因服柴胡汤而渴，仍宜从枢而治，以**小柴胡汤主之。**至于项强、胁满、手足温等症，前言不中与，而兹特与之者，一以大下而里虚，一以未下而里不虚也。

此一节，承上文两节而推言之。凡病气不随经气入里而为燥化，与未陷里阴、里气未虚者，无不可以小柴胡汤治之。

太阳**伤寒，**值厥阴主气之期，浮分之**阳脉涩，**是少阳之枢不能外转也；沉分之**阴脉弦，**是厥阴木邪下于太阴，则太阴之营气受伤。**法当腹中急痛**者，**先与小建中汤，**建立中焦之营气，令腹痛渐愈；若**不差者，与小柴胡汤主之，**以转其枢，枢转则邪气外达而痛愈矣。

此一节，言太阳病值厥阴主气之期，内干太阴而腹痛，当先补益于内，而后枢转于外也。

按：原法腹痛，小柴胡汤去黄芩加白芍。

小建中汤方

芍药六两　桂枝三两　甘草二两　生姜三两　胶饴一升　大枣十二枚

上六味，以水七升，煮取三升，去滓。纳胶饴，更上微火消解。温服一升，日三服。

呕家不可用建中汤，以甜故也。

程扶生曰：伤寒二三日，邪尚在表，未及传里之时。悸则阳虚，烦则阴虚，故以芍药之苦以益阴，姜桂之辛以扶阳，而复用甘草、大枣之甘温缓其中。中既建，则邪不致入里矣。而姜、桂等又能托邪外出。此为阴阳两虚之人而立一养正驱邪法也。

张令韶曰：经隧之血脉，流行不息，今寒气入而稽迟之。入阳络则阳脉涩，入阴络则阴脉弦。法当腹中急痛，先与建中汤。以经隧之血脉，皆中胃之所生，更得小柴胡汤以转枢机，枢机利，则经隧之血脉通矣，通则不痛也。

蔚考：《金匮》黄芪建中汤有加减法，小建中汤无加减法，今查《内台方议》，亦有加减。未知为年久脱简，抑或许氏新附与否，姑录之，以备参考。《方议》载：

建中汤治虚痛者，加黄芪；治心痛者，加元胡索；治血虚者，加当归、川芎；治盗汗多者，加小麦、茯神；治虚中生热，加柴胡、地骨皮。

伤寒与中风，有柴胡证，但见一证便是，不必悉具。

此一节申明首节之义，以推广小柴胡汤之用也。余通家周宗超云：以伤寒言之，转少阳之枢外出太阳也；以中风言之，厥阴不从标本，从中见少阳之治也。此解极见明亮。

且夫柴胡汤之用甚广也。即误下之后而里气不虚者亦可用之。**凡柴胡汤**如首节所言之**病证**，病涉于枢，原有欲出之机，一转即出，**而**医者竟**下之**，下之恐邪气乘下之虚，而入于里阴矣。**若柴胡证不罢者，**速宜**复与柴胡汤**，其气外转，**必蒸蒸而振，**热退而**却复发热，汗出而解。**盖以下后伤其中焦之津液，欲作汗时，而为此一番之变动也。

此一节重申柴胡汤之妙，而所妙者在乎枢转也。

盖以枢者，内外之枢纽也。可从枢而外出，亦可从枢而内入。**伤寒**病，过服发表之剂，其恶风寒等症已解，而内虚之症渐形。至**二日**为阳明主气之期，**三日**为少阳主气之期，外邪既净，无庸从少阳之枢而外出。而发表后，虚弱不支之病，转入于所合之心包络。包络主血，血虚则**心中悸**，不独悸**而且烦者**，以烦涉于心主之血分，而不涉于枢胁之气分，故以**小建中汤主之**。

此一节，浅言之不过"虚"、"补"二字，而言外合一"枢"字之义见。少阳三焦内合厥阴心包而主血，故亦可随枢而内入也。心包主血，血虚神无附丽而自悸，则悸为虚悸，而烦亦虚烦也。

陈平伯云：但云心中烦悸，不云无汗恶寒等症，可知服过麻黄汤后，表实已解，里虚渐著，故以此汤补之；否则，大青龙汤、栀子豉汤之证，误服害事。

少阳为阳枢，少阴为阴枢，其气相通。**太阳病，过经十余日**，十日为少阴主气之期，医**反二三下之**，逆其少阴之枢机。**后四五日**，乃十五六日之间，再作经，而又当少阳主气之期。太阳之气不因下陷，仍欲从枢而外出，故**柴胡证仍在者，先与小柴胡**汤以解外。若**呕不止**，是太阳之气不从枢外出，而从枢内入，干于君主之分，外有**心下满急**之病象。内有**郁郁微烦**之病情**者，为未解也，与大柴胡汤下之**，下其邪气，而不攻其大便**则愈**。

此言病在枢者，小柴胡汤达之于外，所以转之；大柴胡汤泄之于内，亦所以转之也。

大柴胡汤方

柴胡半斤　半夏半升　芍药三两　黄芩三两　生姜五两
枳实四枚，炙　大枣十二枚

上七味，以水一斗二升，煮取六升，去滓，再煎。

温服一升，日三服。一方用大黄二两，若不加大黄，恐不为大柴胡汤也。按：此方原有两法，长沙并存其说而用之。

蔚按：凡太阳之气逆而内干，必借少阳之枢转而外出者，仲景名为柴胡证。但小柴胡证心烦，或胸中烦，或心下悸，重在于胁下苦满；而大柴胡证不在胁下而在心下，曰心下急，郁郁微烦，曰心下痞鞕，以此为别。小柴胡证曰喜呕，曰或胸中烦而不呕；而大柴胡证不独不呕，而曰呕吐，不独喜呕，而且呕不止，又以此为别。所以然者，太阳之气不从枢外出，反从枢内入于君主之分，视小柴胡证颇深也。方用芍药、黄芩、枳实、大黄者，以病势内入，必取苦泄之品，以解在内之烦急也；又用柴胡、半夏，以启一阴一阳之气；生姜、大枣，以宣发中焦之气。盖病势虽已内入，而病情仍欲外达，故制此汤，还借少阳之枢而外出，非若承气之上承热气也。汪讱庵谓加减小柴胡、小承气而为一方，未免以庸俗见测之也。

伤寒十三日，经尽一周而又来复于太阳，若**不解**，又交于阳明主气之期，病气亦随经气而涉于阳明。阳明司合而主**胸**，少阳司枢而主**胁**。既**满而**又**呕**，是阳明之合不得少阳之枢而外出也。**日晡所**在申、酉、戌之间，阳明于其所旺时而**发潮热**，热才已而即**微利**，**此本系大柴胡证**，不知用大柴胡方法，**下之以不得利，今反微利者**，知医以丸药下之，丸缓留中，不得外出，**此非其治**

也。潮热者，阳明气**实也，先宜服小柴胡汤以解**太阳之邪于**外，后以柴胡加芒硝汤**解阳明之邪于内而**主之。**盖胸胁满而呕，太少两阳之病；日晡所发潮热，阳明燥气之病也。

此一节言太阳之气逆于阳明中土，亦当从枢而外出。其用柴胡加芒硝，亦从枢出之义，非若承气之上承热气也。

柴胡加芒硝汤方

柴胡二两十六铢　　半夏二十铢　　黄芩一两　　甘草一两　　生姜一两　　人参一两　　大枣四枚　　芒硝二两

上八味，以水四升，煮取二升，去滓。纳芒硝，更煮微沸。分温再服。此药剂之最轻者，以今秤计之，约二两。分二服，则一服止一两耳。

蔚按：小柴胡汤使太阳之气从枢外出，解见原方。兹云十三日，经尽一周，既来复于太阳，当解而不能解，又交阳明主气之期，病气亦随经气而涉之。阳明主胸，少阳主胁。胸胁满而呕者，阳明之阖不得少阳之枢以外出也。日晡所者，申酉戌之际也。阳病旺于申酉戌，故应其时而发潮热；热已微利者，阳明之气虽实，其奈为丸药所攻而下陷。陷者举之，用小柴胡汤以解外；解，寓升发之义，即所以举其陷而止其利也；又加芒硝者，取芒硝之咸寒以直通地道，不用大黄之苦寒以犯中宫。盖阳明之气既伤，不宜再伤。师之不用大柴而用小柴，其义深矣。

伤寒十三日，再经已周，而又来复于太阳不解，则病气已过于阳明胃腑，名曰过经。**过经谵语者，**以胃腑**有热也，当以汤**药**下之。若小便利者，**津液偏渗，**大便当鞕，**今不鞕**而反下利，**诊其**脉**不与证相背，亦始谓之**调和者，**知医不以汤药下之，而以丸药下之，病仍不去，**非其治也。若**胃气虚寒而**自下利者，**脉当微而手足亦**厥，**必不可下。今脉与阳明胃腑证不相背，即可**反谓之和者，**以丸缓留中，留而不去，**此为内实也，**以**调胃承气汤**去其留中之秽，以和其胃气**主之。**

此一节，言病气随经气而过于阳明也。

太阳病不解，若从胸胁而入，涉于阳明、少阳之分，此小柴胡汤之证也。今从本经而入于本腑，名为**热结膀胱，**膀胱在少腹之间，《经》曰：膀胱者胞之室也。胞为血海，居膀胱之外。热结膀胱，熏蒸胞中之血。血，阴也，阴不胜阳，故**其人如狂，**若**血自下，**则热亦随血而**下者**自愈。若其邪在**外，**犹是桂枝证，**不解者，尚未可攻，**当先解其外。外解已，但见**少腹急结者，**无形之热邪结而为有形之蓄血。**乃可攻之，宜桃核承气汤**方。

此一节，言太阳之邪循经而自入于本腑也。

桃核承气汤方

桃仁五十个，去皮尖　大黄四两　甘草二两，炙　桂枝二两　芒硝二两

上五味，以水七升，煮取二升半，去滓。纳芒硝，更上火，微沸下火。先食温服五合，日三服，当微利。

蔚按：张令韶谓太阳有气有经，其气从胸而出入，其经挟脊入循膂而内络膀胱。如病邪从胸胁而入，涉于阳明、少阳之分，则为小柴胡汤证；循背膂而入，自入于太阳之腑，则为桃仁承气汤证。太阳之腑曰膀胱，在小腹之间，为血海之所。膀胱有津液而无血，而与胞中之血海相连。热干之，阴不胜阳，则动胞中之血而自下，故其人如狂。然病起外邪，当先解外，必审其小腹急结，乃可攻之。急结者，其血有急欲通之象也。桃得阳春之生气，其仁微苦而涌泄，为行血之缓药；得大黄以推陈致新；得芒硝以清热消瘀；得甘草以主持于中，俾诸药递其左宜右有之势；桂枝用至二两者，注家以为兼解外邪，而不知辛能行气，气行而血乃行也。男蔚按：《内经》曰：血在上喜忘，血在下如狂。

伤寒八日，当阳明主气之期，**九日**当少阳主气之期。**下之，**伤其阳明之气，而为**胸满**；逆其少阳之气，而为**烦惊**；以少阳三焦内合心主包络故也。**小便不利，**为少阳三焦决渎之官失其职也。**谵语，**为阳明胃气不和也。**一身尽重，不可转侧者，**少阳循身之侧，枢机不利故也，以**柴胡加龙骨牡蛎汤主之。**

此一节，言太阳之气因庸医误下，以致三阳同病，特立三阳并治之方，滋阳明之燥，助少阳之枢。而太阳不失其主开之职，其病仍从少阳之枢而外出矣。

柴胡加龙骨牡蛎汤方

柴胡—两半　龙骨—两半　黄芩—两半　生姜—两半　人参—两半　茯苓—两半　铅丹—两半　牡蛎—两半　桂枝—两半　半夏—两半　大枣六枚　大黄二两

上十二味，以水八升，煮取四升。纳大黄，更煮一二沸，去滓。温服一升。此分两照宋本《玉函经》及《内台方》。若《伤寒论》，柴胡则用四两，半夏二合。

《内台方议》云：伤寒八九日，邪气错杂，表里未分。而误下之，则虚其里而伤其表。胸满而烦者，邪热客于胸中；惊者，心恶热而神不守也；小便不利者，里虚津液不行也；谵语者，胃热也；一身尽重，不可转侧者，阳气内荣于里不行于表也。故用柴胡为君，以通表里之邪而除胸胁满；以人参、半夏为臣辅之；加生姜、大枣而通其津液，加龙骨、牡蛎、铅丹收敛神气而镇惊，为佐；加茯苓以利小便而行津液；加大黄以逐胃热止谵语；加桂枝以行阳气而解身重错杂之邪，共为使。以此十一味之剂，共救伤寒坏逆之法也。

《伤寒论》共十二味，一本无黄芩，止十一味也。

伤寒腹满，为太阴证，**谵语**为阳明证，其脉不宜浮紧矣。乃取之**寸口**，三部**脉浮而紧**，其名曰弦。弦为肝脉，**此肝乘脾**之病**也**。《内经》：诸腹胀大，皆属于热。又云：肝气盛则多言。是腹满谵语，乃肝旺所发也。旺则侮其所胜，直犯脾土，**名之曰纵**，谓纵热而往无所顾虑也，宜**刺期门**二穴，以制其纵。

此一节合下节，论病在有形之脏而不在无形之气也。在无形之气，则曰太阴、厥阴；在有形之脏，则曰脾、曰肝、曰肺也。

伤寒发热，病在表也。太阳主表，而肺亦主表。**啬啬恶寒，**皮毛虚也。太阳主皮毛，而肺亦主皮毛。金受火克，故**大渴欲饮水，**饮水过多，肺气不能通调水道，故**其腹必满。**若得**自汗出，**则发热恶寒之证便有出路。**小便利，**则腹满之证便有去路。此肺气有权，得以行其治节，则**其病欲解。**而不然者，发热恶寒如此，腹满又如此，**此肝**木**乘肺**金之虚而侮其所不胜**也，名**之**曰横，**谓横肆妄行，无复忌惮也。亦**刺期门**二穴，以平其横。

按：期门二穴，在乳下第二肋端，去乳头约四寸，肝募也，厥阴阴维之会，刺入四分。此穴刺法，能佐小柴胡汤所不及。

《活人》云：穴在乳直下肋骨近腹处是也，则是第二肋，当从下数起，恰在软肋之两端。是穴刺法，肥人一寸，瘦人半寸，不肥不瘦中取之。但下针令病人吸五吸，停针良久，徐徐出针，此平泻法也。

太阳病二日，正当阳明主气之期，以太阳之病而得阳明之气，阳极似阴，故扰动不安而**反躁，**医者误认为阴躁，而**反**以火**熨其背，**背为阳，阳得火热，**而大汗出，**汗乃胃中水谷之津，**火热入胃，**则**胃中之水**津**竭，**遂下伤水阴之气而**躁，**上动君火之气而**烦，**

中亡胃中之津，**必发谵语。十余日，**又值少阴主气之期，得少阴水阴之气以济之，则阴气复而阳热除。先见**振栗**之象，旋而大便**自下利者，此为**阳明得少阴之气，阴阳和而**欲解也。**且夫阴阳之气，元妙难言也。而以一身之部位论，则身半以上为阳，身半以下为阴。若阳在上，而不得下交于阴，**故其汗从腰以下不得汗，欲小便不得，反呕，**阴在下，而不得上交于阳，故**欲失溲，足下恶风，**然上下所以不交者，责在胃实以隔之。前此只是胃中竭，后此则为大便鞕。鞕者必以法通之，不得拘于**大便鞕，小便当数而反不数及不多，**印板套语，谓津液当还胃中，而不必遽通也。通之之后，得**大便已，**则燥结去，火邪泄。于是阴气旋转而上升，其**头卓然而痛；**阳气光明而下济，**其人足心必热，此谷气下流故也。**

此章凡十一节，皆言火攻之误，以明太阳为诸阳主气，阳为火，不可以火攻之也。即不用火，而羌、独、荆、防、姜、附、桂、茱之类皆是也。

太阳病中风，以火劫发汗，邪风**更被火热，**逼其**血气从外流溢，失其**行阴行阳之**常度。**风为阳，火亦为阳，**两阳交相熏灼，其身发黄。**设阳邪盛于阳位，则犹可乘其势之**欲衄，**使之从衄而解。至于阳邪盛，乘**阴**分之**虚**而深入之，津液干涸，则**小便难。**而阴气、阳气之流溢者，至此俱觉**虚竭，**细察其周**身全体**则无汗而**枯竭，但头汗**为火热上攻而**出，**其津液不能周遍，则**剂颈而还，**邪热内郁，则**腹满微喘，**邪热上熏，而**口干咽烂。**其初阳明燥结，**或**只见**不大便，**稍久则神乱而**谵语，甚者**气逆而至哕，其病更深矣。四肢者，诸阳之本，邪热亢盛，则**手足躁扰，捻衣摸床，**俱为真阴立亡之象，恐非药力所能胜者。必察其**小便**尚**利者，**为一线之真阴亡而未亡，**其人**犹为**可治。**

此一节言火攻之危证也。汪苓友云：诸家注皆言小便自利。夫上文既言小便难，岂有病剧而反有自利之理？必须用药以探之，其人小便利犹为可治之证；如其不利，治亦罔效矣。此说亦通。按：探法，猪苓汤可用，或茵陈蒿汤亦妙。

伤寒脉浮，为太阳之病，当以麻黄汤化膀胱津液，出诸皮毛而为汗则愈。太阳与君火相合而主神，心为阳中之太阳，**医以火迫劫之，**遂致**亡**其上焦君火之**阳，**神气浮越**必惊狂，卧起不安者，**以**桂枝去芍药，**再加**蜀漆牡蛎龙骨救逆汤主之。**

前条中风火劫其汗，证见亡阴，故小便利为可治。此条伤寒火劫其汗，证见亡阳，难俟阳之自复，故以此汤从手厥阴以复之。凡亡阴中之阳，必用附子以救之；此亡阳中之阳，因火迫劫，又非附子之所宜。

此一节为火逆出其方也。当知手厥阴证之专方，非火逆通用之方也。但汪苓友疑亡阳证恐不能胜蜀漆之暴悍，柯韵伯疑当时是另有蜀漆，非常山苗也。愚每以茯苓代之，热盛者以白薇代之。

桂枝汤去芍药加蜀漆龙骨牡蛎救逆汤方

桂枝三两　甘草二两　大枣十二枚　生姜三两，切　牡

牡蛎熬，五两　　龙骨四两　　蜀漆三两，洗去腥

上为末，以水一斗二升，先煮蜀漆，减二升。纳诸药，煮取三升，去滓。温服一升。一本，蜀漆四两。

张令韶曰：伤寒脉浮，病在阳也。太阳与君火相合而主神，心为阳中之太阳，医以火迫劫，亡阳，亡其君主之阳，非下焦生阳之阳也。心为火迫，则神气外浮，故为惊狂而不安。桂枝色赤入心，取之以保心气；佐以龙、牡者，取水族之物以制火邪，取重镇之品以治浮越也。芍药苦平，非亡阳所宜，故去之。蜀漆取通泄阳热，故先煮之。神气生于中焦水谷之精，故用甘草、大枣、生姜以资助中焦之气也。病在阳，复以火劫，此为逆也，故曰救逆。

病**形**初**作**时，绝似**伤寒，**见恶寒、体痛、无汗等症，其脉似当弦紧。今诊**其脉不弦紧而弱，弱者**阴不足，阳气陷于阴分，伤其津液，其人口**必渴。**若**被火**攻者，津液愈亡，致胃中燥热，**必**发**谵语。**然脉**弱者，**虽不可汗，而见症既有**发热，**再审其脉弱中见**浮，**不妨服桂枝汤，啜热稀粥，从养阴法以解之，**当汗出愈。**

此一节，言脉弱者亦不可以火攻也。

按：仲景不出方，程郊倩拟用大青龙汤，未免太过。余注拟用桂枝汤，然于"必渴"二字亦扣不著。今拟小柴胡汤去半夏加栝蒌根，仍与桂枝汤合半用，温覆取微汗较妥。

太阳病，法在发汗。然太阳之汗从下焦血液而生，若**以火熏之，**则血液伤而**不得汗，**下焦血液生之于肾，肾伤**其人必躁。**如经气已周，七日之数复**到**于太阳之**经**而**不汗解，**其火邪下攻则**必清血，**《内经》云：阴络伤则便血。此因火所致，**名为火邪。**一本"清"作"圊"。

此一节，言火邪之逆于下也。

脉浮热甚，阳气实也，不宜灸**而反灸之，此为**病证之**实。**反以陷下之法灸之，是**实以虚治，因火而动，必**上攻于咽而**咽燥，**内动其血而**吐血。**盖火气通于心，《经》云：手少阴之脉，上膈、夹咽是也。火气循经上出于阳络，《经》云：阳络伤则血外溢是也。

此一节，言邪火之逆于上也。愚按：大黄泻心汤可用，或加黄芩，即《金匮》之正法。

微为虚之脉，**数**为热之脉，虚热盛则真阴虚，**慎不可灸。**若误灸之，**因致火盛，为邪**上攻，**则为烦逆。**且阴本虚也，更**追**以火，使虚者愈**虚；**热本实也，更**逐**以火，使实者愈**实。**阴主营血，而行于脉中，当追逐之余，无有可聚之势，以致**血散脉中，**彼艾**火之气虽微，**而**内攻**实为**有力，焦骨伤筋，**大为可畏。所以然者，筋骨藉血以濡养之。今血被火而散于脉中，**血**—散则**难复也。**终身为残废之人，谁职其咎耶？

此一节，言火邪之逆于中也。虚热之人，以火攻散其脉中之血，则难复也。愚按：速用芍药甘草汤，可救十中之一二。

　　脉浮病在表，**宜以汗解，用火灸之，**伤其阴血，不能作汗，**邪无从出，**反**因火势而**加**盛。**火性上炎，阳气俱从火而上腾，不复下行，故**病从腰以下，必重而痹。**《内经》云：真气不周名曰痹。此因火而累气，故不名气痹而**名火逆也。**然未灸之先，岂无自汗而解者？须知**欲自解者，**必待其自汗。《内经》云：在心为汗。心之血液欲化为汗，**必当先烦，烦乃有汗而解。何以知之？**诊其**脉浮，**为外出之机先见，**故知汗出**而**解**也。

　　此一节，言误灸后之病形，并及未灸前自愈之脉证也。

　　汗为心液，**烧针令其汗，**则心液虚矣。**针处被寒，核起而赤者，**心虚于内，寒薄于外，而心火之色现也。少阴上火而下水，火衰而水乘之，故**必发奔豚，**其气从少腹上冲心者，**灸其核上各一壮，**助其心火，并散其寒，再**与桂枝加桂汤。**其方即于原方**更加桂二两也，**温少阴之水脏，而止其虚奔。

　　此一节，言外寒束其内火，用火郁发之之义也。汪苓友云：此太阳病未发热之时，误用烧针开发腠理，以引寒气入脏，故用此法。若内有郁热，必见烦躁等证，又不在此例矣。

　　桂枝加桂汤方

桂枝五两　芍药三两　生姜三两　甘草二两　大枣十

二枚

　　上五味，以水七升，煮取三升，去滓，温服一升。按本论云：与桂枝加桂汤，更加桂二两。而不知原用三两，更加二两，即名此汤。非于五两之外更加也。

　　蔚按：少阴上火而下水，太阳病以烧针令其汗，汗多伤心，火衰而水乘之，故发奔豚。用桂枝加桂，使桂枝得尽其量，上能保少阴之火脏，下能温少阴之水脏，一物而两扼其要也。核起而赤者，针处被寒，灸以除其外寒，并以助其心火也。

　　火逆之证，颇类胃实病象。医者误认为里实证而**下之**，下之不愈，**因复烧针**，是下既夺其里阴，烧针复逼其虚阳，阴阳两相乖离而**烦躁者，以桂枝甘草龙骨牡蛎汤主之。**

　　此一节，为火逆烦躁者立交通心肾之方也。

桂枝甘草龙骨牡蛎汤方

　　桂枝一两　　甘草二两　　龙骨二两　　牡蛎二两

　　上为末，以水五升，煮取二升半，去滓，温服八合，日三服。

　　蔚按：太阳病因烧针而为火逆者多。今人不用烧针而每有火逆之证者，炮姜、桂、附、荆、防、羌、独之类，逼其逆也。火逆则阳亢于上，若剧下之，则阴陷于下。阳亢于上，不能遇阴而烦；阴陷于下，不得遇阳而躁。故取龙、牡水族之物，抑亢阳以下交于阴；取桂枝辛温之品，启阴气以上交于阳。最妙在甘草之多，资助中焦，使上下阴阳之气交通于中，而烦躁自平也。

太阳伤寒者，若在经脉，当用针刺；若在表在肌，则宜发汗宜解肌，不宜针刺矣。若**加温针，**伤其经脉，则经脉之神气外浮，故**必惊也。**即《内经》所谓起居如惊，神气乃浮是也。

张令韶云：自此以上十一节，历言火攻之害。今人于伤寒病动辄便灸，草菅人命，可胜悼哉！

受业薛步云按：火劫发汗，今人少用此法，而荆、防、羌、独、姜、桂、芎、芷、苍、桔之类，服后温覆逼汗，皆犯火劫之禁。读仲景书宜活看，不可死板。

伤寒论浅注方论合编卷二终

134

伤寒论浅注方论合编卷三

闽长乐陈念祖修园　著

渭南严岳莲　辑镌

男式诲　校补

成都刘彝铭　参校

山阴祝宗怀　覆校

辨太阳病脉证

太阳病，当恶寒发热，今吐伤中气，津液外泄而自汗出，汗出而外证亦微，反不恶寒发热，脾胃之气不足，而关上之脉见微细虚数者，此非本病，以医者吐之之过也。一二日吐之者，以二日为阳明主气之期，吐之则胃伤而脾未伤，故脾能运而腹中饥，胃不能纳而口不能食；三四日吐之者，以四日为太阴主气之期，吐之则脾伤而胃未伤。脾伤则不胜谷，故不喜糜粥；胃未伤仍喜柔润，故欲食冷食。朝为阳，胃为阳土，胃阳未伤，故能朝食；暮为阴，脾为阴土，脾阴已虚，故至暮吐，所以然者，以医误吐之所致也。前伤胃而不伤脾，后伤脾而不伤胃，非脾胃两伤之剧证，此为小逆。

此一节，言病由误吐，一时气逆使然。后人拟用大小半夏汤，然却不知仲师无方之妙。

述：此章凡四节，皆言吐之失宜而变证有不同也。

太阳病不当吐而**吐之，**但太阳病原当恶寒，今吐后**反不恶寒，不欲近衣**者，**此为吐之**伤上焦心主之气，阳无所附而内烦也。

此一节，言吐下之不特伤中焦脾胃之气，亦能伤上焦心主之气也。

病人脉一息六七至，其名曰**数，**数为热证，与虚冷之证不同。如**数**果**为热，**热当消谷而**引食，**而反见作**吐者，此**非热也。**以**过**发其汗，**令阳气外微，**阳受气于胸中，故**膈中之气亦虚，脉乃数也。数**为外来之**客热，**非胃中之本热。无热**不能消谷，以胃中虚冷，故吐也。**

上二节之吐，言以吐致吐；此节之吐，言不以吐而致吐也。

病证在疑似不可定之际，必求诸病人之情。**太阳病，**既已**过经**不解，当辨其病留于何经之分，而不必泥于所值之气。约计**十有余日，**或留于阳明之分，则**心下温温欲吐，而胸中痛，**以心下与胸中为阳明之所主也；或留于太阴之分，则**大便反溏，**而**腹微满，**以大便与腹为太阴之所主也。胃络上通于心，脾脉又上膈注心，脾胃不和，故**郁郁微烦**。然以上诸证，或虚或实，不无疑义，必须审病人之情。**先此**十余日**之时**，**自料其病若得极吐极下**，而后适其意**者**，此胃实也，可**与调胃承气汤**微和胃气；**若不尔者**，为虚证，则**不可与**。**若但欲呕**，而无心下温温证；**但胸中痛**，而无郁郁微烦证；**但微溏**，而无腹满证**者**，**此且非柴胡汤证**，况敢遽认为承气证乎？然则承气证从何处而得其病情乎？**以其呕**即是温温欲吐之状，**故知**先此时自欲**极吐下也**。

此一节，言病证在疑似之间，而得其欲吐之情为主，兼参欲下以定治法。甚矣！问证之不可不讲也。

太阳病六日已过，而至**七日**，正当太阳主气之期。**表证仍在**，脉则宜浮，今**脉微而沉**，是邪不在表而在里矣。太阳之病，内传多在胸膈，今**反不结胸**，是病不在上而在下矣。**其人发狂者**，邪热内盛逼乱神明也。此证**以热在下焦，小腹当鞕满**。然小便与血，皆居小腹，蓄而不行，皆作鞕满。若**小便自利者**，知不关膀胱之气分，而在于冲任之血分，必用药以**下其血乃愈**。**所以然者，以太阳**之表热**随经而瘀热在**少腹之**里故也**，**以抵当汤主之**。

此与桃核承气证不同，彼轻而此重。彼为热结膀胱，乃太阳肌腠之邪从背脊而下结于膀胱；此为瘀热在里，乃太阳肤表之邪从胸中而下结于少腹也。

抵当汤方

虻虫三十个，去足翅，熬　水蛭三十个，熬　大黄三两，酒浸　桃仁二十个，去皮、尖上四味，锉如麻豆，以水五升，煮取三升，去滓。温服一升，不下，再服。

张令韶曰：太阳有经与气之分，亦有外与表之别。桃仁承气证热结膀胱，乃太阳肌腠之邪从背膂而下结于膀胱，故曰"外不解者，尚不可攻"，肌腠为外也。抵当证瘀热在里，乃太阳肤表之邪，从胸中而下结于小腹，表气通于胸，故曰"表证仍在，反不结胸"，皮毛为表也。盖太阳之气，从胸而出，入太阳之经，循背膂而下络膀胱。经病，外邪从背而入结于膀胱者，详于桃仁承气汤方注；而气病，表邪从胸而入不涉于膀胱，故不曰"热结膀胱"，而曰"反不结胸，热在下焦"。盖下焦即胞中，冲、任二脉之所起也。冲脉起于气冲，任脉起于中极之下，以上毛际，亦居小腹。故前章曰"小腹急结"，此章曰"小腹鞭满"。急结者，急欲下通之象，不必攻之，故曰"下者愈"，只用桃仁承气汤足矣；此曰"鞭满"，全无下通之势，故不曰"血自下"，而曰"下血乃愈"，言必攻而始下也，非抵当不可。二证之分别如此。

又曰：太阳病六七日，正当太阳主气之期，表证仍在，脉当浮。今微而沉者，气随经络沉而内薄也。内薄于胸当结胸，今反不结胸者，知表邪从胸而下入于阴分。阴不胜阳，故发狂；热在下焦，故小腹鞭满；鞭满而小便自利，便知其不在无形之气分，而在有形之血分也。方用虻虫、水蛭，一飞一潜，吮血之物也。在上之热随经而入，飞者抵之；在下之血为热所瘀，潜者当之。配桃核之仁、将军①之威，一鼓而下，抵拒大敌。四物当之，故曰抵当。

　　血之与水，以小便之利与不利分之，请再申其说：**太阳病，**从胸而陷于中土，故**身黄，脉沉结，少腹鞕，小便不利者，**乃脾气不能转输，水聚于少腹，**为无血也；**而**小便自利，其人如狂者，**非水聚，为血聚，**血证谛也。**必谛审其果是血证，方可以**抵当汤主之。**否则，不可姑试也。

　　此一节，申明上文"小便自利"之义也。喻嘉言云：此条乃法中之法也。见血证为重病，抵当为重药。后人辨证不清，不当用而误用，与夫当用而不用，成败在于反掌，故重申其义也。

　　《内经》云：今夫热病者，皆伤寒之类也。**伤寒有热，**至所有之热，皆归于少腹。故**少腹满，应小便不利，今反利者，**热归血海，**为有血也。**但血结阴位，卒难荡涤，投药过多，恐伤中气，故**当缓缓下之；**然又恐药力太微，病根深固难拔，故应用之药，宜尽数以与之，**不可更**留**余药，宜抵当丸。**

　　此一节，变汤为丸，分两极轻，连渣而服，又法外

---

① 将军：即大黄

美壶济世千秋业

之法也。

抵当丸方

虻虫二十个，去翅足，熬　水蛭二十个，熬　桃仁二十五个，去皮尖　大黄三两，酒浸

上四味，捣，分为四丸。以水一升，煮一丸，取七合服，不可余药。晬时当下血，若不下者，更服。晬时，周时也。

陈修园曰：抵当之脉，浮取微而沉取结。按曰微而沉，非沉微也，故又以沉结申之。抵当之证，发狂，小腹鞭满，小便自利。其中又有发黄病，审其小便不利，为膀胱之气不化；小便自利，非膀胱之气不化，为下焦之瘀不行。以此方之难用，又不可不用，不得不重申其义也。然此为抵当汤、丸二证公共之辨法也。师又立抵当丸方法，着眼在"有热"二字，以热瘀于里而仍蒸于外，小腹又满，小便应不利而反自利，其证较重，而治之不可急剧，故变汤为丸，以和洽其气味，令其缓达病所。曰不可余药者，谓连滓服下，不可留余。庶少许胜多许，俟晬时下血，病去而正亦无伤也。

虽然辨蓄血者，既以小便利为断矣。然不详审其主证，而并辨其兼证，恐专执小便利之一说，概认为血证，亦非辨证之法。《内经》云：饮入于胃，游溢精气，上输于脾，脾气散精，上归于肺，通调水道，下输膀胱。故**太阳病，小便利者，以**其人**饮水**之多，夫饮水多而小

便利，则水气下泄，应无心下悸之病矣；若不下泄而上凌，**必心下悸**，心恶水制也。是以**小便少者**，气不施化，**必苦里急也。**岂独血证然哉？

张钱塘云：上节以小便利不利，而辨其血之有无，此又以小便之多少，而验其水之有无，并以结前三节之意，以见不可概认为血证。其章法之精密如此。

问曰：吾闻太阳主开，**病竟有**不能出入内外，而固结于胸为**结胸**，少阴主枢，竟不能枢转出入，而固结于脏为**脏结，其病状何如？ 答曰：**结有正有邪，太阳之正气与邪气共结于胸膈有形之间，故**按之则痛。**寸以候外，太阳主皮毛，故**寸脉浮；**关以候中，病气结于胸中，故**关脉沉，此名曰结胸也。**

张钱塘云：此章论结胸、脏结、痞气之证，直至病胁素有痞方止。其中有经气之分、阴阳之异、生死之殊，学者所当细心体会也。

何谓脏结？ 答曰：胸虽不结，阴邪逆于心下，其外**如结胸之状，**而内则发于少阴，不如结胸之发于太阳也。上不涉于胸胃，故**饮食如故；**下干于脏气，故**时时下利。寸脉浮，**为少阴之神气浮于外也；**关脉小细，**为少阴之脏气虚于内也；**沉紧**为少阴之脏气结于内也，若此者**名曰脏结。**舌为心之外候，其**舌上白苔滑者，**阴寒甚于下而君火衰于上也，病为**难治。**脏结之状既明，而脏结之证不可不讲。脏结发于少阴，少阴上火下水，本热标寒，必得君火阳热之化则无病。今不得其热化，则为**脏结无阳证。**少阴主枢，今病**不见往来寒热，**是少阴之阳气不能从枢以出也。阳动而阴静，故**其人反静，舌上苔滑者，**为君火衰微，而阴寒气盛，不得不切戒之曰：**不可攻也。**

此承上文而言脏结之证也。

少阴上火而下水，其气交会于阳明中土，故脉现于关。沉与结胸无异，而小细紧为脏阴虚寒结证所独也。

按：程郊倩云：浮为寒伤表脉，沉为邪入于里脉。上节单言沉，沉而有力也；此节兼沉小细紧而言，脉之分别如此。

今试言结胸之因，并详其状而及其治。**病发于**太阳，太阳主外，宜从汗解，**而反下之，**则**热**邪乘虚而**入，**结于胸隔有形之间，**因作结胸；病发于**少阴，少阴主里，当救其里，**而反下之，**邪若结于下，则为脏结矣。今不结于脏，而结于心下，**因而作痞也。**痞证发于阴，原无下法，不以下之迟早论也，其证治另详于后。而阳证之**所以成结胸者，以下之太早故也。**试再由其因而更详其状。太阳之脉上循头项。今**结胸者，**气结于内，遂不外行于经脉，以致经输不利，其**项亦**拘紧而**强，**有**如柔痉**反张之**状。下之，**令内之结气一通，**则外之经输自和，宜大陷胸丸**方。

张钱塘云：此言结胸、脏结之所因，而于脏结之中，复又推言痞结，以见痞之同发于阴，而不与脏结同者，脏结结于下，而痞结结于上也。结于下者，感下焦阴寒之气；结于上者，感上焦君火之化也。

大陷胸丸方

大黄半斤　葶苈子半升，熬　杏仁半升，去皮尖、炒黑
芒硝半升

上四味，捣筛二味，次纳杏仁、芒硝，合研如脂，
和散，取如弹丸一枚。别捣甘遂末一钱匕；白蜜二合，
水二升，煮取一升。温，顿服之。一宿乃下；如不下，
更服，取下为效。禁如药法。

蔚按：太阳之脉，上循头项；太阳之气，内出于胸
膈，外达于皮毛。其治法宜从汗解，今应汗而反下之，
则邪气因误下而结于胸膈之间，其正气亦随邪气而内
结，不能外行于经脉，以致经输不利，而头项强急如柔
痉反张之状。取大黄、芒硝，苦咸以泄火热，甘遂苦辛
以攻水结。其用杏仁、葶苈奈何？以肺主皮毛，太阳亦
主皮毛，肺气利而太阳之结气亦解也。其捣丸而又纳蜜
奈何？欲峻药不急于下行，亦欲毒药不伤其肠胃也。

然亦有不可下者，当以脉为断。**结胸证，**寸脉当浮，关脉当沉。
今诊**其脉**竟**浮**而**大者，**浮为在外，大为正虚，邪结于中，而正气反
虚浮于外，定**不可下**；若误**下之，**里气一泄，正气无所依归，外离
而内脱，**则**涣散而**死。**

此言结胸证乃太阳之正气合邪气而结于内。若脉见
浮大，是邪实固结于内，正虚反格于外也。

张钱塘云：正者，主也；客者，邪也。正邪并结者，客留而主人仍在，故可下之；邪结于中，而正反格于外者，主人去而客留，故不可下也。

然又有不因误下而定其危者。**结胸证**，外则项强如柔痉状，内则按之痛，诸证**悉具**，而且病发于太阳，竟动少阴之气化而为**烦躁者**，阳病入阴，虽未误下，**亦死**。

此一节，从上节危脉之外而补言危证也。

太阳中风之**病**，诊其**脉浮而动数**。风性浮越，故**浮则为风**，风为阳邪，故**数则为热**；阴阳相搏，故**动则为痛**；邪盛则正虚，故**数则为虚**。犯太阳之高表，则**头痛**；得标阳之热化，则**发热**；凡伤风必自汗，汗少则恶风，汗出多亦必恶寒。原无盗汗之证，盗汗亦无恶寒之证，今**微盗汗出，而反恶寒者**，乃中风稽久之证。虽不若初中之重，而要其**表邪未尝解也**。医反下之，表邪乘虚内入，故**动数之脉变迟**，邪气与膈气在**内**相拒而**痛**，**胃中**被下而**空虚，客气**无所顾忌而**动膈**，膈上为心肺，主呼气之出；膈下为肝肾，主吸气之入。今为客气动膈，则呼吸之气不相接续，故**短气**；上下水火之气不交，故**躁烦**，烦躁之极，则**心中懊憹**，此皆太阳之气随邪气而**内陷，心下因鞕**，则为结胸，以**大陷胸汤主之**。**若不结胸**，而陷于太阴湿土之分，则湿热相并，上蒸于头，**但头汗出**，津液不能旁达，**余处无汗，剂颈而还**，若**小便不利**，湿热因无去路，郁于内而熏于外，**身必发黄也**。

此一节，言中风误下而成结胸也。

大陷胸汤方

大黄六两　芒硝一升　甘遂一钱匕

上三味，以水六升，先煮大黄，取二升，去滓。纳芒硝，煮一两沸，纳甘遂末。温服一升，得快利，止后服。

蔚按：大黄、芒硝，苦咸之品，借甘遂之毒，直达胸间之饮邪，不专荡胃中之邪秽也。汤与丸分者，丸恐下之太急，故连滓和蜜服之，使留中之邪从缓而下；汤恐下之不急，取三味之过而不留者，荡涤必尽也。

陈亮师曰：结胸者，结于胸中而连于心下也。身之有膈，所以遮上下也。膈能拒邪，则邪但留于胸中；膈不能拒邪，则邪留胸而及于胃。胸胃俱病，乃成结胸。如胸有邪而胃未受邪，则为胸胁满之半表半里证；如胃受邪而胸不留，则为胃家实之阳明病。皆非结胸也。故必详辨分明，庶无差误。

结胸亦有不因下而成者。**伤寒六**日，为一经已周。至**七日**，又当来复于太阳，不从表解，而**结于胸**，则伤寒之邪郁而为**热实**，其证重矣。又诊其**脉沉而**且**紧**，沉为在里，紧则为痛为实。今**心下痛，按之如石**之**鞕者**，非他药所可攻，必以**大陷胸汤主之。**

此一节，言伤寒不因下而亦成结胸也。

太阳**伤寒十余日，热结在里，**盖胸中为太阳之里也。若得少阳之枢转，**复作往来寒热者，**乃太阳藉枢转之机，仍欲外出，可**与大柴胡汤，**迎其机以导之。若不往来寒热，**但结胸，**而**无大热者，此为**太阳寒**水**之气不行于肤表，而内**结在胸胁也。**身上俱无汗，**但头上微汗出者，**水逆于胸而不能外泄也，以**大陷胸汤主之。**令水气泄于下而正气运于上，则枢转亦利矣。盖大柴胡汤为枢转之捷剂，而大陷胸汤为泄邪之峻药，虽不能转枢，然邪去而枢转亦何难之有？

张钱塘云：此言太阳不能从枢以外出，以致水逆于胸而成结胸也。太阳寒水之气，内出于胸膈，外达于皮肤，从枢以外出，则有往来寒热之象，不能从枢以出，而结于胸膈有形之间，则无形寒水之气，遂结而为有形之水矣。

太阳病，重发汗而复下之，亡其津液，津液亡于下，故**不大便。**自不大便起，计有**五六日，**又值阳明主气之期，津液亡于上，故**舌上燥而渴，**阳明旺于申酉，**日晡所小有潮热，**是兼见阳明之燥证。然**从心下至少腹鞕满，而痛不可近者，**则知阳明又不如此危恶，承气汤恐不能四面周到，以**大陷胸汤主之。**

此一节，言汗下亡其津液而成燥结胸之证也。张钱塘云：《内经》谓二阳为维，谓阳明统维于胸腹之前也。夫太阳由胸膈而出入，是胸膈为太阳出入之门户。心下至少腹，又阳明之所纲维，两经交相贯通，故病太阳兼有阳明潮热之证也。

　　然结胸证又有大小之分也。**小结胸病**止从胸而结于胃络，**正在心下，**不比大结胸之高在心间，且不在少腹也。邪在络脉，**按之则痛，**不比大陷胸之痛不可按也。**脉浮**而**滑者，**浮为在外，滑则为热，里虽结热，而经气仍欲外达之象，以**小陷胸汤主之。**

　　此从结胸证中而又分出小结胸证也。

小陷胸汤方

黄连一两　半夏半升，洗　栝蒌实大者一枚

　　上三味，以水六升，先煮栝蒌，取三升，去滓。纳诸药，煎取二升，去滓。分温三服。

　　张令韶曰：气分无形之邪结于胸膈之间，以无形而化有形，故痛不可按而为大结胸证。结于胸中脉络之间，入于有形之经络，而仍归于无形，故正在心下，按之则痛，而为小结胸证。方用黄连以解心下之热，半夏以疏脉络之结，栝蒌延蔓似络，性寒凉而实下行，所以导心下脉络之结热从下而降也。若大结胸证亦用此汤，药不及病，多死。又曰：气，无形者也；经，有形者也。以无形之邪结于胸膈之内，故用大黄、甘遂辈，从有形之肠胃而解；结于脉络之间，又用黄连、半夏辈，从无形之气分而散。此经、气互相贯通之理。

　　徐灵胎曰：大承气所下者燥屎，大陷胸所下者蓄水，此所下者为黄涎。涎者，轻于蓄水而未成水者也。

审证之精、用药之切如此。

小结胸之病，虽曰止在于胸，而经气则上下可相通。**太阳病**过**二**日，而至**三日**，正当少阳主气之期，而不能得少阳枢转，无以自达，遂觉卧不安而**不能卧**，起不安而**但欲起**，病气不能外转，**心下必**至内**结**，诊其脉微弱者，此太阳之**本有寒分也**，何以言之？太阳本寒而标热，病反其本，治亦反其本。今病还是本寒，医者误认为标热而**反下之**，**若利止**，邪不下而即上，**必作小结胸**；利未止者，当**四日**太阳主气之期**复下之**，气随下陷，变本寒而为标热，则太阴脾家之腐秽遂从**此发作**，而**协**太阳之标**热**而下**利也**。

此一节，言小结胸而复推上下之经气相通也。

经气不独上下相通，而内外相通可因脉而知其证。**太阳病**外证未罢，必不可下，若误**下之**，其邪陷入，变证不一。若**其脉促**，为阳邪甚于内，欲出不能出，虽**不作结胸者**，胸中必有邪恋。言不结者，易于散越，**此为欲解**而未解**也**。若脉浮者，病于上焦，其脉道近此。太阳病下之太早，故**必结胸**也；**脉紧者**，伤寒脉紧，此因下而不下，迫于咽喉，故**必咽痛；脉弦者**，是邪陷于中，枢机不转，故**必两胁拘急；脉细数者**，细属阴，数主热，是阳邪陷入少阴，为两火相炎，故**头痛未止；脉沉紧者**，沉属里，紧主寒，太阳寒邪侵入阳明，故**必欲呕；脉沉滑者**，沉属里，滑为水，太阳之邪陷于太阴，水流湿也，故**协热利；脉浮滑者**，浮主风，滑主热，风性浮动，干动厥阴，故**必下血**。

東炤耕耘万世书

上节言上下经气之相通，此节言内外经气之相通也。

内因之水结而不散，则为结胸之证；而外因之水入于皮肤，亦有小结胸之患。**病在**太阳之表，**应以汗解之，**医者**反以冷水㵎**①**之；若**于病人通身浇**灌之，其**在表之阳**热被**冷水止却**②**不得去，**较未用水之前，**弥更**热而**益烦；**热因水阻，则汗孔闭而**肉上**结粒如**粟起；**热却于内，故**意欲饮水。**外寒制其内热，**反不作渴者，**宜服文蛤散**渗散其水气。**若不差者，与五苓散，**助脾土以转输，仍从皮肤而散之。如水寒实于外，阳热却于内，而为**寒实结胸，无肌表之**热证者，与三物小陷胸汤，**苦寒泄热，为反治之法。至若以**白散**辛温散结，为从治之法，**亦可服。**按：《玉函》、《千金翼》皆作"与三物白散"，并无"小陷胸汤"及"亦可服"等字。

此一节，于小结胸外又补出寒实结胸证也。

文蛤散方

文蛤五两

上一味，为散，以沸汤和一方寸匕服。汤用五合。

男元犀按：太阳病不发汗，而以水饮之，致在表之阳反退却于内而不得去。师取文蛤为散，味咸质燥，以

① 㵎：音 sùn 喷出《后汉书·郭宪传》：宪在位，忽回向东北，含酒三～。
② 却：赵开美本作"劫"。

渗散其水气。若不瘥者，用五苓助脾以转输之，俾仍从皮肤而散也。柯韵伯谓此等轻剂，恐难散湿热之重邪。《金匮要略》云：渴欲饮水不止者，文蛤散主之。又云：吐后，渴欲得水而贪饮者，文蛤汤主之，兼主微风脉紧头痛。审证用方，则彼用散而此则用汤为宜。附文蛤汤：文蛤五两，麻黄、甘草、生姜各三两，石膏五两，杏仁五十枚，大枣十二枚。水六升，煮取二升，温服一升，汗出即愈。

张令韶曰：前论内因之水结于胸胁，而为大陷胸汤证；此论外因之水入于皮肤，而肉中粟起，或为小结胸证。如水寒实于外，阳热却于内，而为虚寒结胸，无肌表之热证者，与小陷胸以解其内之热结，白散辛温，可以散水寒之气。总之，寒实于外，热却于内，或用苦寒以解内热，或用辛热以散外寒。随时制宜，无不可也。

白散方

桔梗三分　贝母三分　巴豆一分，去皮心，熬黑，研如脂

上三味，为散。纳巴豆，更于臼中杵之。以白饮和服。强人半钱匕，羸者减之。病在膈上必吐，在膈下必利。不利，进热粥一杯；利不止，进冷粥一杯。身热皮粟不解，欲引衣自覆，若以水潠之、洗之，益令热却不得出，当汗而不汗则烦。假令汗出已，腹中痛，与芍药三两如上法。

蔚按：巴豆辛热，能散寒实而破水饮，贝母开胸结，

桔梗开肺气。不作汤而作散，取散以散之之义也。进热粥者，助巴豆之热势以行之也；进冷粥者，制巴豆之热势以止之也；不用水而用粥者，借谷气以保胃气之无伤也。

　　既有结胸之证，亦既有如结胸之证。**太阳与少阳并病，**二阳之经脉交会于头项，受邪则**头项强痛，**二阳之经脉皆起于目而行于头，受邪则目**或**旋晕而**眩，**头如覆戴而**冒。**夫病在太阳则结胸，病在少阳则胁下痞鞕。今两阳并病，原非结胸之证，而**时如结胸，**不为胁下痞鞕，而为**心下痞鞕者，当刺大椎第一间**以泄太少并病之邪。不已，更刺**肺俞**以通肺气，斯膀胱之气化行而邪自不留；复刺**肝俞，**以泻少阳之邪，盖以胆与肝相表里也。**慎不可发汗，**以竭其经脉之血津。倘若误**发**其**汗，则**经脉燥热而**谵语，**相火炽盛而**脉弦。**若**五六日谵语不止，**六日值厥阴主气之期，恐少阳之火与厥阴之风相合，火得风而愈炽矣，**当刺**肝之**期门。**迎其气以夺之。

　　此一节，言太阳少阳并病，涉于经脉而如结胸，宜刺以泻其气也。并者，犹秦并六国，其势大也。

　　按：《图经》云：大椎一穴在第一椎上陷中，手足三阳督脉之会，可刺入五分，留三呼泻五吸。肺俞二穴，在第三椎下，两旁相去一寸五分，中间脊骨一寸，连脊骨算，实两旁相去各两寸，下仿此。足太阳脉气所发，可刺入三分，留七呼，得气即泻，肥人可刺入五分。肝俞二穴，在第九椎下，两旁相去各一寸五分，宜照上实折，可刺入三分，留六呼。期门二穴见上章。

病在经脉而如结者，不独男子也。**妇人中风，发热恶寒，**当表邪方盛之际，而**经水适来。**盖经水乃冲任厥阴之所主，而冲任厥阴之血，又皆取资于阳明。今**得**病之期，过**七**日而至**八日，**正值阳明主气之期，病邪乘隙而入。邪入于里，则外**热除而脉迟身凉，**已离表证，惟冲任厥阴俱循胸胁之间，故**胸胁下满如结胸之状，**而且热与血搏，神明内乱而发**谵语者，此为热入血室也。**治者握要而图，只取肝募。**当刺期门，随其实而泻之。**何以谓之实？邪盛则实也。

此节合下一节，皆言妇人热入血室。病在经脉，状如结胸者，正可以互证而明也。

经水未来，因病而适来者，既明其义矣。而经水已来，因病而适断者何如？**妇人中风七八日，**业已热除身凉，而复**续得寒热，发作有时；**其**经水已来而适断者，**果何故哉？盖以经水断于内，则寒热发于外，虽与经水适来者不同，而**此亦为热入血室。其血**为邪所阻则**必结，**结于冲任厥阴之经脉，内未入脏，外不在表，而在表里之间，仍属少阳，**故使如疟之状，发作有时，**以**小柴胡汤主之。**达经脉之结，仍藉少阳之枢以转之，俾气行而血亦不结矣。

此一节，承上文而言中风热入血室，其经水已来而适断，当知异中之同、同中之异，各施其针药之妙也。

热人血室，不独中风有之，而伤寒亦然。**妇人伤寒，**寒郁而**发热，**当其时**经水适来，**过多不止，则血室空虚，而热邪遂乘虚而入之也。昼为阳而主气，暮为阴而主血。今主气之阳无病，故**昼日明了；**主血之阴受邪，故**暮则谵语如见鬼状者，**医者当于其经水适来而定其证曰：**此为热入血室，**非阳明胃实所致也。既非阳明胃实，则**无**以下药**犯其胃气及上二焦。**一曰胃脘之阳不可以吐伤之，一曰胃中之汁不可以汗伤之。惟俟其经水尽，则血室之血复生于胃府水谷之精，**必自愈。**慎不可妄治以生变端也。

此一节，言妇人伤寒之入于血室也。郭白云云：前证设不差，服小柴胡汤。柯韵伯云：仍刺期门。

再由此而推言乎诸结：**伤寒六**日已过，至于**七日，**又值太阳主气之期。**发热，**病在太阳之标气；**微恶寒，**病在太阳之本气。病气不能从胸而出入，结于经脉之支、骨节之交，故**支节烦疼，**经气郁而欲疏，故**微呕；**不结于经脉之正络，而结于支络，故**心下支结。外证未去者，**以其寒热犹在也，以**柴胡桂枝汤主之。**取其解外，又达太阳之气，而解支节之结。

此一节，言太阳之气化而结于经脉之别支也。

柴胡桂枝汤方

柴胡四两　黄芩一两半　人参一两半　半夏二合半　甘草一两，炙　桂枝一两半　芍药一两半　生姜一两半　大枣六枚

上九味，以水七升，煮取三升，去滓。温服。

蔚按：小柴胡汤解见本方。此言伤寒六七日，一经已周，又当太阳主气之期，其气不能从胸而出，入结于经脉以及支络。故取桂枝汤以除发热恶寒，借小柴胡汤以达太阳之气从枢以转出。

支结之外，又有微结。**伤寒**过**五**日而至**六日**，为厥阴主气之期。《经》云：厥阴之上，中见少阳。**已发汗而复下之**，则逆其少阳之枢不得外出，故**胸胁满**不似结胸证之大结，而为**微结**，气不得下行，故**小便不利**。《经》云：少阳之上，火气治之，故**渴**；无枢转外出之机，故渴**而不呕**；热结在上而不在下，故别处无汗而**但头汗**被蒸而**出**；少阳欲枢转而不能，故为**往来寒热**。**心烦者**，少阳与厥阴为表里，厥阴内属心包，而主脉络故也。总之，太阳之病，六日而涉厥阴之气，不能得少阳之枢以外出，若此，**此为未解也**，以**柴胡桂枝干姜汤主之**。此汤达表、转枢、解结、止渴、理中，各丝丝入扣。

此一节，言太阳病值厥阴主气之期而为微结也。

柴胡桂枝干姜汤方

柴胡半斤　桂枝三两　干姜二两　黄芩三两　牡蛎二两
甘草二两，炙　栝蒌根四两

上七味，以水一斗二升，煮取六升，去滓再煎，取三升。温服一升，日三服。初服微烦，复服汗出便愈。

张令韶曰：伤寒五六日，厥阴主气之期也。厥阴之上，中见少阳，已发汗而复下之，则逆其少阳之枢。不得外出，故胸胁满，微结；不得下行，故小便不利。少阳之上，火气治之，故渴；无枢转外出之机，故不呕。但头汗出者，太阳之津液不能旁达，惟上蒸于头也。少阳欲枢转而不能，故有往来寒热之象也。厥阴内属心包而主脉络，故心烦。此病在太阳而涉厥阴之气，不得少阳之枢以外出，故曰此为未解也。用柴胡、桂枝、黄芩，转少阳之枢而达太阳之气；牡蛎启厥阴之气以解胸胁之结；蒌根引水液以上升而止烦渴；汗下后中气虚矣，故用干姜、甘草以理中。

微结中，又有阳微结之不同于阴微结者，不可不知。**伤寒**太阳证**五**日为少阴主气之期，而**六日**，为厥阴主气之期，气传而病不传，仍在太阳之经。太阳之气上蒸，故**头汗出**；太阳之本气为寒，故**微恶寒**；太阳标阳之气不外行于四肢，故**手足冷**，此皆太阳在表之证也。**心下满，口不欲食，大便鞕**，此皆太阳传里之证也。太阳之脉不宜细，今竟见**脉细者**，何也？细为少阴之脉，今以阳而见阴，则阳转微，**此为阳微结**，故见证**必有表**之头汗出、微恶寒、手足冷，**复有里**之心下满、不欲食、大便硬**也**。由此言之，随证以审脉则可，若舍证以言脉，则同类之可疑者不少。不独脉细为在里，既**脉沉，亦**为**在里也**。虽然随证审脉，既不可以板拘，而病证互见，又何以自诀？惟于切实处决之。今于头**汗出**一症，既可定其结**为阳微**。**假令**为少阴之**纯阴结，不得复有外证，悉入在里**，而见痛引少腹入阴筋之证矣。**此证尤幸为半在里半在外也。脉虽沉紧，**究不得**为少阴**脏结之**病，所以然者，**三阴之经络剂颈而还。少阴证不

得有头**汗，今头汗出，故知**为太阳之枢滞，**非少阴**之脏结**也，可与小柴胡汤**以助枢转，而里外之邪散矣。**设外解而里不了了者，**胃气不和也，**得屎而解。**此阳微结之似阴而要不同于阴结者如此。此可变小柴胡汤之法为大柴胡汤。

此一节，言阳微结之似阴，虽见里脉，而究与少阴之纯阴结有辨也。

小柴胡证、大陷胸证既各不同，而痞证更须分别。太阳**伤寒**至**五**日，为少阴主气之期，**六日，**为厥阴主气之期。大抵五、六日之间，是少、厥、太三经之交也。太阳主开，**呕而发热者，**欲从枢外出之象，其余皆为**柴胡汤证**悉具，医者不用柴胡，**而以他药下之，**下之尤幸其不下陷，所具之**柴胡证仍在者，可复与柴胡汤。此虽已下之，**却**不为逆。**服药之后，正气与邪气相争，正气一胜，则邪气还表，**必蒸蒸而振，**蒸蒸者，三焦出气之象；振者，雷击地奋之象；**却发热汗出而解，**少阳枢转气通于天也。**若下之心下满而鞕痛者，**此为结胸也，宜**大陷胸汤主之。但满而不痛者，**乃病发于阴，误下之后而成，**此为痞，**痞证感少阴之热化，无少阳之枢象，**柴胡不中与之，宜半夏泻心汤。**

此一节，复以小柴胡证、大陷胸证，夹起痞证，言大陷胸不可与，即柴胡亦不可与也。特出半夏泻心汤一方，以引起下文诸泻心汤之义。

半夏泻心汤方

半夏半升，洗　　黄芩三两　　干姜三两　　大枣十二枚　　甘

草三两，炙　人参三两　黄连一两

上七味，以水一斗，煮取六升，去滓。再煎取三升，温服一升，日三服。

蔚按：师于此证，开口即云伤寒五六日，呕而发热，柴胡证俱在者，五六日乃厥阴主气之期。厥阴之上，中见少阳。太阳之气欲从少阳之枢以外出，医者以他药下之，心下满而鞭痛者，为结胸；但满而不痛者，为痞。痞者，否也，天气不降，地气不升之义也。芩、连大苦，以降天气；姜、枣、人参，辛甘以升地气；所以转否而为泰也。君以半夏者，因此证起于呕，取半夏之降逆止呕如神，亦即小柴胡汤去柴胡加黄连，以生姜易干姜是也。古人治病，不离其宗如此。

附：结胸、脏结、痞证辨

结胸为阳邪，脏结与痞为阴邪。但脏结结于下，痞结于上也。结于下者，感下焦阴寒之气化；结于上者，感上焦君火之气化也。

结胸、痞症，由于误下所致，可知下之不可不慎也。**太阳少阳并病，**宜从少阳之枢转。医者不知枢转之意，**而反下之，**逆其枢于内，则**成小结胸，心下必鞭；**枢逆于下，则下焦不合而**下利不止；**枢逆于上，则上焦不纳而**水浆不下；**枢逆于中，则中焦之胃络不和，故**其人心必烦。**此并病误下之剧证也。

此一节言太阳少阳并病误下之剧证也。

美壶济世千秋业

受业薛步云云：误下后太少标本、水火之气不能交会于中土。火气不归于中土，独亢于上，则水浆不下，其人心烦；水气不交于中土，独盛于下，则下利不止。此不可用陷胸汤，即小柴胡亦未甚妥，半夏泻心汤庶几近之。

知并病之不可以误下也，亦知阴证更不可以误下乎？伤寒病，在表则**脉浮而**在阴则为**紧**，浮中见紧者，可以定其为少阴之表证矣。何以言之？少阴篇云：少阴病，得之二三日，麻黄附子甘草汤微发其汗。以二三日无里证，故微发汗是也。医者不知，微发其汗**而复下之，**其**紧**初见于浮分者，旋而**反入**于**里，**变为沉紧。病发于阴而误下之**则作痞，**痞之所由来也。但痞与结胸异，彼以按之自鞕，此以**按之自濡；**彼为有形之结痛，此但无形之**气痞耳。**

此一节，申言痞证之因。

痞证间有风激水气而成者，自当分别而观。**太阳中风，**动其寒水之气，水气淫于下则**下利，**水气淫于上则**呕逆。**然风邪在表，须待**表解者，乃可**从里攻之。若**其人**内水渗溢，则漐漐**汗出，**水有期汐，则汗出亦**发作有时。**水搏则过颡①，水激则在山，故为**头痛。**水饮填塞于胸胁，则**心下痞**而**鞕满，**又**引胁下**而作**痛。**水邪在中，阻其升降之气，上不能下，则**干呕；**下不能上，则**短气，**历历验

---

① 颡：音 sǎng，额头。

之，知里证之未和。惟此**汗出之，不恶寒**之另为一证**者**，即于不恶寒中知表证之已解，因从而断之曰：**此表解里未和也，以十枣汤主之。**

此一节，于痞证外论及太阳中风激动其寒水之气而为痞也。漐音蛰，汗出如小雨不辍貌。

十枣汤方

芫花熬　甘遂　大戟　大枣十枚，擘

上前三味，等分，各别捣为散。以水一升半，先煮大枣肥者十枚，取八合，去滓。纳药末。强人服一钱匕，羸人服半钱匕。温服之，平旦服。若下少病不除者，明日更服，加半钱匕。得快下利后，糜粥自养。

蔚按：太阳为天，天连于水。太阳中风，风动水气，水气淫于上则呕逆，水气淫于下则下利，水气聚于心下则为痞，且鞕满引胁而痛也。其人漐漐汗出，头痛，干呕，短气，汗出等证，宜辨。若恶寒，为表未解，不可攻之；若不恶寒，为表解，而里未和，宜用此汤。第①三味皆辛苦寒毒之品，直决水邪，大伤元气。柯韵伯谓：参、术所不能君，甘草又与之相反，故选十枣以君之。一以顾其脾胃，一以缓其峻毒。得快利后糜粥自养，一以使谷气内充，一以使邪不复作。此仲景用毒攻病之法，尽美又尽善也。

---

① 第：这里是"但是"之意。

痞证间有汗下虚其阴阳而成者，亦当分别而观。**太阳病**，在肌腠者宜桂枝汤以解肌。**医者误以麻黄汤发汗**，徒伤太阳之经而虚其表，**遂致发热恶寒**，比前较甚。若再用桂枝汤，啜热稀粥法则愈矣。医者不知，**因复下之**，更伤太阴之脏而虚其里，**心下作痞**。责之**表里俱虚，阴**气与**阳气并竭**，并竭则不交而为痞矣。且夫阴阳之为义大矣哉！自其浅言之，则气阳也，血阴也；自其深言之，阳有阳气，而阴亦有阴气。阴气为无形之气，随阳气循行于内外，不同于有形之阴血独行于经脉之中也。阴血止谓之阴，阴气谓之为阴，亦可谓之为阳。此证**无阳则阴独**，其理虽奥，医者不可以不明。倘**复加烧针**，以强助其阳，火气**因**攻于**胸**而为**烦**。土败而呈木贼之色，其**面色青黄**，脾伤而失贞静之体，其肌**肤瞤**动而不安**者，难治**；**今面色**不青而**微黄**，是土不失其本色也。**手足温者**，犹见土气灌溉于四旁也，病尚**易愈**。

　　此一节，言汗下伤阴阳之气而成痞者，不可更用烧针也。

　　今闽、粤、江、浙医辈，不敢用麻黄汤，而代以九味羌活汤，香苏饮加荆、防、芎、芷、炮姜之类，视麻黄汤更烈。

　　痞发于阴，实感少阴君火之气而成。故其病**心下**不通而**痞**，以手**按之**，却不鞕而**濡**，此病在无形之气也。诊**其脉**却不同误下入里之紧。**关脉之上浮者**，以关上为寸，浮为上升。此少阴君火亢盛之象，以**大黄黄连泻心汤主之**。泄少阴亢盛之火而交于下，则痞结解矣。

此一节，言痞感少阴君火之气而成，出其正治之方也。此外各泻心汤法，皆因其兼证而为加减也。

大黄黄连泻心汤方

大黄二两　黄连一两

上二味，以麻沸汤①二升渍之，须臾，绞去滓，分温再服。

蔚按：心下痞，按之濡而不硬，是内陷之邪与无形之气搏聚而不散也。脉浮在关以上，其势甚高，是君火亢于上不能下交于阴也。此感上焦君火之化而为热痞也。方用大黄、黄连，大苦大寒以降之，火降而水自升，亦所以转否为泰法也。最妙在不用煮而用渍，仅得其无形之气，不重其有形之味，使气味俱薄，能降而即能升，所谓圣而不可知之谓神也。

痞为少阴本热火亢证，而有复呈太阳本寒为病者，亦须分别。**心下痞**，为少阴君火内结之证；**而复恶寒**，乃得太阳本寒之气；而且**汗出者**，为太阳本寒之甚而标阳又虚，难以自守之象，以**附子泻心汤主之**。盖以太阳、少阴，标本相合、水火相济，本气中自有阴阳水火，非深明阴阳互换之理者，不可以语此。

附子泻心汤方

大黄二两　黄芩一两　黄连一两　附子一枚，炮，去皮，

———————

①　麻沸汤：沸水。

破，别煮取汁

上四味，切三味，以麻沸汤二升渍之。须臾，绞去滓，纳附子汁，分温再服。愚按：麻沸汤渍者，微取气，不取其味也。

蔚按：心下痞，是感少阴君火之本热也；复恶寒者，复呈太阳寒水之本寒也；汗出者，太阳本寒甚而标阳大虚而欲外撒也。治伤寒以阳气为主，此际岂敢轻用苦寒？然其痞不解，不得不取大黄、黄连、黄芩之大苦大寒，以解少阴之本热；又恐亡阳在即，急取附子之大温，以温太阳之标阳。并行不悖，分建奇功如此。最妙在附子专煮扶阳，欲其熟而性重；三黄荡积开痞，欲其生而性轻也。

水火不交，其作痞固也，而土气不能运转者，亦因而作痞。太阳之**本**寒也，伤寒中风，但见恶寒之本病，不见发热之标病。汗之宜慎，而下更非所宜。医者不知其病止在本，汗后复**以**承气之类**下之，故心下痞，与泻心汤**欲泄其阳痞，而**痞竟不解。**所以然者，汗伤中焦之汁，下伤中宫之气，脾虚故也。脾虚不能上升而布津液，则**其人渴而口**中燥，**烦，**脾虚不能下行而调水道，则其人**小便**或短赤或癃闭而**不利者，**以五苓散主之。

上节言水火不交而成痞，此言土不灌溉而亦成痞也。

脾不和者既因以成痞矣，而胃不和者亦然。**伤寒汗出，**外邪已**解之后，**惟是**胃中不和，**不和则气滞而内结，故为**心下痞鞕；**不和则气逆而上冲，故为**干噫。**盖胃之所司者，水谷也，胃气和则谷消而水化矣。兹则谷不消而作腐，故为**食臭；**水不化而横流，故为**胁下有水气。腹中雷鸣，下利者，**水谷不消，槽粕未成而遽下。逆其势则不平，所谓物不得其平则鸣者是也。以**生姜泻心汤主之。**

上节言脾不转输而成痞，此节合下节皆言胃不和而亦成痞也。

生姜泻心汤方

生姜四两　甘草三两　人参三两　干姜一两　黄芩三两
半夏半升　大枣十二枚　黄连一两

上八味，以水一斗，煮取六升。去滓，再煎，取三升。温服一升，日三服。

次男元犀按：太阳为寒水之经。寒水之气伤于外者，可从汗而解之；寒水之气入于里者，不能从汗解之。汗出解后，而所现之证俱属水气用事，为本条之的证，惟心下痞鞕，为诸泻心法统共之证。陈平伯云：君生姜之辛温善散者，宣泄水气；复以干姜、参、草之甘温守中者，培养中州；然后以芩、连之苦寒者，涤热泄痞。名曰生姜泻心，赖以泻心下之痞，而兼擅补中散水之长也。倘无水气，必不用半夏、生姜之辛散；不涉中虚，亦无取干姜、参、草之补中。

要知仲景泻心汤有五，然除大黄黄连泻心汤正治之外，皆随证加减之方也。

　　然而胃不和中，又有误下之虚证。太阳病，或**伤寒**或**中风**，不应下者，**医反下之**，虚其肠胃，则水寒在下而不得上交，故**其人下利，日数十行，谷不化，腹中雷鸣**；火热在上而不得下济，故其人**心下痞鞕而满，干呕，心烦不得安**，此上下水火不交之理本来深奥，**医**者不知，只**见**其**心下痞**，**谓**邪热之**病不尽**，**复误下之**，则下者益下，上者益上，**其痞益甚。此非热结，但**误下**以致胃中虚，客气乘虚上逆，故使**心下**鞕也**，以**甘草泻心汤主之。**此交上下者，调其中之法也。

　　此一节，承上节胃不和而言胃中虚之证也。

甘草泻心汤方

甘草四两　黄芩三两　干姜三两　半夏半升　黄连一两
大枣十二枚，

　　上六味，以水一斗，煮取六升，去滓再煎，取三升。温服一升，日三服。

　　陈平伯曰：心下痞，本非可下之实热，但以妄下胃虚，客热内陷，上逆心下耳，是以胃气愈虚，痞结愈甚。夫虚者宜补，故用甘温以补虚；客者宜除，必借苦寒以泄热。方中倍用甘草者，下利不止，完谷不化，非此禀九土之精者不能和胃而缓中。方名甘草泻心，见泄热之品得补中之力，而其用始神也。此《伊尹汤液》所制，治狐惑蚀于上部则声嗄①者。方中有人参三两。

痞不特上中二焦之为病也，即下焦不和亦能致痞。**伤寒，服**攻下之**汤药**，下后则下焦之气下而不上，故**下利不止**；上焦之气上而不下，故**心下痞鞕**。伊圣泻心汤所以导心下之火热而下交也。**服泻心汤已**，则心下之痞满既除，而上中之气亦和矣。**复以他药下之**，则下焦之气益下而不能上，故**利不止**。医反认为中焦虚寒，**以理中汤与之，利益甚**。盖**理中**者，温补脾胃，其效专**理中焦**，**此利**不在中焦，而**在下焦**，当以**赤石脂禹余粮汤主之**。**复**利**不止者**，法在分其水谷，**当利其小便**。

此一节，言下焦不和以致痞，发千古所未发。

赤石脂禹余粮汤方

赤石脂一斤，碎　太一禹余粮一斤，碎

以上二味，以水六升，煮取二升，去滓，分温三服。

张令韶曰：石性坠下，故以治下焦之利，非仅固涩也。下焦济泌别汁而渗入膀胱，故利不止者，又当利其小便，以分别其水谷焉。夫心下痞，属上、中二焦，此复言不特上、中二焦不和而成，即下焦不和，而亦能成痞也。

柯韵伯曰：甘、姜、参、术，可以补中宫元气之

①　嗄：音 shà，声音嘶哑。

虚，而不足以固下焦脂膏之脱。此利在下焦，故不得以理中之剂收功矣。然大肠之不固，仍责在胃；关门之不闭，仍责在脾。二石皆土之精气所结，实胃而涩肠，急以治下焦之标者，实以培中宫之本也。要知此证土虚而火不虚，故不宜于姜、附；若湿甚而虚不甚，复利不止者，故又当利小便也。

又曰：凡草木之药，皆禀甲乙之气，总不若禀戊己之化者，得同气相求之义，又有炉底补塞之功。

下后致痞，言之详矣，而发汗在吐下之后而成痞者奈何？**伤寒吐下后**，又**发其汗**，则夺其经脉之血液而为汗矣。心主血故**虚烦**，心主脉，故**脉甚微**，**八日**值阳明主气之期而从合，**九日**值少阳主气之期而不能枢转，故**心下痞鞕**，而**胁下亦痛**。甚至阴虚阳亢，虚**气上冲**于**咽喉**，血不上荣头目，时形其**眩冒**。**经脉动惕者**，以吐下之后而汗之，则经脉之血告竭，而筋遂无所养也。**久而**不愈，恐肢体不为我用而**成痿**。

此一节，虽吐下与汗并言，却重在误汗一边。

汗吐下后病已解，而尚有痞、噫之证未除者，不可不备其治法。**伤寒发汗，若吐若下，解后，心下痞鞕，噫气不除者**，此中气伤而虚气上逆也，以**旋覆代赭石汤主之**。

此节言治病后之余邪，宜于补养中寓散满镇逆之法。

旋覆代赭石汤方

旋覆花三两　代赭石一两　人参二两　甘草三两，炙
半夏半升　生姜五两　大枣十二枚

上七味，以水一斗，煮取六升，去滓，再煎取三
升。温服一升，日三服。按：《内台方》代赭石五两，半夏止用
二两。

俞麟州曰：此即生姜泻心汤之变法也。夫二条皆有
心下痞鞕句，而生姜泻心汤重在水气下趋而作利，旋覆
代赭汤重在胃虚挟饮水气上逆而作噫。取治水气下趋而
利者，必用生姜以散水；胃虚挟饮而噫者，必用赭石以
镇逆。二条对勘，益见仲景制方之妙。

罗东逸云：此方治正气虚不归元，而承领上下之圣
方也。盖发汗吐下后，邪虽去而胃气之亏损亦多，胃气
既亏，三焦亦因之而失职，阳无所归而不升，阴无所纳
而不降。是以浊邪留滞，伏饮为逆，故心下痞鞕，噫气
不除。方中以人参、甘草养正补虚，姜、枣和脾养胃，
所以定安中州者至矣。更以赭石得土气之甘而沉者，使
之敛浮镇逆，领人参以归气于下；旋覆之辛而润者，用
之开肺涤饮，佐半夏以蠲痰饮于外上。苟非二物承领上
下，则何能除噫气而消心下之痞鞕乎？观仲景治下焦水
气上凌振振欲擗地者，用真武汤镇之；利在下焦大肠滑
脱者，用赤石脂禹余粮汤固之。此胃虚于中，气不及
下，复用此法领之，而胸中转否为泰，其为归元固下之

吴壶济世千秋业

法，各极其妙如此。

下之太早，为结胸、为痞，此证之常也。而证之变者，又当别论。太阳温病、风温证，热自内发，宜用凉散而托解之，不宜下之太早也。**下后，**虽不作结、痞等证，而下之太早，其内热尚未归于胃腑，徒下其屎，不下其热，热愈久而愈甚矣。欲解其热，必**不可更行桂枝汤，**以热增热。须知温病风温证，为火势燎原而莫戢。**若**火逼于外，则蒸蒸而**汗出，**火逆于上，则鼾齁①**而作喘。**内热已甚，而外见其**无大热者，可与麻黄杏子甘草石膏汤，**顺其势而凉解之。此下后不作结痞而另有一证也。

此一节，因上下文皆言下后之证，亦姑备此证以参观也。诸本皆疑其错简，或谓其传写之误，然汉季及晋，为时未久，不可与秦以前之书并论。余读书，凡遇有不能晓悟之处，皆自咎识见不到，不敢辄以错简等说自文。

下后表证未解而作痞，不无里寒、内热之分。试言其里寒，**太阳病**不用桂枝汤解肌，**外证未除，**医者鲁莽**而数下之，**致虚胃气，虚极则寒。中气无权，既不能推托邪热以解肌，**遂协**同邪**热而下利；利下不止，**胃阳愈虚，而阴霾之气愈逆于上，弥漫不开，故**心下痞鞭。**此为**表里不解者，**以桂枝人参汤主之。

---

① 鼾：音 hān，睡觉时粗重的呼吸，打呼噜。齁：音 hōu，鼾声。

此一节合下节，皆言太阳表里不解而成痞也。弟宾有按：此"协热"二字与别处不同。盖由肌热不从外解，故其方不离桂枝。

桂枝人参汤方

桂枝四两　　人参三两　　白术三两　　干姜三两　　甘草四两，炙

上五味，以水九升，先煮四味，取五升。纳桂枝，更煮取三升，去滓。温服一升。日再服，夜一服。

蔚按：太阳外证未除而数下之，未有不致虚者。里虚则外热内陷，故为协热利不止。协，合也，同也。言但热不虚，但虚不热，皆不足以致此也。太阳之气出入于心胸，今太阳主阳之气因误下而陷于下，则寒水之阴气反居于阳位，故为心下痞鞭，可与甘草泻心汤条"此非热结，但以胃中虚，客气上逆，故使鞭"句互参。方用人参汤以治里虚，桂枝以解表邪，而煮法桂枝后纳者，欲其于治里药中，越出于表，以解邪也。

沈丹彩曰：此与葛根黄连汤同一误下，而利不止之证也。而寒热各别，虚实对待，可于此互参之。彼因实热而用清邪，此因虚邪而从补正；彼得芩、连而喘汗安，此得理中而痞鞭解；彼得葛根以升下陷而利止，此借桂枝以解表邪而利亦止矣。

吴壶济世千秋业

试言其内热，**伤寒大下**之后，**复发**其**汗**，则太阳之气逆于心胸，故**心下痞**，而**恶寒**之症仍在**者，**为**表未解也。**夫从外而内者，先治其外，后治其内，故**不可攻痞，当先解表，**必俟其恶寒之**表**证尽解，**乃可**以**攻**其痞。**解表宜桂枝汤，攻痞宜大黄黄连泻心汤。**

此一节，汪苓友谓其重出，而不知仲师继上节而复言之，以见表之邪热虽同，而里之变证各异。且表里同治，有用一方而为双解之法，双解中又有缓急之分；或用两方而审先后之宜，两方中又有合一之妙。一重复处，开出一新境，不可与读书死于句下者说也。

今试即痞证而总论之，可以从中而解，亦可以从外而解也。**伤寒发热，汗出不解，**邪结**心中，**而心下**痞鞕。**然邪虽已结聚，而气机仍欲上腾，故**呕吐。**不得上出而复欲下行，故呕吐**而又下利者，**当因其势而达之。达之奈何？用**大柴胡汤**从中上而达太阳之气于外以**主之。**治痞者不可谓泻心汤外无方也。

此一节，所以结痞证之义也。

按：此证宜用大柴胡汤之无大黄者。

又即结胸之证而总论之，以见大小陷胸汤外，又有吐法，以补其所未及也。**病如桂枝证，**但**头不痛，项不强，**知其病不在太阳之经脉矣。**寸脉**主上而**微浮，**设是风邪，当从胸以及于头而俱痛。

今头项如故，惟**胸中痞鞕，**何也？胸中乃太阳出入之地，本寒之气塞其道路故也。**气上冲咽喉，**喘促而**不得**自布其鼻**息者，此为胸有寒也。**《经》云：太阳之上，寒气主之。寒气结于胸，则太阳之气不能从胸以出。**当吐**以从高越**之，宜瓜蒂散。**此可见结胸之证不一。因下而成者固多，因汗而成者亦复不少，不因汗吐下而成者亦有之，因其欲吐不得吐而成者亦有之。其治法亦不专主于大小陷胸等方也。

此一节，找足结胸证，言无剩义矣。

瓜蒂散方

瓜蒂一分，熬黄　赤小豆一分

上二味，各别捣，筛为散已，合治之。取一钱匕，以香豉一合，用热汤七合，煮作稀粥，去滓。取汁，和散，温，顿服之。不吐者，少少加，得快吐乃止。诸亡血、虚家，不可与瓜蒂散。按：《内台方》有昏愦者亦可吐句。

蔚按：太阳之脉连风府，上头项。今云不痛不强者，不在经脉也。太阳之气，出入于心胸，今云胸中痞鞕，气上冲咽喉不得息者，是邪气欲从太阳之气上越也。寸脉微浮者，气欲上越之象也。然欲越而不能遽越，其寒水之气不在经，亦不在表，而惟在于胸中，故曰胸中寒。方取瓜蒂之苦涌，佐以赤小豆之色赤而性降，香豉之色黑而气升，能使心肾相交，即大吐之顷神志不愦，此所以为吐法之神也。又《论》云：病人手足厥冷，脉乍紧者，邪在胸中；心下满而烦，饥不能食者，病在胸中。当须吐也，宜瓜蒂散。诸家解互异，惟徐灵胎以邪在胸中阳气不能四达解之，甚为简妙。

又即脏结之证而总论之，在少阴止为难治，止为不可攻，在厥阴则为不治。**病人胁下**，平素有痞，其痞**连在脐傍**，为天枢之位。此脾气大虚而肝气自旺，总为肾家真阳衰败，致胸中之气不布，肝木之荣失养，三阴部分皆虚矣。又值寒邪内入，则脏真之气结而不通。其**痛**从脐旁**引**及**少腹**以**入阴筋者**，以少腹阴筋皆厥阴之部。厥阴为阴中之阴，不得中见之化，**此名脏结，必死。**可知结在少阴，无君火之化者，止曰难治，曰不可攻。以少阴上有君火，犹可幸其生也。结在厥阴，两阴交尽，绝不见阳，必死无疑矣。

此一节，所以结脏结之义也。

病在络与在经者不同，《金匮》既有热极伤络之论矣。太阳之病气在络，即内合于阳明之燥化。**伤寒**病，**若吐、若下后**，中气受伤，至**七**日，又当太阳主气之期，**八日**又当阳明主气之期，其病**不解**，则太阳之标阳与阳明之燥气相合而为热。**热结在里，表里俱热**，热伤表气，故**时时恶风**；热伤里气，故**大渴**，感燥热之化，故**舌上干燥而烦**；推其燥而与烦之情形，**欲饮水数升**而后快**者**，必以**白虎加人参汤**，清阳明之络热而**主之**。

张钱塘云：邪之中人，必先于皮毛，次入于肌，次入于络。肺主皮毛，脾主肌，阳明主络。太阳病气在于皮毛，即内合于肺，故麻黄汤所以利肺气；在于肌，即内合于脾，故桂枝汤、越婢汤所以助脾气；在于络，即内合于阳明，故白虎汤所以清阳明之气。然均谓之太阳病者，以太阳为诸阳主气，皮毛肌络皆统属于太阳也。合下共三节，言太阳病在于络，合于阳明，而为白虎之热证也。

此章三节，论燥热火之气；下章风湿相搏两节，论风寒湿之气。所谓《伤寒论》一书，六气为病之全书也。

伤寒病，太阳之标热合阳明之燥气，热盛于内，而外反**无大热**。阳明络于口，属于心，故**口燥渴**而**心烦**。太阳循身之背，阳明循身之面。热俱并于阳明，则阳明实而太阳虚矣。可即于其**背之微恶寒者**，以知为阳明之燥热益盛焉，**白虎加人参汤**所以**主之**。

虽然解络热者，白虎为其所长，而表热则不可以概用。**伤寒脉浮，发热无汗，其表不解**者，与络无与也，**不可与白虎汤**；若**渴欲饮水**，为热极伤络，可以直断其**无表证者**，以**白虎加人参汤主之**。

此申明白虎汤能解络热，而不能解表热也。受业侄道著按：白虎证其脉必洪大，若浮而不大，或浮而兼数，是脾气不濡，水津不布，则为五苓散证。

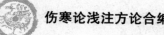

魏子千曰：入于肌络者，宜桂枝汤；肌气之在里者，宜越婢汤；络气之入里者，宜白虎汤。

太阳少阳并病，心下鞭，颈项强而眩者，是太阳之病归并于少阳。少阳证，汗下俱禁。今在经而不在气，经则**当刺大椎、肺俞、肝俞，**以泄在经之邪，**慎勿下之。**小结胸篇戒勿汗者，恐其谵语；此戒勿下者，恐其成真结胸也。

此三节，言太阳合并于少阳而为病也。

同学周镜园曰：上言太少并病证，在经脉不在气化，病经脉者当刺。少阳经脉下颈合缺盆，太阳经脉还出别下项，故颈项强。太阳起于目内眦，少阳起于目锐眦，故目眩。太阳之经隧在膀胱，其都会在胸肺；肺脉还循胃上口，上通心膈之间；胆脉由胸贯于膈，脉络不和则心下硬。故刺大椎，以通经隧之太阳；刺肺俞，以通都会之太阳；又刺肝俞，以通少阳之脉络。谆谆戒以勿下者，以病在经脉，宜刺不宜下也。

合病又与并病不同。并病者，彼并于此；合病者，合同为病也。**太阳与少阳合病，**太阳主开，少阳主枢。今太阳不能从枢以外出，而反从枢而内陷，其**自下利者，**内陷之故。**与黄芩汤**清陷里之热，而太阳之气达于外矣；**若呕者，**乃少阳之枢欲从太阳之开以上达，宜顺其势而利导之，用**黄芩加半夏生姜汤，**宜其逆气而助其开以**主之。**

黄芩汤方

黄芩三两　甘草二两，炙　芍药二两　大枣十二枚

上四味，以水一斗，煮取三升，去滓。温服一升。日再、夜一服。

黄芩加半夏生姜汤方

黄芩三两　甘草二两，炙　芍药二两　半夏半升　生姜三两　大枣十二枚

上六味，以水一斗，煮取三升，去滓。温服一升。日再、夜一服。

蔚按：仲景凡下利证，俱不用芍药。惟此方权用之，以泄陷里之热，非定法也。

张令韶曰：此治太阳与少阳合病而下利与呕也。合者，彼此合同，非如并者之归并于此也。太阳主开，少阳主枢。太阳不能从枢以外出，而反从枢以内陷，故下利。与黄芩汤清陷里之热而达太阳之气于外。若呕者，少阳之枢欲从太阳之开以上达也，故加半夏、生姜，宣达其逆气，以助太阳之开。

太阳之病既归并于少阳，则以少阳为主矣。然亦知少阳三焦之气游行于上中下者乎？上焦主胸，中焦主胃，下焦主腹。**伤寒，胸中有热**，逆于上焦也；**胃中有**寒邪之气，逆于中焦也；**腹中痛**，逆于下焦也；**欲呕吐者**，少阳三焦之气逆于上中下之间，欲从枢转而外出也。治宜取小柴胡转枢之意而加减之，俾寒热宣补，内外上下，丝丝入扣则愈，以**黄连汤主之。**

黄连汤方

黄连三两　甘草三两，炙　干姜三两　人参二两　桂枝三两　半夏半升　大枣十二枚

上七味，以水一斗，煮取五升，去滓，温服。日三、夜二服。

王晋三曰：此即小柴胡汤变法。以桂枝易柴胡，以黄连易黄芩，以干姜易生姜。胸中热，呕吐，腹中痛者，全因胃中有邪气，阻遏阴阳升降之机。故用人参、大枣、干姜、半夏、甘草专和胃气，使入胃之后，听胃气之上下敷布，交通阴阳。再用桂枝宣发太阳之气，载黄连从上焦阳分泻热，不使其深入太阴，有碍虚寒腹痛。

风湿相搏，有从伤寒所致者，其证奈何？**伤寒八**日，当阳明主气之期；**九日**，当少阳主气之期，宜从少阳之枢而外出矣。乃不解而复感**风湿**，合而**相搏**，寒邪拘束，故**身体疼**，风邪煽火，故心**烦**；湿邪沉着，故**不能自转侧；**邪未入里，故**不呕、不渴，脉浮虚而涩者，**以浮虚为风，涩则为湿也。此风多于湿，而相搏于外，以**桂枝附子汤主之。若**患前证，**其人**脾受湿伤，不能为胃行其津液，故**大便鞕，**愈硬而**小便**愈觉其**自利者，**脾受伤而津液不能还入胃中故也。此为湿多于风，而相搏于内，即于前方**去桂枝加白术汤主之。**湿若去，则风无所恋而自解矣。

此节合下节，皆言风湿相搏之病也。但此节宜分

两截看："风湿相搏"至"桂枝附子汤主之"作一截，言风湿相搏于外也；"若其人"至"去桂加白术汤主之"又作一截，言风湿相搏于内也。要知此节桂枝附子汤是从外驱邪之表剂，去桂加白术场是从内撤邪之里剂，下节甘草附子汤是通行内外之表里剂也。

桂枝附子汤方

桂枝四两　附子三枚,炮　大枣十二枚　生姜三两,切
甘草二两

上五味，以水六升，煮取二升，去滓。分温三服。

桂枝附子去桂加白术汤方

白术四两　甘草二两　附子三枚,炮　大枣十二枚　生姜三两

上五味，以水六升，煮取二升，去滓，分温三服。初服，其人身如痹，半日许复服之，三服尽，其人如冒①状，勿怪。此以附子、术，并走皮内，逐水气未得除，故使之尔。法当加桂四两。此本一方二法也。

蔚按：师云：伤寒八九日，风湿相搏，身体疼烦，不能自转侧者，风湿之邪盛也。湿淫于中，无上达之势，故不呕。湿为阴邪，无阳热之化，故不渴。邪胜则正虚，故脉浮虚而涩。但前方主桂枝，为风胜于湿；风

————————

① 冒：往外透，往上升。

为天之阳邪，主桂枝之辛以化之。后方去桂加术，为湿胜于风；湿为地之阴邪，主白术之苦以燥之。或问：苦燥之品不更令大便鞕，小便自利乎？曰：太阴湿土喜燥而恶湿，湿伤脾土，而不能输其津液以入胃，师所以去解表之桂，而加补中之术也，且湿既去，而风亦无所恋而自除。经方无不面面周到也。

风湿相搏之病，见证较剧者，用药又宜较缓。**风湿相抟，**业已深入，其**骨节烦疼，掣痛不得屈伸，近之则痛剧，**此风寒湿三气之邪阻遏正气，不令宣通之象也。**汗出短气，小便不利，恶风不欲去衣，或身微肿者，**卫气、营气、三焦之气俱病，总由于坎中元阳之气失职也。务使阳回气暖，而经脉柔合，阴气得煦，而水泉流动矣，以**甘草附子汤主之。**

此一节，承上节言风湿相搏病尚浅者，利在速去；深入者，妙在缓攻。恐前方附子三枚过多，其性猛急，筋节未必骤开，风湿未必遽去，徒使大汗出而邪不尽耳。故减去一枚，并去姜、枣，而以甘草为君者，欲其缓也。

此方甘草止用二两而名方，冠各药之上，大有深义。余尝与门人言，仲师不独审病有法，处方有法，即方名中药品之先后，亦寓以法，所以读书当于无字处着神也。

受业门人答曰：此方中桂枝视他药而倍用之，取其入心也。盖此证原因心阳不振，以致外邪不撤，是以甘草为运筹之元帅，以桂枝为应敌之先锋也。彼时不禁有起予之叹，故附录之。

甘草附子汤方

甘草二两　白术二两　桂枝四两　附子二枚，炮

上四味，以水六升，煮取三升，去滓。温服一升。日三服。初服，得微汗则解。能食，汗止复烦者，将服五合。恐一升多者，宜服六七合为始。言初服之始。

王晋三曰：甘草附子汤，两表两里之偶药。风淫于表，湿流关节，治宜两顾。白术、附子，顾里胜湿；桂枝、甘草，顾表胜风。独以甘草冠其名者，病深关节，义在缓而行之。若驱之太急，风去而湿仍留，反遗后患矣。

是故不知证者，不可以言医；不知脉者，亦不可以言医，脉之不可不讲也。脉之紧要者，散见各证之中，不能悉举也，亦不必赘举也。然太阳总诸经之气，而诸脉之同者异者、似同而实异者、似异而实同者，有同中之异、异中之同者，虽曰不可言传。而亦无不可以意会矣。今欲举一以为隅反，即以太阳**伤寒**言之：太阳本寒而标热，若诊其**脉象浮滑**，浮为热在表，滑为热在经，**此以表有**标**热，**便知其**里有**本**寒，**《内经》所谓凡伤于寒，则为热病是也。宜以**白虎场主之。**凭脉辨证之一法也，从此而比例之，思过半矣。

张钱塘云：上八节以风寒湿热燥火之气，结通篇

太阳之病，以见伤寒一论六淫之邪兼备，非止风寒也。此三节以浮滑结代之脉象，结通篇太阳之脉，以见太阳总统诸经之气，而诸脉之死生，亦俱备于太阳中也。

白虎汤方

知母六两　　石膏一斤，碎，绵裹　　甘草二两，炙　　粳米六合

上四味，以水一斗，煮米熟，汤成去滓。温服一升，日三服。

蔚按：白虎汤，《伤寒论》凡三见：太阳条治脉浮滑；厥阴条治脉滑而厥；又治三阳合病，腹满，身重难以转侧，口不仁而面垢，谵语遗尿等证。而原本此方列于太阳条"甘草附子汤"之下者，言外见风寒湿燥火之气，俱括于太阳之内，且下一条"炙甘草汤"，亦即润燥之剂，可知《伤寒论》非止治风寒二气也。

柯韵伯曰：阳明邪从热化，故不恶寒而恶热；热蒸外越，故热汗自出；热灼胃中，故渴欲饮水；邪盛而实，故脉滑，然犹在经，故兼浮也。盖阳明属胃，外主肌肉，虽有大热而未成实，终非苦寒之味所能治也。石膏辛寒，辛能解肌热，寒能胜胃火，寒性沉降，辛能走外，两擅内外之能，故以为君；知母苦润，苦以泄火，润以滋燥，故以为臣；用甘草、粳米，调和于中宫，且能土中泻火，作甘稼穑，寒剂得之缓其寒，苦药得之化

其苦，使沉降之性皆得留连于中也，得二味为佐，庶大寒之品无伤脾胃之虑也。煮汤入胃，输脾归肺，大烦大渴可除矣。白虎为西方金神，所以名汤者，秋金得令而炎暑自解矣。

浮滑恒脉之外，又有剧脉曰结，危脉曰代，不可不知。夫**伤寒之脉，何以结代？**非洞悉乎造化阴阳之本者，不可与言。盖脉始于足少阴肾，生于足阳明胃，主于手少阴心。少阴之气不与阳明相合，阳明之气不与少阴相合，上下不交，血液不生，经脉不通，是以**心**气虚常作**动悸**，以**炙甘草汤主之。**补养阳明，从中宫以分布上下。

陈师亮曰：代为难治之脉，而有治法者何？凡病气血骤脱者，可以骤复；若积久而虚脱者，不可复。盖久病渐损于内，脏气日亏，其脉代者，乃五脏无气之候。伤寒为暴病，死生之机在于反掌，亦有垂绝而亦可救者。此其代脉，乃一时气乏，然亦救于万死一生之途，而未可必其生也。

炙甘草汤方

甘草四两，炙　桂枝三两　生姜三两　人参二两　阿胶二两　大枣三十枚　麻仁半升　麦冬半升　生地一斤

上九味，以清酒七升、水八升，先煮八味，取三升，去滓。纳胶，烊消尽。温服一升，日三服。又名复脉汤。

蔚按：周禹载云：本条不言外证，寒热已罢可知；

不言内证，二便自调可知。第以病久，正气大亏，无阳以宣其气，更无阴以养其心，此脉结代、心动悸所由来也。方中人参、地黄、阿胶、麦冬、大枣、麻仁，皆柔润之品以养阴，必得桂枝、生姜之辛以行阳气，而结代之脉乃复。尤重在炙甘草一味，主持胃气以资脉之本原，佐以清酒使其捷行于脉道也。其煮法用酒七升、水八升，只取三升者，以煎良久，方得炉火变化之功，步步是法。要之，师第言结代者用此方以复之，非谓脉脱者以此方救之也。学者切不可泥其方名，致误危证。推之孙真人制生脉散，亦因其命名太夸，庸医相沿，贻害岂浅鲜哉！

男元犀按：此证必缘发汗过多所致。汗为心液，心液伤则血虚不能养心，故心动悸；心液伤则血不能荣脉，故脉结代。取地黄、阿胶等，为有形之品，补有形之血，另立法门。

其结代之脉状何如？结能还而代不能还也。**脉按之来缓，**不及四至，**而时一止复来者，**是阴气结，阳气不能相将，此**名曰结。**然不特缓而中止为结，**又脉来动而中止，更来小数，中有还者反动，**是阴气固结已甚，而阳气不得至，故小数而动也，亦**名曰结，**此为**阴盛**也。结脉之止，时或一止；其止却无常数。若**脉来动而中止，**止有常数，即止遂**不能自还，**阳不能自还而阴代之，**因而复动者，**俨如更代交代之象，**名曰代，**此独**阴无阳**也。**得此**

脉者，必难治。此毫厘之分，学者于此判之，指下则可言脉矣，岂独太阳已哉！

此一节，复申明结代之脉状，毫厘千里，务分仿佛中也。

伤寒论浅注方论合编卷三终

吴壶济世千秋业

伤寒论浅注方论合编卷四

闽长乐陈念祖修园　著

渭南严岳莲　辑镌

男式诲　校补

成都刘彝铭　参校

山阴祝宗怀　覆校

辨阳明病脉证

问曰：病有太阳阳明，有正阳阳明，有少阳阳明，何谓也？答曰：**太阳阳明者**，盖以阳明之上，燥气主之。本太阳不解，太阳之标热合阳明之燥热，并于太阴脾土之中。脾之津液为其所烁而穷约，所谓**脾约是也**。**正阳阳明者**，盖以燥气者，阳明之本也。天有此燥气，人亦有此燥气。燥气太过，无中见太阴湿土之化，所谓**胃家实是也**。**少阳阳明者**，盖以少阳之上，相火主之。若病在少阳，误**发**其**汗**，误**利**其**小便已**，则水谷之津液耗竭，而少阳之相火炽盛，津竭则**胃中燥**，火炽则**烦**而**实**，实则**大便难是也**。

此一节，言阳明有太、少、正之分也。

何谓正阳**阳明之为病？**燥气为阳明之本气，燥气盛于上，则胃家实于内，一言以蔽之曰：**胃家实也。**

此复申明正阳阳明之为病也。按：沈尧封云：此是阳明证之提纲。后称"阳明证"三字，俱有胃家实在内。"胃家实"言以手按胃中实硬也。如大陷胸证，按之石硬，即名实热；栀子豉证，按之心下濡，即名虚烦。夫心下俱以濡硬分虚实，何独胃中不以濡硬分虚实乎？此说与柯韵伯之论相表里，虽非正解，亦可存参。

问曰：何缘得太阳**阳明病？答曰：**太阳之津液从胃府水谷而生。患**太阳病，若发汗，若下，若利小便，此**皆亡胃中**之津液。胃中**无津液而**干燥，**其太阳未解之邪热，**因转属**于**阳明。**其**不更衣，**为肠**内**之实，**肠内既实，其**大便**必难通而闭塞**者，此名**太阳转属之阳明也。

此一节，承上章太阳阳明病而言也。然重申胃家实之旨，是阳明病总纲。

问曰：有诸中者形于外，**阳明病外证云何？答曰：**胃热之外见者，肌肉之中蒸蒸然。热达于外，名曰**身热，**与太阳之表热不同也。热气内盛，濈濈然汗溢于外，名曰**汗自出，**与太阳之自汗不同也。表寒已解，故**不恶寒，**里热已盛，故**反恶热也。**只因有胃家实之病根，即见热盛汗出之病证，不恶寒反恶热之病情。内外俱备，方是阳明之的证。

此一节，补出阳明外证，合上节为一内一外之总纲。

问曰：身热不恶寒，既得闻命矣。今阳明**病有**始**得之一日，不发热而恶寒者，何也？答曰：**阳明主金气，金气微寒也，邪初入，故恶寒；及邪既入于肌肉之分，即从热化。**虽得之一日，**不待解散而**恶寒将自罢，**燥气内出，**即自汗出而恶热也。**此阳明之的候也。

此承上文不恶寒反恶热而言也。但上文言阳明自内达外之表证，此言风寒外入之表证。

问曰：阳明病未经表散，其**恶寒何故自罢？答曰：**阳明与他经不同，以其**居中，主土也。**中土为**万物所归，**故凡表寒里热之邪，无所不归，无所不化，皆从燥化而为实，实则**无所复传。**一日表气通于太阳，其**始虽**颇**恶寒，**而**二日**为阳明主气之期，正传而邪亦传。正再传，而邪有所归而不再传，故恶寒**自止，此**胃家实所以**为阳明病**之根**也。

此复设问答以明恶寒自罢之故，并指出胃家实之根也。

过汗亡津液而转属阳明者固多，而汗出不彻与不因发汗者，亦有转属之证。**本太阳**病，**初得病时发其汗，汗先出不彻，**其太阳标热之气不能随汗而泄，而即与燥气混为一家，**因**此而**转属阳明**

也。此外更有**伤寒发热无汗**，其时即伏胃不和之病机。**呕不能食**，不因发汗**而反汗出濈濈然者**，水液外泄则阳明内干，**是转**属之外又有一**转属阳明**之证**也**。

上文历言阳明本经之自为病，此复申明太阳转属阳明之义，除过汗亡津液外，又有此汗出不彻而转属、不因发汗而转属，合常变而并言之也。

三日为少阳主气之期，病固宜乘其气而枢转外出矣。今**伤寒三日，现阳明**证**而脉大**。为邪归中土，无所复传，是不能从少阳之枢而解也。

述：自此以上六节，论阳明之气主表而外合太阳，主里而内关津液之义也。按此即高士宗所谓读论者，因证而识正气之出入，因治而知经脉之循行，则取之有本，用之无穷矣。

阳明与太阴，正气相为表里，邪气亦交相为系。**伤寒，阳明脉大，今浮而缓；**阳明身热，今止**手足自温者，是为**病不在阳明，**而系在太阴。太阴者，**湿土也。湿热相并，**身当发黄；若小便自利者，**湿热得以下泄，故**不能发黄。至七**日已过，为**八日，**值阳明主气之期，遂移其所系，而系阳明。胃燥则肠干，其**大便**无有不**鞕者，**此为阳明病也。

此节合下节，明阳明与太阴相表里之义也。

伤寒由太阴而**转系阳明者，其人**不特大便硬，而且**濈然微汗出也。**

此承上节而补言阳明之汗出，即上章所云外证俱在其中矣。

阳明不特与太阴表里，而且与太阳、少阳相合。**阳明中风，**不涉于本气之燥化，而涉于少阳之热化，故**口苦咽干**；复涉于太阴之湿化，故**腹满微喘**；又涉于太阳之寒化，故**发热恶寒。**阳明脉本浮大，以阳明协与太阳，故**脉象浮**中不见大**而**见**紧。**浮紧之脉，宜从汗以解之，**若**误**下之，**阳邪内陷于土中，**则**中土不运而**腹**增**满，**少阳之三焦不能决渎，复增出**小便难**之新证**也。**

述：此言阳明之气不特与太阴为表里，抑且中合于少阳，外合于太阳也。

阳明本经自患之**病，**未曾久留太阳经而化热者，风自为风，寒自为寒，可于食辨之。**若能食，名中风，**以风能鼓动阳明之气也；**不能食，名中寒，**以寒能闭拒阳明之气也。然此特初病则然，久则为实满等证，虽能食者，亦归于不能食矣。

此一节，以食而辨风寒之气，即以食而验阳明之胃气。因正而辨邪，因邪而识正，善读者，能会心于文字之外则得矣。

试论中寒，**阳明病，若中寒者，**阴寒过甚，不得本气燥热之化，则谷不消而**不能食**，水不化而**小便不利**。四肢为诸阳之本，胃阳虚而津液外泄，故**手足濈然汗出**。**此欲作**大便固而仍不**固**，欲作大瘕泄而仍不**瘕**，燥气用事**必大便初鞕**，寒气用事而**后半即溏**。**所以然者，以胃中冷，水谷不能泌别故也**。

此言阳明中寒也。

试论中风，**阳明**中风之**病，**胃为阳土，风为阳邪，两阳相得，故**初病时欲食**，即此可以定其为中风矣。然病在阳明，小便当利，大便当硬，今**小便反不利，大便**反**自调**，是津液尚还入于胃中。但不得少阴之癸水以相合也。少阴主骨节，而不能上合于阳明，故**其人骨节疼**，且骨节合于肌肉之间，**翕翕然如有热状**，似此阳不遇阴，病难自解。乃**奄然**烦躁而**发狂，濈然汗出而解者，此**少阴癸**水**之阴气**不胜**阳明谷神之阳**气，**两不相敌者忽而两相合，遂**与作汗**而共并**，即战栗汗解之义也。**脉**若转迟而为**紧则愈**。盖以紧则为阴，阴气复而阳气平，戊癸合矣。

此言阳明中风也。

阳明病，欲解时，从申至戌上。盖阳明旺于申酉，病气得天时之助也。然此言阳明之表证，从微汗而解。若胃家实之证，值旺时更见发狂谵语矣。

此言阳明欲解之时，作一小结也。

阳明病，虽以胃家实为大纲，而治者当刻刻于虚寒上着眼。**阳明**

病，胃气实则能食，今**不能食，**可以知其胃气之虚矣。医者反**攻其热，**则虚不受攻，寒复伤胃，其人**必哕，所以然者，胃中虚冷故也。**此胃气存亡之关头，不得不再为叮咛曰：**以其人**胃气**本虚，**故**攻其热必哕。**

此一节，言阳明中气虚寒之为病也。

胃气虚，则不能淫精于经脉。**阳明病，脉**宜大而反**迟，**是经脉不能禀气于胃也。《内经》云：食气入胃，浊气归心，淫精于脉，脉气流经。可知食气散于各经之中，自不厌其饱；若不能散达，止留滞于胃，故**食难用饱。饱则**浊气归心，不淫于脉流于经，所以**微烦，**不但此也，且不能循经上行而**头眩，**不能循经下行**必见小便难。**上下不行，则留滞于中为腹满，**此欲作谷瘅，**黄疸病也。**虽**已下之，而**腹满如故，所以然者，**以胃虚不能淫精于经脉，**脉迟故也。**

此一节，言食气入胃，胃虚不能淫精于经脉也。

胃气虚，则不能输精于皮毛。**阳明病，法**当**多汗，今反无汗，**其身痒**如虫行皮中状者，此以**胃气久虚，**不能输精于皮毛**故也。**《内经》云：输精皮毛，毛脉合精，行气于腑。可知内而经脉，外而皮毛，皆禀气于胃，胃虚皮毛经脉俱无所禀矣。

此一节，言胃气虚不能输精于皮毛也。

阳明居中土，主灌溉于上下、内外、四旁也。兹先言中寒气逆于上。**阳明病，法**当多汗，而**反觉无汗而小便利，**寒气中于里而水液下行也。至**二日**主气之期，以及**三日**不拘日数，但觉**呕而咳**，即《内经》所谓邪中于膺，则下阳明是也。**手足厥者，**胃阳虚寒，其气不能敷布于四肢也。《内经》云：阳明之脉循发际至头颅。阳明寒气牵连正气而上逆，故**必苦头痛；若不咳、不呕、手足不厥者，**为寒气已除。而阳明正气又能四布，即不上逆，故**头不痛。**

此节言阳明之气合寒气而上逆于头，不能灌溉于四旁也。凡言邪即以言正，言正即以言邪，为读仲师书第一要法。余于数节，必重申之，不厌于复也。

述：此章凡四节，论阳明居中土，主灌于上下、内外、四旁也。

再言中风气逆于上。**阳明病，**其证不一，然他证无论，**但头**旋目**眩，**此证不在阳明提纲之内，且有阳有阴有寒有热，从何处辨起？惟**不恶寒，**知病属阳明，而不属阴经矣。前云阳明病若能食名中风，**故**吾即于其**能食，**知为阳明胃热，而非阳明胃寒矣。由是热气上冲，肺受火烁**而发咳，**咳极**其人咽必痛；若**热不上干于肺而**不咳者，咽**亦**不痛。**

此一节，言阳明之气合风热而上逆于咽，不得流通于下也。

程扶生云：阴邪下利，故无汗而小便利；风邪上行，故不恶寒而头眩。寒则呕不能食，风则能食；寒则头痛，风则咽痛，是风寒入胃之辨也。

按：虽本章之意不重在此，而亦不可不知。

咳出于肺，当云喉咙痛，今胃热甚则咽痛，二者相连，气必相侵。

更有郁于中土之证。**阳明病**，其气不能外达于皮毛则**无汗**；不下输于膀胱则**小便不利**。**心中懊侬者**，中土郁而成热，热气为烦也。郁于中即现于外，**身必发黄**。

此节合下节，皆言阳明之气郁于中土，不得外达而下输也。

郁于中土，若误火更益其热，**阳明病**，医者不知所以无汗之故，以火强迫其汗，热邪**被火**，周身之气燥极，而热不外越，但上攻于**额上**而**微汗出**，又不得下泄**而**兼**小便不利者**，湿热相搏，亦**必发黄**。

此节即上节所言发黄之证，借被火以言其更甚也。凡误服羌、独、荆、防及姜、桂、乌、附之类，皆以被火概之。阳明之脉，起于鼻，行发际至额颅。

阳明原主里**病**，今诊其**脉浮而紧者**，仍见太阳表实无汗之脉。阳明被太阳之寒邪外束，则阳气不能宣发而为热，故**必**乘其所旺申酉时而**潮热**，如潮水之**发作有**定**时**。若脉**但浮**而不紧**者**，是见太阳表虚自汗之脉。阳明被太阳之风邪外涣，则阳气尽浮于表，及卧而阴血归肝之顷两不相顾，**必**为浮阳**盗**去而**汗出**。

述：此三节，言阳明主里，复外合于表气、内通于经脉、复还于胃中也。

阳明之脉，起于鼻，交頞中，还出挟口。今**阳明**燥热之**病**，其**口**无不干**燥**，若热止在于经，其人**但欲**以口**漱水**，济其经热。漱毕吐去而**不欲咽**下**者**，热不在胃故也。阳明气血俱多，经中热甚则逼血妄行，因**此必**发其**衄**。

此言阳明之津液通于经脉而为衄也。

阳明病，本自汗出，医更重发汗，外热之**病已差**，而内**尚微烦不了了者，此必大便鞕故也。**津液为胃所主，**以发**汗**亡**其**津液，胃中干燥，故令大便鞕。**今姑不问其大便，**当问其小便日几行。若**汗出，**本**日**小便日三四行**，今于微烦之**日止再行，故知大便不久**自**出**，盖以大小便皆胃府津液之所施也。**今为小便数少，以津液当**复**还入胃中，故知不久必大便也。**此胃腑实，大便鞕，亦有不必下者，医人不可不知也。

此言阳明之津液复还于胃中也。

阳明证，既知有不必下者，更当知有不可下者。**伤寒呕多**，为阳明胃气之虚，胃气既虚，**虽有阳明**燥热之**证**，切**不可攻之。**

此一节，言胃气虚者不可下也。

述：阳明有胃气，有悍气，有燥气。胃气者，柔和之气也；悍气者，剽悍滑利，别走阳明者也；燥气者，燥金之气也。病在悍气者可攻，病在燥气者可攻，病在胃气者不可攻，病在燥气而胃气虚者亦不可攻。故此三节，俱言不可攻也。

□ **按**：师言其不可，非坐视而不救也，必有所以可者，在正面、旁面、对面，皆可以悟其治法。若常器之《补亡论》，必处处补出方治，无论其搔不着痒也。即有偶合之处，反令鸢飞鱼跃，水流花放，活泼文章，俱成糟粕。长洲汪苓友多宗其说，何其陋欤？

阳明病，外有身热，自汗出，不恶寒，反恶热之证，便知其内为胃家实之证。但胃家实，只能不下利而言，务宜活看，亦知其实处即是虚处。若**心下鞕满者，**止在心下，尚未及腹；止是鞕满，而不兼痛。此阳明水谷空虚，胃无所仰；虚鞕虚满，**不可攻之。**若误**攻之，**则谷气尽而胃气败，**利遂不止者死；**若其**利**能自**止者，**是其人胃气尚在，秽腐去而邪亦不留，故**愈。**

此一节，言虚而假实者不可下也。

受业薛步云按：心下为阳明之膈，膈实者腹必虚。气从虚闭，是阳明假实证，攻之是为重虚。

《内经》云：中于面，则下阳明，以阳明之脉上循于面故也。**阳明病，**通**面合**见**赤色，**为阳气怫郁于表，**不可攻之。**若误**攻之，**胃气徒虚，津液大耗，热不得越，故**必复发热，**面色之赤者，亦变为**色黄。**《内经》云：三焦膀胱者，腠理毫毛其应。以三焦主腠理，膀胱应皮毛。今郁热在表，三焦失其决渎之职，膀胱失其气化之职，**小便**

不利，为发黄之根也。

此一节，言外实内虚者不可下也。

不可攻者既明，而可攻者更不可以不讲。**阳明病，不吐不下，**可知其胃气不虚也。**心烦者，**以胃络上通于心，阳明之燥火与少阴之君火相合故也。胃气虽曰不虚，却是不和，**可与调胃承气汤**以和之。

此一节，言阳明胃腑不和，宜与调胃承气也。

述：此三节皆言可攻之证，而又以明三承气之各有所主也。

阳明病，脉迟，为阳邪入于里阴。然止言脉，犹不足凭也，必以汗出，知阳热之内蒸。然止言汗，亦不足凭也。**虽汗出，**为阳热之内蒸，而表未罢者，亦恒多汗出之症，必以**不恶寒者，**定其表证之已罢。然表证已罢，尤当再验其里证。阳明主肌肉，邪在表阳，则身轻易以转侧；若入于里阴，则**其身必重。**邪结于中，必碍呼吸而**短气，腹满**难以下通，势必上逆**而为喘，**此已属大承气证矣。然犹必身热变为潮热，知其热邪尽入于胃，乃可以指其实在。曰：**有潮热者，此外欲解，可攻里也。**又必通身热蒸之汗，变为手足濈然之汗，热与汗俱敛，止露出胃所主之四肢，为本证真面目，乃可指其实在。曰**手足濈然**而**汗出者，此大便已鞕也，**以**大承气汤主之。若**其人**汗**出虽**多，微发热恶寒者，外未解也，**不可攻里。即不恶寒，而**其热不潮，**为胃未全实，**未可与**大**承气汤；若**其人**腹**

美壶济世千秋业

大满，<small>大便</small>**不通者，**<small>凡不见潮热之证，</small><small>止</small>**可与小承气汤微和胃气，勿令大泄下。**

大承气汤方

芒硝<small>三合，《内台方》三两</small>　大黄<small>四两，酒洗</small>　枳实<small>五枚，炙</small>
厚朴<small>半斤，去皮，炙</small>

上四味，以水一斗，先煮枳、朴，取五升，去滓。纳大黄，煮取二升，去滓。纳芒硝，更上微火煮一两沸。分温再服。得下，余勿服。

武陵陈氏云：方名承气，殆即"亢则害，承乃制"之义乎？亢极反兼胜己之化，承者以下承上也。夫天地一理，万物一气，故寒极生热，热极生寒，物穷则变，未有亢极而不变者。伤寒邪热入胃，津液耗，真阴虚，阳胜阴病。所谓阳盛阴虚，汗之则死，下之则愈。急以苦寒胜热之剂，救将绝之阴，泻亢盛之阳，承气所以有挽回造化之功也。然不言承亢，而言承气，何哉？夫寒热流转，不过一气之变迁而已。用药制方，彼气机之不可变者，力难矫之。亦第就气机之必变者，而一承之耳。设其气有阳无阴，一亢而不可复，则为脉涩、直视、喘满者死。何则？以其气机已绝，更无可承之气也。由是言之，圣人虽尽人工之妙，止合乎天运之常耳，不云承气而云何？

按：陈氏此注，必须熟读。

蔚按：承气汤有起死回生之功，惟善读仲景书者方知其妙。俗医以滋润之脂麻油、当归、火麻仁、郁李仁、肉苁蓉代之，徒下其粪而不能荡涤其邪，则正气不复；不能大泻其火，则真阴不复，往往死于粪出之后。于是咸相戒曰：润肠之品，且能杀人，而大承气汤，更无论矣。甚矣哉！大承气汤之功用，尽为那庸耳俗目所掩也。

张隐庵曰：伤寒六经，止阳明、少阴有急下证。盖阳明秉悍热之气，少阴为君火之化。在阳明而燥热太甚，缓则阴绝矣；在少阴而火气猛烈，勿戢①将自焚矣。非肠胃之实满也。若实在肠胃者，虽十日不更衣，无所苦也。仲师所云急下六证，若究省不到不敢急下，致病此者鲜有能生之。且予尝闻之曰，痞、满、燥、实、坚五证皆备，然后可下。噫！当下者全不在此五证。

小承气汤方

大黄四两　厚朴二两，炙，去皮　枳实三枚，大者，炙

上三味，以水四升，煮取一升二合，去滓。分温二服。初服汤，当更衣，不尔者，尽饮之，若更衣者，勿服之。

男元犀按：三承气俱阳明之正方。调胃承气，其方已载于《太阳篇》，故不复列。《伤寒论》云：阳明病不

———————

① 戢：音 jí，此为止息之意。

吴
壶
济
世
千
秋
业

吐不下心烦者，可与调胃承气汤。言阳明病者，胃不和也；言不吐不下者，胃不虚也。胃络上通于心，阳明之燥火与少阴之君火相合，故心烦。可与此汤，解见太阳本方下。至于大承气，取急下之义：阳明谵语潮热，胃中有燥屎五六枚；及二阳并病潮热，及阳明下后心中懊憹而烦，胃有燥屎；及大下后六七日不大便，烦不解，腹满痛，本有宿食；及少阴证口燥舌干，或自利清水色纯青等证，俾奏功于顷刻。小承气，取微和胃气，勿令大泄下之义：阳明病热未潮，大便不硬，恐有燥屎，少与此汤，转矢气者，可与大承气攻之，若不转矢气者，不与；及太阳病汗吐下后，微烦，小便数，大便因硬者，令邪去而正不伤。《论》中逐条俱有深义。

张令韶云：胃与大肠、小肠交相贯通者也。胃接小肠，小肠接大肠。胃主消磨水谷，化其精微，内灌溉于脏腑，外充溢于皮毛，其糟粕下入于小肠，小肠受其糟粕，复加运化，传入于大肠，大肠方变化传导于直肠而出。故曰：小肠者，受盛之官，化物出焉；大肠者，传导之官，变化出焉。是大承气者，所以通泄大肠而上承热气者也。故用朴、实以去留滞，大黄以涤腐秽，芒硝上承热气。小承气者，所以通泄小肠而上承胃气者也。故曰微和胃气，是承制胃腑太过之气者也。不用芒硝而亦名承气者以此。若调胃承气，乃调和胃气而上承君火之热者也。以未成糟粕，故无用枳、朴之消留滞。此三承气之义也。承者，制也，谓制其太过之气也。故曰：亢则害，承乃制。

柯韵伯曰：诸病皆因于气。秽物之不去，由于气之不顺也。故攻积之剂，必用气分之药，因以承气名汤。方分大小，有二义焉：厚朴倍大黄，是气药为君，名大承气；大黄倍厚朴，是气药为臣，名小承气。味多性猛，制大其服，欲令大泄下也；味寡性缓，制小其服，欲微和胃气也。大小之分以此。且煎法更有妙义：大承气用水一斗煮枳、朴，取五升，纳大黄，再煮，取二升，去滓，纳芒硝。何哉？盖生者气锐而先行，熟者气钝而和缓。仲景欲使芒硝先化燥屎，大黄继通地道，而后枳、朴除其痞满。若小承气，以三味同煎，不分次第。同一大黄而煎法不同，此可见微和之义也。

按：张宪公云：承者，以卑承尊而无专成之义。天尊地卑，一形气也；形统于气，故地统于天；形以承气，故地以承天。胃，土也，坤之类也；气，阳也，乾之属也，胃为十二经之长，化槽粕，运精微，而成传化之府，岂专以块然之形，亦惟承此乾行不息之气耳？汤名承气，确有取义，非取顺气之义也。宪公此解，超出前人。惜其所著《伤寒类疏》未刊行世。宪公讳孝培，古吴人也。

胃合海水，无病之人亦日日有潮，但不觉耳。病则气随潮而发现于外。故凡**阳明病**，必审其有**潮热**，又**大便微鞕者**，方**可与大承气汤**；若大便**不鞕者**，即**不可与之**，切勿概以潮热为可攻也。然而，大便又不可尽信也。**若**其人**不大便已六七日**，未敢必其果有燥屎与否？**恐有燥屎，欲知之法，少与小承气汤；汤入腹中**，下转而**失气者，此有燥屎也，乃可**以大承气**攻之；若不转失气者**，为胃气之虚，**此但初头鞕，后必溏，不可攻之，攻之**则胃气愈虚，**必胀满不能食也**。试观胃虚之人，渴**欲饮水者，与水则哕**。水且不宜于胃，而况攻下乎？推而言之，凡得攻而潮热已退，**其后**复**发**潮**热者，必大便复鞕**，但溏者既去，则所留者虽鞕**而甚少也，**止须复**以小承气汤和之**。然亦必须转矢气者，乃可再投；若仍**不转失气者**，并小承气且难再投，**慎不可**径用大承气以妄**攻也**。

此言大承气便鞕，小承气行燥屎，各有所主，而胃气虚者，慎不可攻也。

阳明谵语，其中有虚实之不同，生死之各异者，不可不知。**夫**阳明病，**实则**语皆狂乱，名曰**谵语，虚则**聆其所语，如郑国之声而不正，轻微重复，名曰**郑声。郑声者，**即重语也。盖谵语原非死证，而邪气入脏，以致精气不荣于目，至**直视**而**谵语**则危矣。更加**喘满者，**脾肺不交，而气脱于上，**主死，**及**下利者，**脾肾不固而气脱于下，**亦**主死。

此章统论谵语各证之治法也。谵语之时，聆其声有不正之声，轻微重复之语即是郑声。注家分而为两，皆相沿之误也。故止首节提出郑声，而后无郑声之证。

有亡阳而谵语者。汗为心液，心为阳中之太阳。**发汗多**，则心液虚矣。**若重发汗者**，心液为阴，阴虚于内，则心主之阳无所附，而遂亡于外矣。**亡其阳**，则神气亦昏而**谵语**。脉乃血脉，**脉短者**，心液亡，心气绝，故**死**，若脉不短，而且**自和者**，病虽剧亦**不死**。

此言亡阳谵语也。

有亡阴而谵语者。**伤寒，若吐若下后不解**，其阴液亡矣。阴液亡，故**不大便，五六日上至于十余日**。阳明旺于申酉之间，其时名为**日晡所**，邪气随旺时而**发潮热**，且全显出本来燥气之象而**不恶寒**，且热甚神昏，无问答而一人**独语**，无所见而**如见鬼状**。**若剧者**，神识不为我用，**发则不识人**。阳奔于外而躁扰，故**循衣摸床**；阴孤于内而无所依，故心**惕而不安**；阳脱于上，故**微喘**；精不荣于目，故**直视**。此阳热甚而阴液亡，其生死只在一瞬之间，须于脉候决之。弦为阴脉，若**脉弦者**，为阴气未绝，可**生**；涩则无血，若脉**涩者**，为阴血已竭，必**死**。而苟病势尚微者，无以上之剧证，**但见发热谵语者**，以**大承气汤主之**。**若一服利，则止后服**。盖以大承气用之得当可以养阴，不当亦所以亡阴也，可不慎欤！

此言亡阴谵语也。

按：柯氏云：吐下后不解，病有微剧之分。微者是邪气实，当以下解；剧者邪正交争，当以脉断其死生。

弦者是气实，不失为下证，故生；涩者是正气虚，不可更下，故死。生死二字，从治病者看出，又是一解，却是正解。

有亡津液而谵语者。**阳明**燥热之气为**病，其人多汗，以津液外出，**以致**胃中**干**燥，大便必鞕，鞕则**胃气不和而**谵语，**以**小承气汤主之。若一服谵语止者，更莫复服。**

此言亡津液而谵语也。

然其中虚实之辨，当专辨其脉。**阳明病，**其作**谵语，**有虚有实。若**发潮热，脉滑而疾者，**此阳明里实也。以**小承气汤主之。**然服之多寡，亦**因**其证为进退，先**与承气汤一升，**服后**腹中转气者，更服一升；若不转气，勿更与之。**设**明日又不大便，脉反**变滑疾为**微涩者，**微则气衰，涩则血少，此**里虚也，**邪盛正衰，**法为难治，**热邪虽盛，亦**不可更与承气汤也。**

此以脉而辨谵语之虚实。前欲与大承气，以小承气为法；今欲与小承气，即以小承气先与为试法，可见古人之谨慎如此。

按：柯氏云：势若不得不通者，可用蜜导。虚甚者，与四逆汤，阴得阳则解矣。愚以救逆当临时审其所急，不可预有成见。

且有在胃在肠，亦须分别。《内经》云：胃满①则肠虚，肠满则胃虚。**阳明病，**若**谵语，有潮热，反不能食者，**胃满也；胃满则**胃中必有燥屎五六枚也。若**谵语潮热而**能食者，**肠满也；肠满则胃无燥屎，故**但**大便**鞕尔，**俱**宜大承气汤下之。**

述：此以能食、不能食以验谵语，有燥屎、便鞕之不同，而又以阳明肠胃更虚、更满之义也。

胃主纳谷，胃满则不能容谷，故不能食；肠主变化，肠满则难于变化，故但鞕。然肠虽满而胃则虚，故又能食。

间有热入血室而谵语者，以冲任二脉为血室皆起于胞中，与阳明合故。**阳明病，**热逼于经，故必**下血。**血者神也，下血而即**谵语者，**血脱神昏也。**此为热入血室。**何以为血室？男女皆有之，在男络唇口而为髭须，在女月事以时下是也。**但头汗出，**而别处不到**者，**血下夺则无汗，热上扰则汗蒸也。肝统诸经之血，**刺**肝之**期门，随其实而泻之，**俾热从血室而外出于皮肤，**濈然汗出则愈。**

此言下血谵语也。

间有因风致燥而谵语者，奈何？夫汗多亡液，以致胃燥谵语固也。今**汗出**不见其多，而亦**谵语者，以有燥屎在胃中，此为风也。**谓风木之邪干于中土，风燥而非热燥也。燥实必须议**下**之，然亦

① 满：原作"病"，今据《灵枢·平人绝各第三十二》改作"满"。

俟其**过经**，俾有余不尽之风邪悉归胃中，并于燥屎，**乃可下之。下之若早**，风性涣动，善行数变，内伤神气，其**语言必乱**。以风邪尽入于里，邪盛则实，此为**表虚里实故也**。盖风燥症，俟过经宜下，下早以致里实证亦宜下。统其法曰**下之则愈**，统其方曰**宜大承气汤**。

　　此言风木之邪，燥其津液，而为谵语也。

　　攻里太早，致里实而谵语者，言之详矣。而攻表失法，致里实而谵语者，亦可并举而相参。**伤寒四日**，为太阴主气之期，**五日**为少阴主气之期，病邪随经气而内入则**脉沉**，太阴、少阴之气不相生**而为喘满。沉为在里，而反发其**表汗，则胃腑之**津液越出，大便**遂燥结**为难**。误发汗致其**表虚**，大便难，成为**里实**，其虚灵不昧之天君，因邪实而失其灵，实日增实，**久则谵语**。

　　此承上节表虚里实而补出寻常里实之因，以备互证也。

　　谵语亦有三阳合病者，太阳、阳明、少阳**三阳合**而为**病。腹满**，阳明经热合于前也；**身重**，太阳经热合于后也；**难以转侧**，少阳经热合于侧也。三证见，而一身之前后左右俱热气弥漫矣。**口不仁**而**面垢**，热合少阳之腑也；**谵语**，热合阳明之腑也；**遗尿**，热合太阳之腑也。三证见，而身内之上中下俱热气充塞矣。大抵三阳主外，三阴主内。阳实于外，阴虚于内，故不可发汗，以耗欲竭之阴，若**发汗则谵语**。阳浮于外，则阴孤于内，故不可下夺，以伤其欲脱之微阳。

若**下之则额上生汗，手足逆冷。**医者审其未经汗下之误，兼治太阳、少阳，不如专顾阳明。**若自汗出**一证**者，**从阳明而得太阳、少阳之总归，**白虎汤主之。**苟非自汗出，恐表邪抑塞，亦不敢鲁莽而轻用也。

此言三阳合病而为谵语也。

谵语亦有二阳并病者。太阳、阳明**二阳并病，**太阳病气俱已归并于阳明，无复有头痛、恶寒之表证，则为**太阳证罢，但**见有**发潮热，手足漐漐汗出，大便难而谵语者，**皆阳明结邪之里证也。**下之则愈，宜大承气汤。**

此言二阳并病而为谵语也。

阳明表证少而里证多，下法之外，发汗尚宜详审，而温针更无论矣。然而病兼表里，又另有其法。**阳明病**在表，其**脉**则**浮，而**涉于里则又**紧。**咽连胃脘，脾开窍于口，阳明与太阴相表里，邪气相侵，故**咽燥口苦；**手太阴肺主天，足太阴脾主地，地气不升，天气不降，故**腹满而喘，**此病阳明之里也。**发热汗出，不恶寒，反恶热，**已详本篇之首，此病阳明之表也。土气不和，则为**身重，**此阳明之表里俱病也，可转其机为两解之法。**若**误**发其汗，则**伤肾液而**躁，**伤**心**液而**愦愦，**阴液既伤，则阳邪益炽，故病**反增谵语。若**误**加温针，则**经脉受伤，**必见怵惕，**水火不交，则为**烦躁不得眠。若下之，则胃中空虚，客气**乘虚而**动膈，**又从膈而上乘于心，故**心中懊恼。**舌为心苗，**舌上有苔者，**热甚而为邪气所郁之象也。

宜**栀子豉汤，**导火热以下降，引阴液以上升以**主之。**

此言阳明病兼表里，非汗、下、温针所能治也。

然栀子豉汤止为热邪乘心之剂也，恐不能兼清阳明经气之燥热，**若**前证外更加**渴欲饮水、口干舌燥者，**为阳明经气之燥热也，又宜**白虎加人参汤主之。**

此承栀子豉汤而进一步言也。

白虎加人参汤止清阳明经气之燥热，**若脉浮，发热，渴欲饮水，**如前证外，更加**小便不利**一证**者，**为阳明累及太阴脾气，不能散精归肺，通调水道，下输膀胱所致也。第运脾调肺以导水，又必以清热滋阴为本，方不失为阳明之治法。以**猪苓汤主之。**

此承白虎加人参汤又进一步言也。

猪苓汤方

猪苓一两，去皮　茯苓一两　泽泻一两　滑石一两　阿胶一两

上五味，以水四升，先煮四味，取二升，去滓。纳阿胶，烊消。温服七合。日三服。

述：此汤与五苓之用有天渊之别。五苓散治太阳之本，太阳司寒水，故加桂以温之，是暖肾以行水也。此汤治阳明、少阴结热，二经两关津液，惟取滋阴以行水。盖伤寒表证最忌亡阳，而里热又患亡阴。亡阴者，亡肾中之阴与胃之津液也。若过于渗利，则津液反致耗

竭。方中阿胶，即从利水中育阴，是滋养无形以行有形也。故仲景云：汗多胃燥，虽渴而里无热者，不可与也

猪苓汤助脾气之转输、肺气之通调，利小便，甚为得法矣。若**阳明病，汗出**过**多而渴者**，为津液外越，以致中干作渴，非水津不布而渴也。即小便不利，**不可与猪苓汤，以汗多胃中燥**，恐**猪苓汤复利其小便**，更走其津液**故也**。

自阳明病脉浮而紧至此，看似四节，实是一节。细玩其段段相承，上下联络，以见伤寒不可执定一法，用药当如转环也。

且阳明中有寒冷、燥热之分，不可不辨。试先言下焦之虚寒。夫虚则**脉浮，而**寒则脉**迟**。今阳明戊土不能下合少阴癸水而独主乎外，则**表热**；少阴癸水不能上合阳明戊土而独主乎内，则**里寒**。戊癸不合而下焦生阳之气不升，故**下利清谷**而不能止**者**，以**四逆汤主之。**

述：此节言阳明下焦虚寒也。本章凡三节，以上中下三焦，论阳明有寒冷、燥热之病也。

再言中焦之虚冷。**若胃中虚冷**，视下焦之生阳不启者，彼为火虚，此为土虚。其土虚亦本于火虚，虚极则寒，寒则失其消谷之用。每由食少而至于**不能食者**，若复令其**饮水，则**两寒相得而为**哕**。

此论阳明中焦虚冷也。

再言上焦经脉之燥热。热在经脉，故**脉浮发热，**热循经脉而乘于上焦，故**口干鼻燥。**其**能食者，**热在经脉，不伤中焦之胃气也。经脉热甚**则**发衄。

此言阳明上焦经脉燥热也。

阳明主合，若终合而无开机则死矣，所以言之不厌于复也。兹先以阳明之气不得交通于上下言之：**阳明病，**外证未解而遽**下之，其外有热**而**手足温。**热在于外，故**不结胸。**胃络不能上通于心，故**心中懊憹。**下后胃虚，故**饥不能食。**阳明之津液主灌溉于上下。今阳明气虚，其津液不能周流遍布，惟上蒸于头，故**但头汗出，**而余处无汗**者，**宜交通其上下，以**栀子豉汤主之。**受业薛步云按：栀豉汤能开阳明之合，须记之。

此言阳明之气，不得交通上下，而为栀子豉汤证也。

述：合下五节，论阳明主合，贵得枢转以出，若合于心胸腹胃之间，无开转之机，则死矣。

其或合于胸胁之间者，**阳明病，发潮热，**则大便应硬小便应利矣。今**大便溏**而**小便自可，**知其气不涉于大小二便，止逆于胸胁之间也。至**胸胁满**而**不能去者，**宜从枢胁而达之于外，以**小柴胡汤**主之。

此言阳明之气合于胸胁之间，宜枢转而出也。

然而小柴胡之用不止此也。夫阳明之气由下而上，由内而外，出入于心胸，游行于脾胃，靡不藉少阳之枢。今**阳明病，胁下鞕满，**不得由枢以出也。不得由枢以出，遂致三焦相混，内外不通矣。下焦不通，津液不下，而为**不大便；**中焦不治，胃气不和，**而为呕；**上焦不通，火郁于上，其**舌上**必现有**白苔者，可与小柴胡汤**调和三焦之气。俾**上焦得通，**而白苔去，**津液得下**而大便利，**胃气因和**而呕止，三焦通畅、气相旋转，**身濈然汗出而解**也。

此言小柴胡汤不特达阳明之气于外，更能调和上下之气，流通内外之津液也。

今从主合之理，藉枢开之所以然者而深论之。**阳明中风，**少阳**脉弦，**太阳脉**浮，**阳明脉**大。**阳明兼见三脉，宜可以相藉而枢开矣。乃其气主合，又不能得枢开**而短气。**夫不能枢开而出，合于腹则**腹部满，**合于胁则**胁下及心作痛。**以手久按其心腹胁下之病处而**气不通，**以久按之，则合而复合也。阳明之脉起于鼻，其津液为汗。气合于内，津液不得外达，故**鼻干，不得汗。**阳明随卫气而行于阴，故**嗜卧。**土内郁而色外呈。故**一身及面目悉黄。**脾不能为胃行其津液，故**小便难。**阳明之气旺于申酉，邪热随旺时而发，故**有潮热。**阳明气逆于上，故**时时哕。**三阳之脉，循绕耳之前后，邪盛于经，故**耳前后肿。**医者取足阳明之经，随其实而刺之，虽**刺之小差。**然枢不**外**转而病**不解。病过十日，**又当三阴受邪。若**脉续浮者，**知其不涉于阴，仍欲从少阴之枢而出也，故**与小柴胡汤**以转其枢；若**脉但浮，别无余证者，**是病机欲从太阳之开而出也，故

与麻黄汤以助其开；**若不尿，腹满加哕者，**是不从太阳之开、少阳之枢，逆于三阴也。夫不尿，则甚于十日前之小便难矣；腹满加哕，则甚于十日前之腹部满、时时哕矣。枢转不出，逆于三阴，谓非**不治**之证而何？

述：此节言阳明主合，必藉少阳之枢、太阳之开。若合而不能开转，则一息不运，针机穷矣。故《经》曰：太阳为开，阳明为合，少阳为枢，三经者不得相失也。

以上各法，无非使气机之旋转也。至于下法之穷，又有导法以济之。**阳明病，自汗出，**不可再发其汗，**若再发**其**汗，**兼见**小便自利者，此为津液内竭。**津液既竭，则大便硬不待言矣。然大便**虽鞕不可攻下之，当须自欲大便，宜蜜煎导而通之；若土瓜根及大猪胆汁，皆可为导。**

述：此言阳明气机总要其旋转，津液内竭者不宜内攻而宜外取也。盖以外无潮热，内无谵语，与可攻之证不同须待也。

蜜煎导方

蜜七合

一味，于铜器内微火煎之，稍凝如饴状，搅之，勿令焦着，欲可丸。并手捻作挺，令头锐，大如指，长二寸许。当热时急作，冷则鞕。以纳谷道中，以手急抱。欲大便时乃去之。"着"字，《正韵》直略切。黏也。

猪胆汁方

大猪胆—枚

泻汁，和醋少许，以灌谷道中，如一食顷，当大便。出宿食恶物，甚效。原本无"宿食"一句，近本增之，必有所据。

蔚按：津液内竭，便虽硬而不宜攻。取蜜之甘润，导大肠之气下行。若热结于下，取猪为水畜以制火，胆为甲木以制土，引以苦酒之酸收，先收而后放，其力始大。其宿食等有形之物一下，而无形之热亦荡涤无余矣。

按：《内台方》云：将蜜于铜器内微火煎之，稍凝似饴状，搅之勿令焦，滴水中坚凝，可用。蘸皂角末捻作挺，以猪胆汁或油润谷道，纳之，少顷欲大便，乃去之。又猪胆汁方：以猪胆汁二枚，以小竹管插入胆口，留一截用油润，纳入谷道中，以手将胆捻之，其汁自内出。一食顷，当大便下。又用土瓜根，削如指状，蘸猪胆汁，纳入谷道中，亦可用。

阳明可汗之证，亦有在肌在表之分，兹先言其在肌。盖太阳以皮毛为表，阳明以肌腠为表。**阳明病，**表气虚则**脉迟，**邪干肌腠则肌腠实而肤表虚，故**汗出多，微恶寒者，表未解也，可发汗，宜桂枝汤。**

此节合下节，言阳明病在肌表而可以汗解也。盖阳明以肌腠为表，在太阳则谓之解肌，在阳明则谓之发汗也。

阳明病，_{邪在表则}**脉浮，**_{邪在表则表气拒闭而肺气不利。}**无汗而喘者，发汗则愈，宜麻黄汤。**

述：此阳明之表证、表脉也。二证俱是太阳，而属之阳明者，不头痛项强故也。要知二方全为表邪而设，不为太阳而设。见麻黄证即用麻黄汤，见桂枝证即用桂枝汤，不必问其为太阳、阳明也。若恶寒已罢，则二方所必禁矣。

_{热有郁于气分者，阳明居中土而色黄，}**阳明病，**_若**发热汗出者，此为热**_{从汗}**越，不能发黄也。**_{若热气上蒸于头，}**但头汗出，**_而**身无汗，**_{其汗}**剂颈而还。**_{津液不能下行而}**小便不利，**_{不能上行，而}**渴引水浆者，此为瘀热在里，**_{土郁色现，}**身必发黄，以茵陈蒿汤主之。**

述：此言热郁气分而为茵陈蒿汤证也。合下节，言阳明为燥热之经，总统气血，故可病于气而亦可病于血也。

茵陈蒿汤方

茵陈蒿_{六两} 栀子_{十四枚} 大黄_{二两，去皮}

上三味，以水一斗二升，先煮茵陈，减六升。纳二味，煎取三升，去滓。分温三服。小便当利，尿如皂角汁状，色正赤。一宿腹减，黄从小便去也。

柯韵伯曰：太阳阳明俱有发黄证。但头汗出而身无汗，则热不得外越；小便不利，则热不得下利，故瘀热在里而发黄。按：太阳之发黄，乃太阳之标阳下合太阴之湿气；阳明之发黄，亦阳明之燥热内合太阴之湿化。若止病本气，不合太阴，则不发黄。故曰：太阴者身当发黄，若小便自利者，则不能发黄也。张令韶之说最妙。然里有不同，肌肉是太阳之里，当汗而发之，故用麻黄连翘赤小豆汤。按：柯韵伯移此方于《太阳篇》，亦有见解。然原本系是阳明，圣经必不可擅改。心胸是太阳之里、阳明之表，当寒以胜之，故用栀子柏皮汤，乃清火法。肠胃是阳明之里，当泻之于内，故立本方，是逐秽法。茵陈禀北方之色，经冬不凋，傲霜凌雪，偏受大寒之气，故能除热邪留结，率栀子以通水源，大黄以调胃实，令一身内外瘀热，悉从小便而出，腹满自减，肠胃无伤，乃合引而竭之之法。此阳明利水之圣剂也。又按：仲景治阳明渴饮有三法。《太阳篇》之五苓散，微发汗以散水气者，不与焉。若大渴烦躁，小便自利者，白虎汤加参，清火而生津；脉浮发热，小便不利者，猪苓汤滋阴以利水；若小便不利而发黄、腹满者，茵陈汤以泄热，令黄从小便出。病情治法，胸有成竹矣。窃思仲景利小便必用气化之品，通大便必用承气之品，以小便由于气化也。兹小便不利，不用二苓者何？本《论》云：阳明病汗出多而渴者，不可与猪苓汤，以汗多胃中燥，猪苓汤复利小便故也。须知阳明汗出多而渴者，不可用；则汁不出而渴者，津液先虚，更不可用明矣。此主以推陈致新之茵陈，佐以屈曲下行之栀子，不用枳、朴以承气与芒硝之峻利，则大黄但能润汤泄热，缓缓而行，故必一宿而腹始减，黄从小便去而不由大肠去。仲景立法之奇，匪夷所思耳！

热有郁于血分者。《内经》云：上气不足，下气有余，久之不以时上，则善忘。今**阳明证，其人喜忘者，**乃血随气行，俱并于下，故**必有蓄血，所以然者，本有久瘀**之血，停积于下。心主血，瘀血久停于下而不得上，则心气虚，**故令喜忘。**阳明主燥，其**屎虽鞭，**血又主濡，而**大便反易。**血久则黑，火极反见水化，故**其色必黑者，宜抵当汤下之。**

述：此言热郁血分而为抵当汤证也。

师辨太阳蓄血证，必验其小便利；辨阳明蓄证，必验其大便易。亦各从其腑而言之。

大承气为阳明之攻药，然胃实可攻，胃虚不可攻。**阳明病，既下之，**而热邪乘虚而内陷，**心中懊恼而烦，**绝似虚烦之栀子豉汤证。而审其**胃中有燥屎者，**为邪不陷于心而陷于胃。如徒用栀子豉汤无济于事，**不可不攻。**若腹只**微满，**为中土内虚，**初头鞭，后必溏，**胃无燥屎，**不可攻之。**是则可攻不可攻，全凭燥屎之有无也。**若有燥屎者，宜大承气汤。**

述：此章凡六节。五节俱论大承气汤可以攻胃实，不可以攻胃虚。末节又提虚寒一条以结之。

弟宾有按：少腹按之软而不拒按者，无燥屎也；小腹硬而拒按者，有燥屎也。此辨证之捷诀。

何以知胃中有燥屎也？然辨之有法：阳明病下之后，**病人不大便五六日**，邪入下脘及肠中，环**绕于脐作痛，烦**极而至于**躁**，随所旺日晡所**发作有时者，此有燥屎，故使不大便也。**

此承上文胃中有燥屎者可攻而言也。

然胃实之证，必以脉实为凭，否则又须分别，**病人**阳气盛而**烦热**，阳若得阴，**汗出则解。**若不解，**又如疟状，日晡所发热者，属阳明也。**然又有表里之分，须凭脉以断之。若**脉实者**，为病在里，**宜下之**；若**脉浮虚者**，为病在表，**宜发汗。下之与大承气汤；发汗宜桂枝汤。**盖以脉为凭，不必以日晡所发热而遽认为里实也。

述：此言凭脉之虚实，以辨表里，以施汗下，不可概与承气也。

脉实固宜下矣，然有**大下后，六七日不大便，烦**仍**不解，腹**仍**满痛者，此有**未尽之**燥屎也。所以然者**，以胃为水谷之海，能容水谷三斗五升，**本有宿食**未尽**故也，宜大承气汤**以推陈致新。是知大承气汤不独能下胃热，而亦能下宿食。

述：此承上文下之而言也。此证着眼在六七日，以六七日不大便，则六七日所食之物又为宿食，所以用得大承气。

下后有燥屎，既详其验法矣。而未下有燥屎者，又有验之之变法。**病人小便不利**，若津液还入胃中，则大便下而愈矣。今邪热耗灼，清道涸竭，**大便**不得其灌溉，则结聚不下而**乍难**，结者自结于中，其未结者，旁流而**乍易**，又于日晡所之**时有微热**，气满不得下而**喘冒**，胃气不得和而**不能卧者**，皆为**有燥屎**之征**也，宜大承气汤**。

此又识燥屎之变法。医人不可以不知也。

虽然阳明实热之证固多，而虚寒者亦复不少。胃主容谷，今**食谷欲呕**者，**属阳明**胃气虚寒**也**，以**吴茱萸汤主之**；若**得此汤**而呕**反剧者**，人必疑此汤之误，而不知阳明与太阴相表里，其食谷欲呕者，是阳明虚甚，中见太阴，为中焦之胃气虚寒也。服吴茱萸汤之后反剧者，是太阴虚甚，中见阳明，为上焦之胃口转热也。此为从阴出阳，寒去热生之吉兆，可以析其疑曰：太阴湿土，喜得阳明之燥气，其病机**属上焦**而向愈**也**。《书》曰：若药不瞑眩[①]，厥疾不瘳[②]，其斯之谓欤？

述：上五节论阳明实热之证，此节又提虚寒一条，以结上文五节之意。

---

① 瞑眩：使头昏目眩。瞑音 miàn。
② 瘳：音 chōu，痊愈。

吴茱萸汤方

吴茱萸—升，酒洗　　人参三两　　生姜六两　　大枣十二枚

上四味，以水七升，煮取二升，去滓，温服七合，日三服。

前言太阳阳明，今试重申其转属之义。**太阳病，寸缓**为阳气虚，**关浮**为中气虚，**尺弱**为阴气虚。**其人发热汗出，复恶寒，**皆为桂枝证之未解。又于**不呕，**知其里气之和。里气既和，缘何心下又发痞？**但心下痞，**非本有之证**者，此以医下之**太早所致**也。如其不**因误**下者，**邪热入里则罢。太阳之本寒，从阳明之燥化，**病人不恶寒而**且口**渴者，此**太阳**转属阳明也。**其**小便数者，**津液下渗，**大便必鞕。**是鞕为津液之不足，非胃家之有余，即**不更衣十日，亦无所**为痞满鞕痛之**苦也。**若津液竭而**渴欲饮水，**宜**少少与之，**以润其燥。然此**但因其渴而**以通权之**法救之。**审其实系水津不布而**渴者，**又**宜五苓散，**助脾气之转属，而使水津之散布。夫曰十日无所苦，承气汤既不可用；饮水不至数升，白虎加人参汤又非所宜。惟助脾气以转输，多饮暖水以出汗，则内外俱松。须知病从太阳而入者，仍从太阳而出也。此散不能养液，但以阳明病与转属阳明者，或异或同，可分可合，亦视治者之活法耳。

述：此章凡七节，皆论太阳阳明也。首节统论转属之意，次节甚言津液之不可亡，三节、四节申言亡津液遂成胃热脾弱之证，五节言发汗后转属阳明，六节言吐后转属阳明，七节总言发汗、吐、下皆能转属

阳明，皆所以亡津液也。

　　津液根于身中之真阴，**脉寸缓为阳微，而汗出少者**，阴阳同等，**为自和也；汗出多者**，阴液亡而阳反独盛，故**为太过**，此皆自出之汗也。若**阳脉**不微而**实**，医**因发其汗**而**出多者，亦为太过。太过者为阳**亢，与阴隔**绝**而不相和**于里。**何也？发汗**亡其**津液，而大便因鞕也。**

　　上节亡津液是本旨，而五苓散特为转属证之变治，非亡津液之主方。此节复足上文亡津液之意，而治法自在言外。汪苓友云即用下麻仁丸。愚以为麻仁丸未尽其量。

　　阳绝于里其脉奈何？盖胃土为阳土，贵得阴气以和之。若病人**脉浮而芤，浮为**亢**阳，芤为**孤**阴，浮芤相搏，**则**胃**之阳**气**盛而**生热，**热则津液愈竭，无以维其阳。**其阳**亢则**与阴相**绝，**所谓阳绝于里者如此。

　　此又承上文而申言阳绝之脉。

　　愚按：浮为阳之阳，言阳邪也。其阳之阳，言人身之阳气也。

　　阴虚不能以和阳，诊之于手之气口则芤，诊之于足之趺阳则涩。趺阳者，胃脉也。胃为阳，脾为阴。今**趺阳脉浮而涩，浮则胃**之阳**气强，涩则**脾**之津液泄而**小便数。**浮涩相搏，**其津液不能返入胃中，而**大便则鞕。**夫脾主为胃行其津液者也。津液鲜少，则**其脾**无可奈何**为穷约，麻仁丸主之。**泻胃之阳即扶脾之阴也。

此从上文阳绝之脉而补出阴虚之脉，出其方治也。

麻仁丸方

麻仁二升　芍药半斤　枳实半斤，炙　大黄一斤，去皮
厚朴一尺，去皮，炙　杏仁一升，去皮尖，熬，研作脂

上六味，为末，炼蜜为丸，如梧桐子大。每服十丸，日三服，渐加，以知为度。

男元犀按：脾为胃行其津液也。今胃热而津液枯，脾无所行而为穷约，故取麻仁、杏仁多脂之物以润燥，大黄、芍药苦泄之药以破结，枳实、厚朴顺气之药以行滞。以蜜为丸者，治在脾而取缓，欲脾不下泄其津液而小便数已，还津液于胃中而大便难已也。

蔚按：古今权量尺寸不同。考之《内台方》，麻仁四两，杏仁六两，芍药、枳实各二两，厚朴三两，大黄八两，炼蜜丸如梧桐子大，热水下五十丸。

有汗后而转属者。**太阳病三日，发汗不解，**热从内出，如甑①釜②之**蒸蒸发热者，**乃热邪内陷，与阳明水谷之气合并而为热，**属于胃也。**必也，釜底抽薪而热自愈，以**调胃承气汤主之。**

---

①　甑：音 zèng，煮食用的陶制饮具。
②　釜：古代的饮具，类似锅。

述：此言热邪由汗后而入于胃腑也。阳明者，无形之气化也；胃者，有形之胃腑也。

有吐后而转属者。夫有形之邪，在于胃之上脘，宜吐而越之。今**伤寒吐后**，则上脘之邪已去，而**腹仍胀满者**，乃中下之实邪未解也，宜**与调胃承气汤**。

此言吐后而热邪仍留而未解也。

总而言之，大凡**太阳病，若吐，若下，若发汗后**，则津液亡矣。津液亡于外，则燥热甚于内，故**微烦**；又走其津液而**小便数，大便因**小便之数而致**鞕者，与小承气汤和之愈。**

此总论发汗、吐、下后皆可以转属于阳明也。

非关转属，其病为阳明自得之病。**得病二日**算起至**三日**，始满二日，值阳明主气之期，阳明为气血之主，邪伤则不能自振，故**脉弱**。自得之病不关转属，故**无太阳柴胡证**。胃热上乘于心则**烦**，烦极而卧不安则**躁**。胃居于心下，邪实于胃，故**心下鞕**。胃气未虚则能食，今病**至四五日，虽能食**，亦不可遽以为能食而大下之，宜**以小承气汤**不及升而**少少与，微和之，令烦躁小安。至六日，**仍不大便，仍**与小承气汤**，加至**一升**，使得大便而止。甚矣！小承气汤之不可多用也如此。**若烦躁心下鞕**，其**不大便**至于**六七日**，似可以大下无疑矣，而只因其**小便少**一证**者**，津液尚还入胃中，**虽不能食**，而与谵语、潮热、有燥屎之不能食者不同。**但初头鞕，后**

必溏，未定成鞕，攻之必溏。须待**小便利，**屎定成鞕**，乃可攻之，宜大承气汤。**甚矣！大承气汤之不可骤用也如此。

述：此章凡五节，论阳明自病非关转属。首节反复辩论，以示不可轻攻之意。后四节又于阳明中从《内经》悍气之旨，悟出悍热之气为病最急，又不泥于不可轻攻之说，徐徐缓下，以成莫救之患也。

然亦不可拘于不轻下之说以误事也。阳明有悍热之气，为害最速，不可不知。《灵枢·动输》篇云：胃气上注于肺，其悍气上冲头者，循咽，上走空窍，循眼系，入络脑，出颇[①]，下客主人，循牙车，合阳明，并下人迎。此胃气别走于阳明者也，故阴阳上下，其动也若一。**伤寒六七日，**为一经已周，其悍热之气上走空窍，而循目系，故**目中不了了，睛不和。**其悍热之其别走阳明，上循空窍，不在表而亦不在里，故**无表里证。**惟其无里证，故**大便**不鞕，而只觉其**难**；惟其无表证，故**身**不大热而止**微热者，此**悍气之病而**为实也，急下之，宜大承气汤。**急下之以救其阴，稍缓则无及矣。

述：此言阳明悍热为病是当急下，又不可拘于小便利而后下之也。不了了者，病人之目视物不明了也。睛不和者，医者视病人之睛光，或昏暗或散乱也。

按：此证初看似不甚重，至八九日必死。若遇读薛立斋，张景岳书及老秀才多阅八家书，惯走富贵门者从

---

① 颇：音kǎn，面颊。

中作主，其死定矣。余所以不肯为无益之谈，止令拂衣而去矣！

又有宜急下者。**阳明病，**审其**发热，**系悍气之为热。其**汗多者，**为热势炎炎而津液尽出。亢阳无阴，缓则无及，**急下之，宜大承气汤。**

此言悍热之气内出，迫其津液外亡者，宜急下也。魏千子云：止发热汗出，无燥渴鞕实之证，而亦急下者，病在悍气愈明矣。

更有宜急下者。悍热为病，阳气盛也。阳盛则阴虚，复**发汗**以伤阴液，其病**不解，**悍热之气反留于腹。其**腹满痛者，**与燥屎之可以缓下者不同，须**急下之，宜大承气汤。**

述：此言悍热之气不上走于空窍，而下循于脐腹者，亦宜急下也。

以上为阳明三急下证。

三急下之外，又有不可以言急，而亦不可以姑缓者，医者不可不明。**腹**虽不痛，而常**满不减，**即偶**减**一二分亦**不足言，**虽不甚危，亦**当下之。**以其病在阳明，无形之悍气从肓膜而聚，有形之胸腹又与阳明之本气不同，必**宜大承气汤。**方足以济之也。

述：承上文而言，腹满痛者固宜急下，若不痛而满云云，虽不甚急，而病在悍气，非下不足以济之也。

问曰：三急下证，本经并不说出悍气，兹何以知其为悍气也？答曰：阳明有胃气，有燥气，有悍气。悍气者，别走阳明，而下循于脐腹。《素问·痹论》云：卫气者，水谷之悍气也。其气慓疾滑利，不入于脉，循皮肤之中、分肉之间，熏于肓膜，散于胸腹。目中不了了、睛不和者，上走空窍也。发热汗多者，熏皮肤、分肉之间也；腹满痛者，熏肓膜而散胸腹也。慓悍之气伤人甚捷，非若阳明燥实之证内归中土、无所复传，可以缓治也。故下一"急"字，有急不容待之意焉，所谓意不尽言也。学者得其意而通之，则缓急攸分，轻重立见，庶不临时舛错也。

按：仲师自序云撰用《素问》九卷，可知《伤寒论》全书皆《素问》九卷之菁华也。钱塘张氏注中补出"悍气"二字，可谓读书得间。然长沙何以不明提此二字乎？不知《伤寒论》字字皆经，却无一字引经，撰用之，所以入神也。

合病既审脉而知其顺与否，亦审脉而知其可下与否。**阳明**为金土，**少阳**为木火，二阳**合病**，则土受木克，金被火刑，故**必下利**。若阳明脉大，与少阳脉弦相敌，**其脉不负者**，与病机**为顺也**。若只见少阳之脉弦，而不见阳明之脉大，为阳明**负**于少阳**者**，于正气为**失也**。然木火固能乘其所胜而克金土，金土却亦能乘其所不胜而侮木火，此胜彼屈，**互相克贼**，两败俱伤，**名为负也**。盖阳明负于少阳则下利，少阳负于阳明则有宿食。若**脉滑而数者，**乃内**有宿食也。**阳明戊土有余，少阳初生之甲木郁于土中，不能畅达，**当下之，**以平土中之敦阜，而助初生之甲木，**宜大承气汤。**

此言阳明少阳合病，审其应下者下之，中寓土郁夺之、木郁达之二义。

述：《经》云：食入于胃，散精于肝。又土得木而疏，阳明土胜，少阳木屈，则为顽土。故木不可太胜，土亦不可太旺，平则治，偏则病也。

病有不在阳明之经腑，而在于阳明之络者，不可不知。然而络病下后，又有瘀血与便脓血之不同。**病人外无头痛恶寒之表**证，内无谵语鞕满之**里证，发热七八日，**值阳明主气之期，阳热不退则阴液日亏，**虽脉浮数者，**宜汗而不宜下。然发热而不恶寒，汗之不可，欲为发热证筹一去路，亦**可**斟酌**下之，**以除络中之热。然谓之可者，几经详慎，若差之毫厘，则为大不可也。**假令已下，**其**脉浮已解而数不解，**是络热不因下而除，反乘下后内虚，而**合**于胃而为**热。**胃热**则消谷喜饥，至六七日，**再值阳明主气之期，若**不大便者，**热得燥气而横，血因燥热而凝，知其**有瘀血**也，**宜抵当汤。**夫抵当汤为攻瘀之的方，兹不直断之曰"主之"，而仅商之曰"宜"者，盖欲临证者，审其有身黄、小便自利、善忘、如狂等证，而后用此剂而得宜也。**若脉**浮已解而**数不解，而且下利不止，**是血不为热灼而为瘀，反为热逼而下奔，**必**又**协肠胃之热，**而**便脓血也。**此证温剂有桃花汤，寒剂有白头翁汤，浅而易知，不必特立方治也。

此论邪干阳明之络，处方宜详慎而灵活也。

阳明之里即是太阴，合其气则为黄，请先言寒湿。**伤寒**法应发汗，所以使热从汗越也。乃**发汗已**，而通**身**与**目俱为黄，所以然者**，暴感之寒邪，郁于表者已解，而**以本有之寒湿**病**在里者不解故也。**盖湿热之黄可下，而此**以寒湿**为黄**不可下也。**当于**寒湿中求**其法而治**之。

此言寒湿发黄，不可误以湿热之法治之。五苓、真武皆正方也。时法加入茵陈蒿亦妙。

述：此章凡四节，论阳明之热合太阴之湿，而为发黄证。

湿热之黄，治法何如？**伤寒七八日**，又当再经之期，湿热现于外，故**身黄如橘子色**，湿热郁于里，故**小便不利**。其**腹微满者**，因小便不利所致也，以**茵陈蒿汤主之。**

此言湿热郁于内外也。

伤寒湿热已发于外，而不郁于里，故只**身黄发热**，而无别证者，以**栀子柏皮汤主之。**

此言湿热之发于外也。

栀子柏皮汤方

栀子十五枚　甘草一两　黄柏二两

上三味，以水四升，煮取一升半，去滓，分温再服。

伤寒，表证未解而**瘀热在里**，与太阴之湿气混合，**身必**发黄，以**麻黄连翘赤小豆汤主之。**

此言湿热之瘀于内也。

述：太阳之发黄，乃太阳之标热下合太阴之湿气。阳明之发黄，亦阳明之燥热内合太阴之湿化。若止病本气而不合太阴，俱不发黄，故曰太阴者，身当发黄；若小便自利者，不能发黄也。

麻黄连翘赤小豆汤方

麻黄二两，去节　赤小豆一升　连翘二两　杏仁四十个，去皮尖　大枣十二枚，擘　生梓白皮一升　生姜二两　甘草二两，炙

上八味，以潦水①一斗，先煮麻黄，再沸，去上沫，纳诸药，煮取三升，去滓。分温三服，半日服尽。按：无梓皮，以茵陈代之。

蔚按：栀子柏皮汤，治湿热已发于外，止有身黄发热而无内瘀之证。此治瘀热在里，迫其湿气外蒸而为黄也。麻黄能通泄阳气于至阴之下以发之；加连翘、梓皮之苦寒以清火；赤小豆利水以导湿；杏仁利肺气而达诸药之气于皮毛；姜、枣调营卫以行诸药之气于肌腠；甘

---

① 潦水：《本经疏证》：暴雨骤降，未归洼下，漫流地面者，名曰潦水。

草奠安太阴，俾病气合于太阴而为黄者，仍助太阴之气，使其外出、下出而悉去也。潦水者，雨后水行洿①地，取其同气相求，地气升而为雨，亦取其从下而上之义也。

伤寒论浅注方论合编卷四终

美壶济世千秋业

伤寒论浅注方论合编卷五

闽长乐陈念祖修园　著

渭南严岳莲　辑镌

男式诲　校补

成都刘彝铭　参校

山阴祝宗怀　覆校

辨少阳病脉证

少阳者一阳也。**少阳之为病**奈何？《内经》云：少阳之上，相火主之。苦从火化，火胜则干，故**口苦，咽干。**又云：少阳为甲木。风虚动眩，皆属于木，故**目眩也。**少阳气化之为病如此。

此节为少阳证之提纲，主少阳之气化而言也。

柯韵伯云：太阳主表，头痛项强为提纲。阳明主里，胃家实为提纲。少阳主半表半里之位，仲景特揭口苦、咽干、目眩为提纲，至当不易之理也。盖口、咽、目三者，不可谓之表，亦不可谓之里，是表之入里，里之出表处，所谓半表半里也。三者能开能合，恰合枢机之象。苦、干、眩者，皆相火上走空窍而为病也。此病自内之外，人所不知，惟病人自知。诊家所以不可无问法。

三证谓少阳病机兼风寒杂病而言。

少阳之脉，从耳后入耳中，出走耳前。**少阳中风，**风扰其窍道，故**两耳无所闻。**少阳之脉起目锐眦，风火交攻，故**目赤。**少阳之枢机不运，故**胸中满。**少阳相火之气内合于君火，火盛**而生烦者，**为少阳自受之风邪，**不可吐、下，**以伤上下二焦之气。若**吐、下**以伤之，**则**因吐而伤少阳三焦之气，上合厥阴之心包而**悸。**因下而伤少阳胆木之气，内合厥阴之肝**而惊。**

此言少阳自受之风邪，戒其不可吐下也。上节提其总纲，专就气化而言；此节补出经脉病治，就经脉而言也。

少阳**伤寒，脉**现出本象之**弦，**并现出寒伤经气之**细，**少阳之脉上头角，故**头痛。**少阳之上，相火主之，其**发热者，**露出相火之本象，**此属少阳**自受之寒邪也。**少阳**主枢，非主表，**不可发汗，**惟小柴胡汤加减为对证。若**发汗，**竭其津液，以致胃干，**则**发**谵语。**夫枢者，少阳也。而所以运**此**枢者，不属于少阳而**属胃，**胃之关系綦[1]重也。**胃和则**能转枢而病**愈；胃不和，**则少阳三焦之气内合厥阴心包而**烦，**少阳胆气失其决断之职**而悸。**推而言之，胃为五脏六

---

[1] 綦：jí，通"极"，最高的。

腑之本，皆可以少阳属胃之一说悟之也。

此言少阳自受之寒邪，戒其不可发汗也。合上节所谓少阳有汗、吐、下三禁是也。汉文辞短意长，读者当于互文见意。

少阳为病，何以谓之转属？**本太阳**标阳之**病，不解**，与少阳相火为一属。今因不解，而**转入少阳者**，少阳不得枢转，则**胁下鞕满**，枢机逆而胃气不和，则**干呕不能食**，不能由枢而开合，故**往来寒热**。然**尚未吐下**，中气犹未伤也。**脉沉紧者**，枢逆于内，不得外达也。**与小柴胡汤**，达太阳之气，使之从枢以外出。

此言太阳之转属少阳，非少阳之自为病也。

若已经**吐、下、发汗**，三禁之外，又加**温针**助火兼伤经脉，四者犯一，则发**谵语**，以谵语为此证关键。可知**柴胡汤证**不见而**罢，此为**少阳枢**坏之病。**审其或犯吐下而逆，或犯发汗而逆，或犯温针而逆，**知犯何逆**，随其所犯而**以法**救治之。

此言已犯吐、下、发汗之禁，当审其救治之法也。补出温针，见温针虽不常用，而其为祸更烈也。时医辄用火灸，更以人命为戏矣。

太阳主开，阳明主合，少阳主枢。**三阳合病**，则开、合、枢俱病矣。关上为少阳之部位，今**脉**见太阳之**浮**，阳明之**大**，二阳浮大之脉，俱**上**于少阳之**关上**，是二阳开合之机俱逆于少阳枢内而不能出也。

入而不出，内而不外，则三阳之气俱行于阴，故**但欲眠睡**，开目为阳，合目为阴。今卫外之阳气乘**目合**之顷，内行于阴，**则**外失所卫而出**汗**。

此虽三阳合病，而以少阳为主也。庞安常云：脉不言弦者，隐于浮大也。

邪在少阳，入阴最近，此以循次而言也。然入阴原不必拘于次也。即如**伤寒六七日**，阴阳六气相传，一周已过，又当来复于太阳之期，若得少阳之枢转，正可以从太阳之开而出矣。今身**无大热，其人烦躁者，此为**太阳**已去**，故身无大热，邪**入少阴故**见烦躁**也**。是可见枢有权则转外，枢失职则内入，当于少阳一经三致意也。推而言之，太阳与少阴一表一里、雌雄相应之道也。若当太阳主气之期，不从表而出于阳，即从里而入于阴矣。而少阴直入于厥阴者亦然。今医者只守日传一经之说，必以太阳传入阳明、阳明传入少阳、少阳传入太阴等经矣。岂知经气之传有定，至于病气，或随经气而传，或不随经气而传，变动不居有如是哉！

此从少阳而推广传经之义也。

然亦有以次相传者。**伤寒三日**，为少阳主气之期，亦阴阳交换之时也。若病气随经而行，则**三阳为尽，三阴当**以次**受邪**，邪入太阴，则不能食而呕矣，乃**其人反能食而不呕**，其病邪不随经而入于太阴。太阴为三阴之首，既不受邪若此，即**此**知其**为三阴俱不受邪**也。

此言少阳亦有以次而传，与上文互相发明。

述：此当与太阳篇"至七日以上自愈者，以行其经尽"节合看，则传经了然。

伤寒三日，乃少阳之气之期，若脉弦大为病进。今**少阳本弦之脉**转而为**小者**，不惟不入于阴，即少阳之病亦**欲已也。**《经》曰：大为病进，小为病退者此也。

此承上文而言少阳之病欲自已也。

少阳病，欲解时，从寅至辰上。盖以少阳之气旺于寅卯，至辰上而其气已化，阳气大旺，正可胜邪故也。

此言少阳病之得旺时而愈也。

愚按：少阳病脉证并治法，仲师原论只十条。注家因寥寥数条，疑其散失不全，或疑为叔和散编入诸经，辩论不一，余向亦信从之。自甲寅至庚申，每日诊脉后，即谢绝应酬，与《伤寒论》、《金匮》二书为寝食，方知前此之所信从者误也。今姑节录其说，而辨正于后，起今古而同堂，谅韵伯、平伯诸先生当亦许余为直友也。

柯韵伯云：六经各有提纲，则应用各有方法，如太阳之提纲主表，法当汗解，而表有虚实之不同，故立桂枝、麻黄二法。阳明提纲主胃实，法当下解，而实亦有微甚，故分大、小承气。少阳提纲有口苦、咽干、目眩等症，法当清火。而火有虚实，若邪在半表，则制小柴胡以解虚火之游行、大柴胡以解相火之热结，此治少阳寒热往来之二法也；若邪入心腹之半里，则有半夏泻心、黄连、黄芩等剂。叔和搜采仲景旧论，于少阳、太阴二经不录一方，因不知少阳证，故不知少阳方耳。著《论翼》将小柴胡汤、大柴胡汤、柴胡桂枝干姜汤、柴胡桂枝汤、柴胡加龙骨牡蛎汤、黄连汤、黄芩汤皆移入内。

陈平伯云：少阳一经居半表半里之界，凡伤寒在经之邪由阳入阴者，每从兹传入，名曰阳枢。不离半表，而仍不主乎表，故不可发汗；不离半里，而又不主乎里，故不可吐下；惟小柴胡和解一法，为本经的对之方。然病机有偏表偏里之殊，即治法有从阴从阳之异，所以麻、桂、承气无加减，而小柴胡汤不可无加减也。总之，往来寒热为本经所必有之证；故柴胡一味为本方所不减之药，其余则出入加减，随证而施。

愚按：柯韵伯以大、小柴胡二方为少阳半表之方，半夏泻心汤等为少阳半里之方。又云：少阳主寒热，属于半表，则寒热往来于外；属于半里，其寒热虽不往来于外，而亦相搏于中，故黄连汤、半夏泻心汤、黄芩汤、黄芩加半夏生姜汤所治痞、痛、利、呕等症，皆是其说，却亦近道，然而浅矣。至陈平伯所言伤寒在经之邪由阳入阴，从兹传入，皆系门外语话。至云"惟小柴胡和解一法为本经的对之方，病机有偏表偏里之殊，治法有从阴从阳之异"，其说亦为近道，然而泥矣。二家不知小柴胡是太阳病之转枢方，阳明及阴经当藉枢转而出者亦用之。少阳主枢，谓为少阳之方，无有不可，若谓为少阳之专方，则断断乎其不可也。近时注家，凡论中有柴胡之方，俱汇入少阳，甚者将四逆散亦附其内，反以仲师活泼泼之妙成为印板。论中露出"柴胡证"三字，俨如云端指示，究竟柴胡证何尝是少阳证耶？移易圣经，亦自贻荒经之诮耳！

辨太阴病脉证

太阴气之为病，太阴主地而主腹，故**腹满**为本证之提纲。然腹之所以满者，地气不升也。地气不升，则天气不降，不降故上者不能下**而吐，食不下；**不升则下者不能上，而**自利益甚。**太阴湿土主气，为阴中之至阴，阴寒在下，而湿气不化，故**时腹自痛。若**误以痛为实而**下之，**则脾土愈虚，不能转运，**必**于脾部之**胸下结鞕。**此以气而言也。更以经言之，足太阴脉入腹，属脾，络胃；手太阴脉起于中焦，下络大肠，还循胃口，上膈，属肺，其义亦同。至以脏而言虽脾也，而肺亦属焉，该于经气之中，不复再赘。

此太阴证之提纲也。

太阴中风，风淫末疾，故**四肢烦疼，**其脉为浮可知矣。今轻手诊其**阳**分则**微，**知风邪之当去矣；重手按其**阴**分则**涩，**知气血之衰少矣。又统诊其部位，上过寸下过尺**而长者**，是脉络相通，故**为欲愈。**

此言太阴腹满之内证，转而为四肢烦疼之外证；微涩之阴脉，转而为长之阳脉。由内而外，从阴而阳，故为欲愈之候也。

按：是后言太阴中风，未言太阴伤寒，至第六节方言太阴伤寒，学者当知仲景书互文见意。

太阴病，欲解时，从亥至丑上。何也？太阴为阴中之至阴，阴极于亥，阳生于子，至丑而阳气已增，阴得生阳之气而解也。

此言太阴病解之时也。

陈亮师云：此言太阴病解之时。太阴坤土，其象为纯阴。亥为阴之尽，与纯阴相类。阴极则复，至子则一阳生，而为来复之时。四季皆属土，而运气以丑未为太阴湿土。子丑乃阳生之时，阴得阳则解，故主乎丑，而不主乎未，以未为午后一阴主之时也。从亥言之者，阴极则阳生，故连类而及之也。

太阴内主脏气，而外主肌腠。**太阴病，脉浮者，**病在肌腠也，**可轻发**肌中之微**汗，宜桂枝汤。**

此言太阴病之在外也。

受业侄道著按：脉浮者，太阴之土气运行也。可发汗者，太阴之地气上而为云也。桂枝汤在太阳名为解肌，在太阴名为发汗，何以言之？盖太阳以皮毛为表，太阴以肌腠为表也。

王宇泰云：病在太阳，脉浮无汗，宜麻黄汤。此脉浮，当亦无汗，而不言者，谓阴不得有汗，不必言也。不用麻黄汤而用桂枝汤，盖以三阴兼表病者俱不当大发汗也。须识无汗亦有用桂枝汤也。

按：时说以桂枝汤为太阳专方，而不知亦阴经之通方也；又以为治自汗之定法，而不知亦治无汗之变法也。

太阳病在外者，既有桂枝之治法矣。若病在内，**自利不渴者**，无中见之燥化，**此属太阴，以其**脾**脏有寒故也，当温之，宜服四逆辈。**

此言太阴病之在内也。自利者，不因下而利也。凡利则津液下注，多见口渴，惟太阴湿土之为病不渴。

受业黄奕润按：以不渴一症认太阴，是辨寒、热利之金针。

程郊倩云：三阴同属脏寒。少阴、厥阴有渴症，太阴独无渴症者，以其寒布中焦，总与龙雷之火无涉。少阴中有龙火，水底寒甚则龙升，故自利而渴；厥阴中有雷火，故有消渴。太阳一照，雷雨收声，故发热则利止，见厥复利也。

愚按：脾不输津于上，亦有渴症，然却不在太阴提纲之内。郊倩立言欠圆，然亦不可少此一论，为中人以下开互证之法。

《内经》云：太阴之上，湿气主之，中见阳明。是以不得中见之化，则为脏寒之病。若中见太过，又为湿热相并之病。此太阴之所以有寒复有热也。**伤寒脉浮而缓，手足自温者，系在太阴，**而中见阳明之化也。阳明之热合于**太阴**之湿，即时**当发身黄；若小便自利者，**湿热得以下泄，**不能发黄，至七八日，**又值阳明主气之期，一得阳热之化，正气与邪气相争而暴烦，故**虽暴烦，下利日十余行，必**当**自止。**所以然者，太阴中见热化，**以脾家实，**仓廪之**腐秽当去故也。**

此言太阴伤寒自利欲解之证也。

按成注云：下利烦躁者死，谓先利而后烦，是正气脱而邪气扰也。兹则先烦后利，是脾家之正气实，故不受邪而与之争，因暴发烦热也。

又有太阳转属之证。**本太阳病，医反下之，**太阳之气陷于太阴之地中。**因而腹满时痛**时止者，乃太阳转**属太阴也。**宜启下陷之阳以和不通之络，以**桂枝加芍药汤主之。**若满甚而为**大实，**常**痛**不定以时**者，**此脾胃相连，不为太阴之开，便为阳明之合，以**桂枝加大黄汤主之。**权开阳明之捷径，以去脾家之腐秽。

此言太阳转属太阴之病也。

受业汪桂小山云：太阳标热误下之，不特转属于太阴，亦转属于阳明也。腹满时痛，脾气不濡也，宜桂枝汤加芍药，入太阴出太阳也。大实痛者，转属阳明也。桂枝汤加大黄者，入阳明出太阳也。

桂枝加芍药汤方

桂枝三两　芍药六两　甘草二两　生姜三两　大枣十二枚

上五味，以水七升，煮取三升，去滓。分温三服。

桂枝加大黄汤方

即前方加大黄二两

述：桂枝加芍药汤，倍用芍药之苦降，能合桂枝深入于至阴之分，举误陷之邪，而腹痛自止。桂枝加大黄者，以桂、姜升邪，倍芍药引入太阴，鼓其陷邪，加大黄运其中枢，通地道，去实满，枣、草助转输，使其邪悉从外解下行，各不相背。

大实痛，权借大黄、芍药之力，以行腐秽固已。然脾胃相连，而脾气又资藉于胃气也。胃之气贯于脉，胃之强弱，征于便之利不利。**太阴为病，脉弱，其人**陆续**自便利**，其胃弱可知矣。**设**或不得已而通因通用，**当行大黄、芍药者，**亦**宜减**少其分量而用**之，以其人胃气弱，**大便**易动故也。**胃气为生人之本，太阴然，即六经亦莫不然也。

此一节承上节而言，减用大黄、芍药者，以胃气之不可妄伤也。

沈尧封云：太阴、阳明俱属土，同主中州，病则先形诸腹。阳明为阳土，阳道实，故病则胃家实，而非满也；太阴为阴土，阴道虚，故病则腹满，而不能实也。凡风、燥、热三阳邪犯阳明，寒与湿二阴邪犯太阴，阳邪犯阳则能食而不呕，阴邪犯阴则不能食而吐；阳邪犯阳则不大便，阴邪犯阴则自利，证俱相反可认。若误下则胃中空虚，客气动膈。在阳邪则懊憹而烦，在阴邪则胸下结硬，倘再误攻，必致利不止而死。此太阴病之提纲也。凡称太阴，俱指腹满言。

柯韵伯云：太阴脉布胃中络于嗌^①，故腹满嗌干。此热伤太阴，自阳部注经之证，非论中所云太阴自病也。仲景以太阴自病为提纲，因太阴主内，故不及中风四肢烦疼之表；又为阴中之阴，故不及热病嗌干之证。太阴为开，又阴道虚，太阴主脾所生病，脾主湿又主输，故提纲主腹满时痛而吐利，皆是里虚不固，湿胜外溢之证也。脾虚则胃亦虚，食不下者，胃不主纳也。要知胃家不实便是太阴病。

愚按：仲师太阴病脉证只有八证，后人谓为散失不全及王叔和之变乱。而不知八条中有体、有用、有法、

---

① 嗌：咽喉。

有方，真能读之，则取之无尽、用之不竭矣。所可疑者，中风证四肢烦疼，言其欲愈之脉，而不言未愈时如何施治。太阴病脉浮宜桂枝汤，而不言脉若不浮如何施治。惟于自利不渴脏寒证出其方曰四逆辈，凡理中汤、通脉四逆汤、吴茱萸汤之类皆在其中。又于太阳误下转属腹时痛证，出桂枝加芍药汤方，大实痛证出桂枝加大黄汤方；又以胃气弱减大黄、芍药为训，此外并无方治。以为少则诚少矣，而不知两节两出其方，大具经权之道，宜分两截看。仲景所谓太阴证，与《内经》人伤于寒为热病腹满嗌干证不同。提纲皆言寒湿为病，以四逆辈为治内正法，桂枝汤为治外正法。自第一节至第五节，一意浅深相承，不离此旨，所谓经也，此为上半截。第六节言太阴湿土不与寒合而与热合，若小便利则不发黄。若暴烦下利则腐秽当去，是常证之外略有变局，另作一小段，为承上启下处。第七节言太阳病误下转属太阴，腹满时痛，大实痛者，以桂枝加芍药、加大黄为主治，一以和太阴之经络，变四逆辈之温而为和法，变桂枝汤之解外而为通调内外法，是于有方处通其权也；一以脾胃相连，不为太阴之开便为阳明之合，既合而为大实痛，不得不借阳明之捷径以去脾家之腐秽。要知提纲戒下，原因腹时痛而言，此从正面审到对面以立法。又于暴烦下利十余行自止节，言愈尚未言方，此从腐秽既下后，而想到不自下时之治法。是于无方处互明方意，以通权也，此为下半截。总而言之，四逆辈、桂枝汤及桂枝加芍药、桂枝加大黄汤，皆太阴病之要剂。若不渴，则四逆辈必须；若脉弱，则芍、黄等慎用。脉浮有向外之势，桂枝汤之利导最宜；烦疼当未愈之时，桂枝加芍药汤亦可通用。

陈平伯谓：桂枝加芍药汤为太阴经之和剂。又谓三阴皆有经病，仲景各立主方，太阴经病主以桂枝加芍药汤，少阴经病主以麻黄附子细辛汤，厥阴经病主以当归四逆汤。原文虽只八条，而诸法无有不具。柯韵伯等增入厚朴生姜半夏甘草人参汤、白散、麻仁丸等方，欲广其用反废其活法。大抵未读圣经之前，先闻砭剥叔和之语，谓非经文无不可以任意增减移易，致有是举耳。

辨少阴病脉证

《内经》云：少阴之上，君火主之。又云：阴中之阴，肾也。是少阴本热而标寒，上火而下水，其病不可摸捉。故欲知**少阴之为病**，必先知少阴之脉象，其**脉**薄而不厚为**微**，虚而不实为**细**；又须知少阴之病情，其病似睡非睡、似醒非醒、神志昏聩，**但**见其**欲寐也。**所以然者，少阴主枢转，出入于内外，今则入而不出，内而不外故也。

述：此先论少阴标本水火阴阳之气，其见于脉证有如是也。手足之少阴俱在内。

按：柯注云：仲景以微细之病脉、欲寐之病情，提纲立法于象外，使人求法于象中。凡证之寒热与寒热之真假，仿此义以推之，真阴之虚实见矣。

《论》云：少阴之为病，脉微细，但欲寐也。此以少阴标本水火阴阳之气，见于脉证者为提纲也。内经云：少阴之上，君火主之。又云：阴中之阴，肾也。少阴本热而标寒，上火下水，神之变，精之处也。《论》中言：少阴自得之病，或得太阳之标，或得君火之化，或得水阴之气，或在于表，或在于里，或在于经，或归于中土，俱明神机枢转、上下出入之至理。故其方亦寒热、攻补、表里之不同

男蔚谨按：心病于神则脉微，肾病于精则脉细。欲寐，病于阴；不得寐，病于阳。今欲寐而不得寐，故曰但欲寐。

少阴上火而下水，水火济则阴阳交，而枢机转矣。**少阴病**，其脉从肺出络心，注胸中。胸中不爽，**欲吐**而**不能吐，心**中热烦，不能寐而**但欲寐**，此水火不济，阴阳不交，机枢不转之象也。**五日**正少阴主气之期，至**六日**其数已足。火不下交而**自利**，水不上交**而作渴者**，此属少阴之水火虚**也**。水虚无以沃焚，火虚无以致水，**虚，故引水自救**，此少阴病寒热俱有之证也。若少阴热则小便必赤；**若小便色白者**，白为阴寒，**少阴**阴寒之**病形悉具**，此确切不移之诊法也。然吾又原其**小便**之所以**白者，以下焦虚**而**有寒**，全失上焦君火之热化，**不能制水，故令色白也。**

此言少阴上火下水之病也。

少阴阴阳不交之病，**病人脉**沉分之阴、浮分之阳**俱紧**，少阴原有寒，而复受外寒也。阴不得有汗，今**反汗出者**，阴盛于内而**亡阳**于外**也，此属少阴**，阴阳不交之故。不交则阳自阳而格绝于外，反有假热之象，**法当咽痛**；不交则阴自阴而独行于内，必有真寒之证，**而复**上**吐**下利。

此言少阴阴阳不交之病也。

少阴病，不可发汗，不可不知，何也？**少阴病**，金水不能相滋而为**咳**，少阴失闭藏之职**而为下利，**二者为少阴常有之证。若咳、利而复**谵语者**，知足少阴之精气妄泄，手少阴之神气浮越，**必被火气劫故也，**然不特谵语，且**小便必难**，以汗出与小便皆身中之津液，**以强责少阴汗**，以竭其津液之源**也。**

此言少阴病不可发汗，以火劫汗之祸更烈也。少阴原有灸法，而少阴之热证又以火为仇。

次男元犀谨按：少阴咳而下利，治有两法：寒剂猪苓汤，热剂真武汤之类，皆可按脉证而神明之。

《内经》云：心部于表，肾治于里，是少阴有里亦有表也。**少阴病**，肾水之气少则**脉细**，君火之气不升则脉**沉数**。此**病为在**少阴**之里，不可发汗**以伤其里气。

此言少阴之里病不可发汗也。程扶生、汪苓友、郑重光注解俱以邪热传里而言，误矣！

少阴为气血之主，脉为气血之先。**少阴病**因反发热，权用麻黄、附子以微汗之。若**脉微**，则**不可发汗**以伤其阳，以脉微，汗而**亡阳故也**。因里热甚可权用下法，但误汗后，**心阳已虚**，而**尺脉弱涩者**，阴亦虚也，**复不可下之**以伤其阴。盖微为无阳，涩为少血，汗之亡阳，下之亡阴。此少阴阴阳两虚，既不可汗，复不可下如此。

此言少阴证之虚者，不可汗又不可下，不可误施而伤其根本也。

少阴欲愈而可治之证不可不知。**少阴病**，阴寒盛则**脉紧。**至**七日**外而**八日**，乃阳明主气之期，忽然**自下利，脉**变紧象而**暴微，手足**亦不厥而**反温。**盖**脉紧反去者，**为少阴得阳明之气，少阴病**为欲解也。**凡阳气暴回则烦，坚冰得暖则下。今虽**发**烦**与**下利，**乃戊癸合化，生阳渐复，**必自愈。**

此言少阴得阳热之气而解也。

余自行医以来，每遇将死证，必以大药救之。忽而发烦下利，病家怨而更医，医家亦诋前医之误，以搔不着痒之药居功，余反因热肠受谤。甚矣！名医之不可为也。附笔余此，以为知者道。

少阴病，水胜土虚则自**下利，若利自止，**土气复也。虽见**恶寒**之甚，其身屈曲向前而**蜷卧**，然身虽恶寒，而手足为诸阳之本，禀于胃气，若**手足温者**，中土之气和也。有胃气则生，故**可治。**

此言少阴得中土之气为可治也。

少阴病，恶寒而蜷，寒气甚矣。然**时**或**自烦**，而绝无躁象，烦时自觉其热，**欲去衣被者**，君火在上也。阴寒之气见火而消，故**为可治。**

此言少阴得君火之气为可治也。

少阴中风，风为阳邪，则寸口阳脉当浮，今**脉阳**寸已**微**，则知外邪不复入矣。邪在少阴，则尺部阴脉当沉，今**阴**尺反**浮者**，则内邪尽从外出矣，此**为欲愈。**

此言少阴中风欲愈之脉也。少阴伤寒之愈脉，自可类推。

少阴病欲解时，从子至寅上。盖各经解于所主之时，而少阴独解于阳生之时，阳进则阴退，阳长则阴消，即所谓阴得阳则解也。

此言少阴得夜半之生阳而解之。

少阴而得太阳标阳之热化则生。**少阴**阴寒之**病**，上**吐**下利，而**手足不逆冷，反发热者**，此少阴而得太阳之标阳也。阴病得阳，故为**不死。**若不得太阳之标热，则少阴之气反陷于下，而**脉不至者**，当灸少阴之太溪二穴**七壮**，以启在下之阳。

此论少阴病而得太阳标阳之热化也。

太溪二穴在足内踝后五分跟骨上动脉陷中。

少阴热化太过而亦成病，**少阴病八**日，为阳明主气之期，**九日**为少阳主气之期，病气由阴而渐出于阳。身以外为阳，手足为诸阳之本，**一身手足尽热者，**阳气盛也。所以然者，**以少阴之本热移在膀胱，**膀胱为胞之室。膀胱热不得外发于肢体而为热，**必**内动其胞中之血而为**便血也。**

此言少阴热化太过，脏病于腑，而为便血也。

按：柯注下利便脓血，指大便言；热在膀胱而便血，是指小便言。汪注肾主二便，从前后便而出，皆是。

少阴热化太过，内行于里，热深者厥亦深，故**少阴病但厥无汗，**本无发汗之理。医者不知，**而强发之，**不但不能作汗，反增内热，**必动其**少阴之**血，**逆行上窍。然**未知从何道**之窍而**出，**少阴之脉循喉咙，挟舌本，系目系，**或从口鼻，或从目出者，是名下厥上竭。**然其名亦何所取？考《内经·厥论》云：阳气衰于下则为寒厥，阴气衰于下则为热厥。其起必于足下者，以阳气起于足五指之表，阴气起于足五指之里也。今以但厥无汗之少阴病，因发汗而鼓激少阴热化之邪自下而逆上，上因失血而竭。少阴原少血之脏，血竭故**为难治。**

此言少阴热化太过，误发少阴寒之变证难治也。

以上三节，皆言少阴热化证。

少阴病，标寒外呈，必定**恶寒**，恶寒之甚，其**身**必蜷，以少阴之脉，从然谷至俞府，皆行身之前，脉起足心，足恶寒则引起而蜷也。若少阴标寒内陷，不只恶寒，**而**且**自利**，此内外皆寒，不得君火之本热，病之至危者也。然犹幸其手足之温，验阳气之未绝，若**手足逆冷者**，为真阳已败，**不治。**

述：此章凡六节，皆言少阴阳气衰微，而为不治之死证也。

少阴阴寒为病，得太阳之标阳可治，得君火之本热可治，下焦之生气上升可治，中焦之土气自和可治。四者全无，故为难治。

少阴病，上**吐**下**利**，恐阴阳水火之气顷刻离决。然阴阳水火之气全藉中土交合，若中土气败，则阴不交于阳而**躁**，阳不交于阴而**烦。**且土气既败，不能旁达，而为**四**肢**逆冷者，死。**

此言少阴藉中土之气交上下而达四旁。若胃气绝，则阴阳离，故主死也。

少阴病，下利不止，则阴竭于下矣。若**下利既止**，其人似可得生。乃利虽止，**而头**竟**眩**，眩甚则昏冒，且**时时自冒者**，主**死。**何也？人身阴阳相为倚附者也。下利则阴竭于下，阴竭则孤阳无依，遂上脱而为眩冒之死证。可见阳回利止则生，阴尽利止则死矣。可见利止而眩冒为死证，利不止而眩冒更为死证矣。

此言少阴孤阳上脱者死也。"时时自冒"句下一

"自"字，见病非外来，气脱时自呈之危象。

少阴病，阳气不行于四肢，故**四逆**；阳气不布于周身，故**恶寒而身蜷**；阳气不通于经脉，故**脉不至**。且**不见心烦，而**惟见**躁扰者**，纯阴无阳之中，忽然呈阴证似阳，为火将绝而暴张之状，主**死**。

此言少阴有阴无阳者死也。

少阴病六日已过，至**七日**，乃由阴而阳之期。一呼一吸为一息，呼出心与肺，吸入肾与肝。今**息高者**，少阴气绝于下，只呼出而不能吸入，生气上脱，有出无入，故**死**。

此言少阴生气脱于上者死也。

少阴病，脉微细沉，但欲卧，为阳虚不能外达，惟行于内也。**汗出**，为阳气不能外达，外失所卫而不固也。**不烦，自欲吐**，为不得上焦君火之化也。此少阴阴寒之本病，尚非必死之候，亦非必不死之候。惟于五日为少阴主气之期，至六日而足其数，视其阴阳胜复何如耳。如五六日间，真阳自复，或因药力而复，阳复则寒解；否则阴胜而危，故少阴病以五六日为生死之关。如**至五六日**，其病不解，上言汗出为阳亡于表，今则**自利**，为阳绝于里，里寒甚于表寒也。上言不烦欲吐，为里本无热，今则**复烦躁**，为寒邪逼脏，真寒反为假热也。上言但欲卧，是阳气受困，今则**不得卧寐者**，是真阳被逼，无所归而飞越也，此皆阳气外脱，主**死**。

此言少阴阳气外脱者死也。

　　少阴标寒而本热，太阳标热而本寒。**少阴病，始得之，**当不发热，今**反发热**，是少阴而得太阳标热之化也。既得太阳之标热，其脉应浮。今诊其**脉沉者**，为虽得太阳之标，而仍陷少阴之里也。以**麻黄细辛附子汤主之**，使少阴、太阳交和于内外则愈。

　　此言少阴得太阳之标阳，而太阳之标阳又陷于少阴之里阴也。

麻黄细辛附子汤方

　　麻黄二两，去节　　细辛二两　　附子一枚，炮，去皮，破八片

　　上三味，以水一斗，先煮麻黄，减二升，去上沫。纳诸药，煮取三升，去滓。温服一升。日三服。

　　蔚按：少阴病始得之，是当无热，而反发热，为太阳标阳外呈，脉沉为少阴生气不升。恐阴阳内外不相接，故以熟附子助太阳之表阳而内合于少阴，麻黄、细辛启少阴之水阴而外合于太阳。须知此汤非发汗法，乃交阴阳法。

　　述：此章凡九节，论少阴自得之病，或得太阳之标，或得君火之化，或得水阴之气，或在于表，或在于里，或在于经，或归于中土，不可执一而治也。

　　少阴病反发热，自始**得之**以及**二三日**，值少阳主气之期，阴枢藉阳枢以转出，宜**麻黄附子甘草汤微发**其**汗**。夫太阳主表，而

内合于少阴；少阴主里，而外合于太阳。今**以二三日无**少阴之**里证**，只是发热得太阳之表证，**故微发汗也。**

此言少阴得太阳之表证，二三日可微发汗。

麻黄附子甘草汤方

麻黄二两，去节　附子一枚，炮，去皮　甘草二两，炙

上三味，以水七升，先煮麻黄一二沸，去上沫。纳诸药，煮取三升，去滓。温服一升。日三服。

蔚按：少阴病自始得以至二三日，无下利厥逆大寒之里证，又无心中烦、不得卧热化之里证，又无口燥咽干、自利清水、腹胀、不大便、当急下之里证，可知病少阴而得太阳之表热。非汗不解，而又恐过汗以伤心肾之真液，故于前方去细辛，加甘草之补中，取中焦水谷之津而为汗，则内不伤阴，邪从汗解矣。须知此汤变交阴阳法为微发汗法。

少阴病，得之二三日以上，自二日以及三日，各随三阳主气之期，以助上焦君火之热化也。下焦水阴之气不能上交于君火，故**心中烦；**上焦君火之气不能下入于水阴，故**不得卧。**法宜壮水之主以制阳光，以**黄连阿胶汤主之。**

此言少阴上焦君火之热化也。

黄连阿胶汤方

黄连四两　黄芩二两　芍药二两　阿胶三两　鸡子黄二枚

上五味，以水六升，先煮三物，取二升，去滓；纳胶烊尽，小冷；纳鸡子黄，搅令相得。温取七合，日三服。

受业周易图按：鸡属酉金而黄象地，用二枚者，取地二之阴以补心也。

男元犀按：少阴病但欲寐为提纲。此节云心中烦不得卧，是但欲寐之病情而变为心中烦，可知水阴之气不能上交于君火也。心烦之极而为不得卧，可知君火之气不能下入于水阴也。此为少阴热化之证。方中用黄连、黄芩之苦寒以折之，芍药之苦平以降之，又以鸡子黄补离中之气，阿胶补坎中之精，俾气血有情之物交媾其水火，斯心烦止而得卧矣。此回天手段。

少阴病，君火不宣，而太阳寒水之气用事，**得之一**日，正当太阳主气之期，足其数至于**二日，**火用不宣，全无燥渴，故**口中和。**背为阳，阳中之阳心也，又太阳其行在背。**其人背恶寒者，**是心主阳衰、太阳寒盛之证，**当灸之。**灸膈关二穴，以救太阳之寒；灸关元一穴，以助元阳之气。法宜益火之源，以消阴翳，以**附子汤主之。**

此节言少阴病上焦君火衰微，反得太阳之寒化。下节言下焦生阳不起，从阴而内注于骨也。

附子汤方

附子二枚，炮，破八片，去皮　　茯苓三两　　人参二两　　白

术四两　芍药三两　一本附子生用

上五味，以水八升，煮取三升，去滓。温服一升。日三服。

蔚按：《论》云：少阴病得之一二日，口中和，其背恶寒者，当灸之，宜此汤。此治太阳之阳虚，不能与少阴之君火相合也。又云：少阴病身体痛，手足寒，骨节疼，脉沉者，宜此汤。此治少阴君火内虚，神机不转也。方中君以生附子①二枚，益下焦水中之生阳，以达于上焦之君火也；臣以白术者，以心肾借中土之气而交合也；佐以人参者，取其甘润以济生附之大辛；又佐以芍药者，取其苦降以泄生附之大毒也。然参、芍皆阴分之药，虽能化生附之暴，又恐其掣生附之肘，当此阳气欲脱之顷，杂一点阴柔之品便足害事，故又使以茯苓之淡渗，使参、芍成功之后，从小便而退于无用之地，不遗余阴之气以妨阳药也。师用此方，一以治阳虚，一以治阴虚。时医开口辄言此四字，其亦知阳指太阳，阴指少阴，一方统治之理乎？。

少阴病，下焦生阳之气不周于一身，故**身体痛**，生阳之气不充于四肢，故**手足寒**，生阳之气不行于骨节，故**骨节痛。脉沉者**，生阳之气陷而不举也，亦以**附子汤主之。**

---

① 附子：附子汤中所用附子应为炮附子。

述：君火者，上焦君主之心火。生阳者，下焦水中之生阳，即先天之真火也。少阴病，不得君火之热化者死，热化太过者病；不得生阳之气者死，生阳渐复者生。

按：柯注此与麻黄附子甘草汤，皆是治少阴证，而有出入之不同。《经》曰：少阴之阴，其入于经也，从阳部注于经，其出者从阴内注于骨。发热脉沉，无里证者，从阳部注于经也；身体痛，骨节痛，脉沉者，从阴内注于骨也。从阳注经，是表热里寒，病从外来，故温而兼散；从阴注骨，是表寒里虚，病从内出，故温而兼补。

感君火之化，而病有形之经脉，奈何？**少阴病**，热化太过，则闭藏失职而**下利**；热化太过，则阴络受伤而便脓血。须知**便脓血者**，大肠郁化之腐脓与阴络之血相并而出，与下利清谷不同也，以**桃花汤主之**。

此合下二节，言少阴感君火之热化，不病无形之气化，而病有形之经脉也。

桃花汤方

赤石脂一斤，一半全用，一半筛末　干姜一两　粳米一升

上三味，以水七升，煮米令熟，去滓。温服七合，纳赤石脂末方寸匕。日三服。若一服愈，余勿服。

张令韶曰：少阴病下利脓血，桃花汤主之。此感少

阴君火之热，不病无形之气化，而病有形之经脉也。《经》谓心之合脉也；又谓阴络伤则便血。赤石脂色赤而性涩，故能止下利脓血；干姜、粳米温补中焦，以资养血脉之源，所以治之。《论》又云：少阴二三日到四五日，腹痛，小便不利，下利不止，便脓血者，桃花汤主之。此言二三日至四五日，值太阴主气之期而脾络不通，则为腹痛；脾络不通不能转输，则为小便不利；小便不利则水谷不分，而为利不止；阴络伤则为脓血。石脂为山之血脉凝结而成，故治经脉之病。下节言便脓血可刺者，所以申明病在经脉之义也。

少阴病，君火之热化太过者，**二日**阳明主气之期，得燥气之助而更甚；过少阳之**三日**，阳经已遍。**至四**日太阴，以及**五日**，正为少阴主气之期，热气欲奔注而下利。其未利之前，必先**腹痛**，下利则水液全归于大肠，其未利之前，必先**小便不利**，旋而**下利不止**，其**便**非清谷而为**脓血者**，亦以**桃花汤主之。**

此即上节之义，而复详其病情也。

凡病在经脉者，宜刺之。**少阴病，下利，便脓血者**，经脉之病也，**可刺。**

受业黄奕润云：此亦申明上文之义。少阴内主水火，外主经脉。水火病于内，不能循经脉出入，故标阴之水气干于脾而下利，本热之火气干于胃而便脓血。刺之则经脉通，水火运行内外矣。

按：常器之云：可刺幽门二穴（在腹第二行，挟巨阙两旁各五分）、交信二穴（在内踝上二寸）。郭白云云：刺当作灸。而不知经脉之病宜刺不宜灸也。柯韵伯云：便脓血亦是热入血室所致，刺期门以泻之。病在少阴而刺厥阴，实则泻其子也。

虽然，少阴先天之水火之气皆赖后天中土以资生而资始也，医者必明乎此，方可与言少阴之证治。**少阴病**，上**吐**下**利**，则中土虚矣；中土虚不能灌溉四旁，故**手足逆冷**，不能交媾水火，故烦躁。其**烦躁欲死者**，水自水，火自火，阴阳欲合而不得也，以**吴茱萸汤主之。**

此一节，言少阴水火之气皆本阳明之水谷以资生，而复交会于中土，以总结上文数节之义。

吴茱萸汤方

吴茱萸一升，洗　　人参三两　　生姜六两　　大枣十二枚

上四味，以水七升，煮取二升，去滓。温服七合。日三服。

蔚按：少阴之脏，皆本阳明之水谷以资生，而复交会于中土。若上吐下利，则中土大虚，中土虚则气不行于四末，故手足逆冷；中土虚，不能导手少阴之气而下交，则为烦；不能引足少阴之气而上交，则为燥，甚则烦躁欲死。方用吴茱萸之大辛大温，以救欲绝之阳。佐

人参之冲和以安中气，姜、枣和胃以行四末。师于不治之症，不忍坐视，专求阳明，是得绝处逢生之妙。所以与通脉四逆汤、白通加猪胆汁汤三方鼎峙也。《论》云：食谷欲呕者，属阳明也，吴茱萸汤主之。又云：干呕吐涎沫，头痛者，吴茱萸汤主之。此阳明之正方也。或谓吴茱萸降浊阴之气，为厥阴专药，然温中散寒，又为三阴并用之药。而佐以人参、姜、枣，又为胃阳衰败之神方。昔贤所以有"论方不论药"之训也。

少阴上火下水而主枢机。今**少阴病**，水在下而火不能下济，故**下利**；火在上而水不能上交，故**咽痛**，上下水火不交，则神机枢转不出，故**胸满**。且神机枢转不出，郁于内则**心**未有不**烦**者，以**猪肤汤主之**。

述：此章凡四节，俱论少阴主枢，旋转内外，无有止息，逆则病也。

猪肤汤方

猪肤一斤

上一味，以水一斗，煮取五升，去滓。加白蜜一升、白粉五合，熬香，和令相得，温分六服。

张令韶曰：此方合下四方，皆以少阴主枢，旋转内外，无有止息，逆则病也。夫少阴上火下水而主枢机。下利者，水在下而火不得下济也；咽痛者，火在上而水不得上交也。上下水火不交，则神机枢转不出，故胸满；神机内郁，故心烦。猪为水畜，肤取其遍达周身，从内而外，亦从外而内之义也。蜜乃稼穑之味，粉为五谷之精。熬香者，取香气助中土以交合水火，转运枢机者也。

少阴之脉，从心系上挟咽。今**少阴病二三日**，乃三阳主气之期。少阴君火，外合三阳，上循经脉而及咽。其**咽痛者，可与甘草汤；**服汤后**不差，与桔梗汤。**

述：此言少阴之气循经而上逆于咽也。

甘草汤方

甘草二两

上一味，以水三升，煮取一升半，去滓，温服七合，日二服。

桔梗汤方

桔梗一两　甘草二两

上二味，以水三升，煮取一升，去滓。分温再服。

述：少阴之脉，从心系上挟咽。二三日，乃三阳主气之期，少阴君火外合三阳上循经脉，故咽痛。甘草生用，能清上焦之火而调经脉者。不差，与桔梗汤以开提肺气，不使火气壅遏于会厌狭隘之地也。

少阴病，咽中伤而溃烂**生疮，不能语言，声不出者，**

奈何？盖少阴之脉，入肺循咽喉。肺属金主声，金空则鸣。肺受火气所烁，而喉咙为之窒塞故也。以**苦酒汤主之。**

述：此言少阴水阴之气不能上济君火也。

或问：仲景言咽痛，咽以咽物，于喉何与，而云语声不出耶？答曰：喉与咽相附，仲景言少阴病热咽痛，而喉咙即在其中。

苦酒汤方

半夏洗，破如枣核大，十四枚　鸡子一枚，去黄，纳上苦酒，着鸡子壳中

上二味，纳半夏着苦酒中，以鸡子壳置刀环中，安火上，令三沸，去滓。少少含咽之。不差，更作三剂。

蔚按：一鸡子壳之小，安能纳半夏十四枚之多？近刻以讹传讹，即张令韶、张隐庵、柯韵伯之明，亦仍之。甚矣！耳食之为害也。余考原本，半夏洗、破十四枚，谓取半夏一枚，洗去其涎，而破为十四枚也。原本"破"字模糊，翻刻落此一字，以致贻误至今，特正之。

张令韶曰：此治少阴水阴之气，不能上济君火也。君火在上，热伤经络，故咽中伤、生疮。《经》曰：诸痛疮痒，皆属心火是也。在心主言，在肺主声，皆由肾间之生气所出。少阴枢机不能环转而上达，故不能语言，声不出也。张隐庵有云：人之声音，借阴中之生气而出。半夏生于夏半，感一阴之气而生，故能开发声音；破十四枚者，七为奇数，偶七而成十四，足偶中之

奇，取阴中之生阳也。鸡卵属金而白象天，肺主金主天，助肺以滋水之上源也。刀为金器，环者还也，取金声环转之义也。苦酒，醋也，《书》曰：曲直作酸。《经》曰：少阳属肾。一以达少阳初生之气，一金遇木击而鸣矣。火上三沸者，金遇火而三伏[①]，三伏已过，金气复矣。枢转利，水气升，金气清，则咽痛愈而声音出矣。

少阴主枢。**少阴病，**热气不能从枢而出者，既有甘草汤、桔梗汤之治法矣。而寒气不能从枢而出，逆于经脉之中，而为**咽中痛，**非甘草、桔梗二汤所能治也，以**半夏散及汤主之。**

述：此言少阴枢机逆于经脉，不能环转而四散也。

半夏散及汤方

半夏（洗）　　桂枝去皮　　甘草炙

上三味，等分，各别捣筛已，合治之，白饮和服方寸匕。日三服。若不能散服者，以水一升，煎七沸，纳散两方寸匕，更煎三沸。下火，令小冷，少少咽之。

蔚按：少阴主枢，热气不能从枢而出，逆于经脉而咽痛，为甘草汤证。寒气不能从枢而出，逆于经脉而咽

①　金遇火而三伏：此处涉及三伏天的设置原理：夏至后第三个庚日为初伏，第四个庚日为中伏，第五个庚日为末伏。庚在十天干中属金，夏至日后属火。

中痛，为半夏散及汤证。半夏运枢，桂枝解肌，甘草缓痛，和以白饮者，即桂枝汤啜粥之义。从中以达外，俾内外之经脉通，而少阴之枢机出入矣。如咽痛不能服散，以汤少少咽之，取其轻捷，即汤亦同于散也。

少阴下利四逆，有寒热虚实之不同也。试先论虚寒：**少阴**脉微细、但欲寐之**病**，不见他证，只见**下利**，为阴寒在下，君火不得下交；大失闭藏之职，以**白通汤主之。**

述：此节单论下利，以起下文五节之意。

此章凡六节，言少阴四逆有寒热、虚实之不同，不必尽属于阳虚也。

凡言少阴病，皆指脉微细、但欲寐而言。

白通汤方

葱白四茎　干姜一两　附子一枚，生用，去皮，破八片

上三味，以水三升，煮取一升，去滓。分温再服。

男元犀按：白通汤主少阴水火不交，中虚不运者也。用生附启水脏之阳，以上承于心；葱白引君主之火，以下交于肾；干姜温中焦之土，以通上下。上下交，水火济，中土和，利自止矣。

脉之生原始于肾，从下而上，由阴而阳，自内而外。**少阴病，下利，脉微者，**肾脏之生阳不升也，**与白通汤，**以启陷下之阳。而**利**竟**不止，**反见**厥逆无脉，**阴邪上逆而**干呕，**虚阳飞越而发

烦者，此非药之误也。以阴寒极盛，骤投热药而拒格耳，必取热因寒用之法，与**白通加猪胆汁汤主之**，使药力与病气相安。**服**此**汤，脉暴出者**，灯光之焰，主**死**；脉**微续者**，为阳气渐复，主**生**。

此言少阴之生阳陷下，视前证而较重也。

白通加猪胆汁汤方

葱白四茎　干姜一两　附子一枚，生用，去皮，破八片　人尿五合　猪胆汁一合

上五味，以水三升，煮取一升，去滓，纳胆汁、人尿，和令相得，分温再服。若无胆，亦可用。

蔚按：白通加猪胆汁汤，张令韶之注甚妙。令韶谓：脉始于足少阴肾，主于手少阴心，生于足阳明胃。诚见道之言。少阴下利脉微者，肾脏之生阳不升也，与白通汤以启下陷之阳。若利不止，厥逆无脉，干呕烦者，心无所主，胃无所生，肾无所始也。白通汤三面俱到，加胆汁、人尿调和后入，生气俱在，为效倍速，苦咸合为一家。入咽之顷，苦先入心，即随咸味而直交于肾，肾得心君之助，则生阳之气升，又有附子在下以启之，干姜从中而接之，葱白自上以通之，利止厥回，不烦不呕，脉可微续，危证必仗此大方也。若服此汤后，脉不微续而暴出，灯光之回焰，吾亦无如之何矣！

少阴病二三日，三阳主气，得阳热之化，病当自已矣；若**不已，至四**日又值太阴主气之期；交于**五日**，已满太阴之数。太阴主

腹，故**腹痛**；脾主转输，故**小便不利**；脾主四肢，故**四肢沉重**而**疼痛。自下利者**，少阴之水病，而中土之闸折也。盖肾者水也，而主乎水者，生阳之火也。火衰不能生土，土虚不能制水，水寒用事，**此为有水气**，乃真武之正证。然水性无定，**其人或咳，或小便利，或下利，或呕者**，为真武之兼证。正证宜**真武汤主之**，兼证宜真武汤加减主之。

此言少阴之生阳虚，而中土因以受病也。

真武汤方

茯苓三两　芍药三两　生姜三两　白术二两　附子一枚，炮，去皮，破八片

上五味，以水八升，煮取三升，去滓，温服七合，日三服。若咳者，加五味子半升，细辛、干姜各一两；若小便利者，去茯苓；若下利者，去芍药加干姜二两；若呕者，去附子加生姜，足前成半斤。

少阴病，下利清水完**谷**，寒在里也。**里寒**而**外**反**热**，阴盛格阳也。惟其阴盛，故**手足厥逆，脉微欲绝**；惟其格阳，故**身反不恶寒，其人面赤色。或**涉于太阴而**腹痛，或**涉于中胃而**干呕，或**循经挟咽而**咽痛，或**中焦谷神内虚，**利止**而**脉不出者**，俱以**通脉四逆汤主之。**

此言少阴内真寒而外假热也。

通脉四逆汤方

甘草二两，炙　附子大者一枚，生用，去皮，破八片　干姜

三两，强人可四两

上三味，以水三升，煮取一升二合，去滓，分温再服，其脉即出者愈。面赤色者，加葱九茎；腹中痛者，去葱加芍药二两；呕者，加生姜二两；咽痛者，去芍药加桔梗一两；利止脉不出者，去桔梗加人参二两。病皆与方相应者，乃服之。

参各家说：阳气不能运行，宜四逆汤；元阳虚甚，宜附子汤；阴盛于下，格阳于上，宜白通汤；阴盛于内，格阳于外，宜通脉四逆汤。盖以生气既离，亡在顷刻，若以柔缓之甘草为君，岂能疾呼散阳而使返耶？故备用干姜，而仍不减甘草者，恐散涣之余，不能当姜、附之猛，还借甘草以收全功也。若面赤者，虚阳上泛也，加葱白引阳气以下行；腹中痛者，脾络不和也，去葱白加芍药以通脾络；呕者，胃气逆也，加生姜以宣逆气；咽痛者，少阴循经上逆也，去芍药之苦泄，加桔梗之开提；利止脉不出者，谷气内虚，脉无所禀而生，去桔梗加人参以生脉。

四肢为诸阳之本，四逆俱属阳气虚寒，然亦有阳气内郁者。**少阴病**，枢机不利，不能转阳气以达于手足，以致**四肢厥逆**，医者宜认定四逆为主证，而枢机无主，随见或然之证，亦以互参。**其人**于四逆见证中，**或**病涉于肺而**咳，或**涉于心而**悸，或**涉于腑而**小便不利，或**标寒病于内而**腹中痛，或**本热郁于下而**泄利下重者**，统以四

逆散主之。

此言少阴四逆亦有里热而致也。或咳，或利，或小便不利，同小青龙证；厥而心悸，同茯苓甘草证；或咳，或利，或小便不利，又同真武证，种种是水气为患。肾为水脏，水性无定，变证处实不离其本相。

愚按：少阳为阳枢，小柴胡汤为转阳枢之专方；少阴为阴枢，此散为转阴枢之专方。学者于二方细细体会，并于两方加减处细细寻绎，知其异并知其同，知其同中之异，并知其异中之同，则于本经治法思过半矣。

四逆散方

甘草炙　枳实破，水渍，炙　柴胡　芍药

上四味，各十分，捣筛。白饮和服方寸匕，日三服。咳者，加五味子、干姜各五分，并主下利；悸者，加桂枝五分；小便不利者，加茯苓五分；腹中痛者，加附子一枚，炮令坼；泄利下重者，先以水五升，煮薤白三升，煮取三升，去滓，以散三方寸匕，纳汤中，煮取一升半，分温再服。

张令韶曰：凡少阴病四逆，俱属阳气虚寒，然亦有阳气内郁，不得外达而四逆者，又宜四逆散主之。枳实形圆臭香，胃家之宣品也，所以宣通胃络。芍药疏泄经络之血脉，甘草调中，柴胡启达阳气而外行，阳气通而四肢温矣。若咳者，肺寒气逆也，用五味、干姜温敛肺气；并主下利者，温以散之，酸以收之也。悸者，心气虚也，加桂枝以保心气。小便不利者，水道不行也，加茯苓以行水。腹中痛者，里寒也，加附子以温寒。泄利下重者，阳气郁于下也，用薤白以通阳气。

凡少阴下利，俱属下焦虚寒，然亦有脾不转输，水津不布而利者。**少阴病下利，**六日为六经已遍，又交太阳所主之**七日，**乃阴尽出阳之期也。而利竟未止，且见肺气不调而**咳，**胃气不和**而呕，**水津不上布而**渴，**君火不得下交而**心烦。**至此，变但欲寐之本证而为**不得眠者，**其为热甚而躁动明矣。兹亦不用寒凉之剂，惟助脾气之转输，水津四布而诸证俱愈，如云行雨施，乾坤自有一番新景象矣，以**猪苓汤主之。**

此言少阴下利，不属于里寒，而出一输脾利水之治法也。利水之中兼育真阴，是又法外之法。

少阴上火下水，其病有水与火之分，其治若焚与溺之救。请先论君火之亢：**少阴病，得之二**日，合阳明之燥化，又交于少阳主气之**三日，**不能合阴阳二枢以外转，反合君相二火以内焚。其证**口燥咽干者，**君火炽盛，水阴枯竭也。**急下之，**上承热气而下济水阴，缓则焦骨焚身，不可救矣，**宜大承气汤。**

述：此章凡四节，论少阴上火下水而主枢机出入者也。病在上之火者宜下之，病在下之水者宜温之。或下或温，如救焚溺，宜急而不宜缓也。首节论君火亢于上，次节论木火煽于中，三节论少阴枢转不出逆于地中，末节论少阴阴寒在下不能上达。急下急温，各有攸宜。

《难经》云：从前来者为实邪，肾之前，肝也。**少阴病，自利清水，**乃水阴不能上济而惟下泄。且所泄者只是清水，与清谷不同，其**色纯青，**乃肝木之色。火得木助，一水不能胜二火也。**心下**为土之位，土受木克**必痛。**少阴证以口中和、口干燥为辨寒热之金针。而此**口干燥者，**为火盛水竭无疑矣，亦当**急下之，**救垂竭之水而遏燎原之火，**宜大承气汤。**

此少阴之水阴为木火交煽而烁竭，虽既利之后亦宜再利，通因通用也。然自利只是清水，可知水愈去而谷愈结，仍是通因塞用。

少阴病六日交于**七日，**又值太阳主气之期，其病当由阴出阳而愈矣。乃君火之气，不能从枢而出，竟陷于太阴地土之中，以致**腹胀不大便者。**《内经》云：暴腹胀大，皆属于热。又云：一息不运，则针机穷者此也。不可不**急下之，**以运少阴之枢，使之外出，**宜大承气汤。**

述：此论少阴君火枢转不出逆于地中也。

少阴先天之气发源于下而达于上。**少阴**阴寒之**病，脉沉者，**生气衰微不能上达也。**急温之，**以启下焦之生阳，**宜四逆汤。**

述：此言少阴之气不能由下而上也。脉沉而四逆、吐利、烦躁等证，已伏其机，脉沉即宜急温。所谓见微知著者，消患于未形也。

究之少阴水火寒热之气变幻无常，医者能于所以然处得其悟机，则头头是道矣。**少阴病，饮食入口则吐，**阴寒之气甚，拒格而不纳也。然何以遽定其为少阴乎？惟于不饮食之时，审其**心中温温欲吐，复不能吐，**以此定其为少阴枢机之病也。然胸中痰实之病，当其**始得之，**亦有欲吐不吐及微厥而**手足**发**寒，**与少阴寒邪相似。但少阴之脉必微细，痰滞之脉必弦迟。若**脉弦迟者，此**为**胸中**痰**实，不可**温其**下**焦**也，当吐**以越之。夫惟以弦迟之脉，知其膈上有痰而可吐。**若膈上有寒饮，**系少阴之寒气上弥。气本无形，故为有声无物之**干呕者，不可吐也，急温之，**温之则寒散而饮亦去矣，**宜四逆汤。**

按：此言少阴阴寒之气上弥，得食则吐，未得食则欲吐不吐，时而干呕也。中段言痰实脉证，为借宾定主笔。

述：此二节，言少阴水火寒热之气，以终少阴之义。

少阴阴寒之证宜温。然肾为坎而主水，不宜偏温，固不待言；而心属离卦，离得坤之中爻，亦不得过于偏温也。然而温之自有其道。**少阴病，**里寒**下利，**诊其**脉**得阳虚之**微、**阴虚之**涩，**阳虚不能胜阴，则阴寒上逆而作**呕**；阴虚不能内守，则津液外越**而汗出**。脉证如此，亦不过揣摩其大略，犹未敢定其必然也。然则，将何以必之乎？**必**之于**数更衣**而**反少者**，盖以阳虚则气下坠，阴弱则勤努责也。此时既欲救补阳，又欲护阴，用药不可偏胜。再四思维，只**当温**药扶阳养阴外，**其上**取百会穴而**灸之**。既已用姜附辈之补阳而温中，更当助姜附辈之升阳而行上，则下利可止，此即下病上取法也。

述：少阴上火下水而主神机出入。故少阴篇中俱论阴阳、水火、神机枢转、上下出入之至理。知正气之出入如是，即知邪气之出入亦如是。因邪以识正，由正以识邪，邪去则正自复，正复则邪自去。攻也、补也，一而二、二而一也，悟此可以入道矣。若徒泥章句，不能通其意于言外，虽日读仲景书，日用仲景方，终属门外汉耳！

伤寒论浅注方论合编卷五终

伤寒论浅注方论合编卷六

闽长乐陈念祖修园　著

渭南严岳莲　辑镌

男式诲　校补

成都刘彝铭　参校

山阴祝宗怀　覆校

辨厥阴病脉证

《内经》云：厥阴之上，风气主之，中见少阳。是厥阴以风为本，以阴寒为标，而火热在中也。至厥阴而阴已极，故不从标本，从于中见。**厥阴**气之为病，中见少阳之热化，则**消渴**。厥阴肝木在下，厥阴心包在上，风木之气从下而上，合心包，风火相击，则**气上撞心，心中疼热**。火能消物，故**饥**；胃受木克，故虽饥**而不欲食**。蛔感风木之气而生，蛔闻食臭则上于膈，故**食则吐蛔**。厥阴之标阴在下，阴在下而反**下之**，有阴无阳，故**利不止**。

　　此言厥阴自得之病，乃厥阴病之提纲也。

　　厥阴风木主气，**厥阴中风，**同气相感也。风为阳病，浮为阳脉。

今脉微浮，以阳病而得阳脉，故**为欲愈；**若**不浮，**不得阳脉也，故**为未愈。**

述：此言厥阴中风有欲愈之脉，有未愈之脉也。三阳经中风有中风形证，伤寒有伤寒形证。三阴中惟太阴篇有太阴中风四肢烦疼、太阴伤寒手足自温二证；而少阴、厥阴，但有中风之脉，而无中风之证。盖二经受病，邪入已深，风寒形证，更无分别。但阴经之脉当沉细，今反浮者，以风为阳邪，元气复而邪将散，故脉见微浮也，浮则欲愈矣。若脉不浮，是邪深入不能外散，故为未愈。

厥阴病欲解时，从丑至卯上，何也？少阳旺于寅卯，从丑至卯，阴尽而阳生也。解于此时者，中见少阳之化也。

此言厥阴病愈之时也。

厥阴病，阴之极也。若**渴欲饮水者，**得中见之化也。得中之病，即从中治，宜**少少与之愈。**若多与，则入于太阴而变证矣。

此言木火亢盛，得水济之，则阴阳气和而病自愈。

男元犀按：水为天一之真，以水济火，贵乎得当。此曰欲饮水者，与消渴引饮有重轻也。

述：厥阴篇自提纲后只此三节提出厥阴病，其余则曰伤寒，曰病，曰厥，曰下利，而不明言厥阴病者，以厥阴从中治，而不从标本也。

手冷至肘、足冷至膝为四逆。手冷至腕、足冷至踝为厥。凡**诸四逆厥者，**多属阳气大虚，寒邪直入之证，而热深者，亦间有之。虚寒厥逆，其不可下固不待言，即热深致厥，热盛于内，内守之真阴被烁几亡，不堪再下以竭之。吾为之大申其戒曰：此皆**不可下之。**推而言之，凡阴虚阳**虚**之家，即不厥逆，其不可下也**亦然。**

述：此起下文诸节厥逆之意。

阴阳寒热原有互换之理。厥阴**伤寒先**得厥阴之标阴则**厥，**后得少阳中见之热化则**发热。**既得热化，则向之厥时**而利者，必**于热时**自止，**医者治之得法，从此厥不再作，而利亦不再下矣。否则，复得标阴之气，仍如前之**见厥复利。**循环不已，而病势日加矣。

此言阴阳寒热互换之理也。

然而寒热胜复，视乎胃气。厥阴**伤寒始**得时，即得少阳中见之热化，故**发热。**既至于**六日，**一经已过，复作再经，不得少阳中见之化，其**厥反**至于**九日**之久。厥**而即利，**前详其义，兹不复赘。大**凡厥利者，当不能食。今反能食者，恐为除中。**何以谓之除中？以其除去中气，求救于食，如灯将灭而复明之象也。当以索饼试之。索饼为肝之谷，能胜胃气。今**食以索饼，**而**不**暴然**发热者，知胃气尚在，**故能任所胜之谷气而相安，此可以**必**其热来而厥回利**愈。**夫厥阴之厥，最喜热来，诚**恐暴**然之**热一来，**不久即**出而复去也。后三日脉之，其热续在者，**乃中见之热化犹存，即一阳之生气有主，**期之旦日**寅卯、**夜半**子丑而**愈。所以然者，**

本发热六日，厥反九日，今复续补**发热三日，并前六日，亦为九日，**以热**与厥**期无太过，不及而**相应，故期之旦日、夜半愈。**若再**后三日脉之而脉数，其热不罢者，此为**中见太过，少阳**热气有余，**逆于肉里**必发痈脓也。**

此论寒热胜复之理，而归重于胃气也。

弟宾有按：索饼，素饼也，不入荤腥，故名素。夜半阳生，旦日阳长，阳进而阴退也。

述：此节大意，谓发热则厥利止，热去则复厥利。故厥阴发热，非即愈候。厥利转为发热，乃属愈期耳。是以厥转为热，夜半可愈。热久不罢，必发痈脓。可知仲景不是要其有热；要其发热而厥利止，厥利止而热亦随罢，方为顺候。何注家不达此旨，强为注释，以致厥阴篇中，无数圣训反成无数疑窦耶！

前言脉数为热，便知脉迟为寒。**伤寒脉迟，六七日，**正藉此阴尽出阳之期，得阳之气而可望其阳复也。医者不知，**而反与黄芩汤彻其热，**则惟阴无阳矣。盖厥阴为阴之尽，当以得阳为主，忌见迟脉，而反见之，**脉迟为**里**寒，今与黄芩汤复除其**外**热，**则内外皆寒。**腹中应冷，当不能食，今反能食，此名除中，**谓中气已除而外去，**必死。**由此观之，伤寒以胃气为本之旨愈明矣。

述：此承上文脉数而推及脉迟，反复以明其义。

厥阴**伤寒先**病标阴之气而**厥，**后得中见之化而**发热。**既得热化，其**下利必自止，而反汗出，咽中痛者**，阴液泄于外，而火热炎于上也。《内经》云：一阴一阳结，谓之喉痹。一阴者，厥阴也；一阳者，少阳也。病厥阴而热化太过，**其喉为痹。**所以然者，以下利不当有汗，有汗则阳热反从汗而上升也。最妙是**发热**之时，阳守中而**无汗**，则热与厥应，**而利必自止**；**若**厥止而热与利**不止**，是阳热陷下，**必便脓血。**夫既下陷而为**便脓血者**，则阳热不复上升，而**其喉不痹。**上下经气之相通如此。

述：此言热化太过，随其经气之上下而为病也。

厥阴**伤寒，**若**一二日**未愈，过于三日之少阳，则从阳而交于阴矣。**至四五日**未愈，过于六日之厥阴，则又从阴而复于阳矣。阴阳不可见，见之于厥热二证。在阴而**厥者**，在阳**必发热**，以此知其前与后之由。四五日之**前**，遇阳而**热者**，一二日之**后**，遇阴**必厥**，以此知其深与微之病。**厥深者热亦深，厥微者热亦微**，此阴阳往复之理也。**厥**之治法**应下之**，以和阴阳之气，**而反发汗者，必火**热上炎，**口伤烂赤**，以厥阴之脉循颊里、环唇内故也。

此一节，遥承上节"诸四逆厥者不可下之"，恐人泥其说而执一不通也。注家谓单指厥而言，非是。

按：前云不可下者，指承气等方而言也；此云应下之，指热证轻有四逆散，重有白虎汤，寒证有乌梅丸是也。

沈尧封云：此正邪分争，一大往来寒热病也。厥深热亦深，厥微热亦微，犹言寒重则发热亦重，寒轻则发热亦轻，论其常理也。其有不然者，可以决病之进退矣。故下文即论厥少热多、厥多热少，不知注伤寒者，皆以"热"字作"伏热"解，遂令厥阴病有热无寒矣。不思乌梅丸是厥阴主方，如果有热无寒，何以方中任用姜、附、桂、辛、椒大辛热耶？盖厥阴为三阴之尽，病及此者，必阴阳错杂。况厥阴肝木于卦为震，一阳居二阴之下，是其本象。病则阳泛于上，阴伏于下，而下寒上热之证作矣。其病脏寒，蛔上入膈，是下寒之证据也；消渴，心中疼热，是上热之证据也。况厥者逆也，下气逆上，即是孤阳上泛，其病多升少降。凡吐蛔、气上撞心，皆是过升之病，治宜下降其逆上之阳，取《内经》"高者抑之"之义。其下之之法，非必硝、黄攻克实热方为下剂，即乌梅丸一方已具。方中无论黄连、乌梅、黄柏，苦、酸、咸纯阴为下降，即附子直达命门，亦莫非下降药也。下之而阳伏于下，则阴阳之气顺，而厥可愈矣。倘误认为外寒所束，而泛反发其汗，则心中疼热之阳尽升于上，而口伤烂赤矣。

阴阳偏则病，而平则愈。厥阴**伤寒病**，其标阴在下，故**厥五日**，热化在中，故**热亦五日**。盖以五日是一候之数也。**设六日**，过五日一候之数，**当复厥，不厥者**，中见之化胜，不复见标阴之象也，故**自愈**。然或至于六日而仍厥，而其**厥之罢终不过**于**五日**，而**以发热五日**较之，亦见其平，**故知**其不药而**自愈**。

述：此言厥热相应，阴阳平，当自愈也。

手之三阴三阳相接于手十指，足之三阴三阳相接于足十指。**凡厥者，阴阳气不相顺接便为厥。厥者，手足逆冷是也。**

此申明上文致厥之由，并起下文诸厥之病，承上接下之词也。

按：陈平伯云：本条推原所以致厥之故，不专指寒厥言也。看用"凡"字冠首，则知不独言三阴之厥，并该寒热二厥在内矣。盖阳受气于四肢，阴受气于五脏，阴阳之气相贯，如环无端。若寒厥则阳不与阴相顺接，热厥则阴不与阳相顺接也。或曰：阴不与阳相顺接，当四肢烦热，何反逆冷也？而不知热邪深入，阳气壅遏于里，不能外达于四肢，亦为厥冷，岂非阴与阳不相顺接之谓乎？仲景立言之妙如此。

受业周易图按：阴阳者，厥阴、少阳也。厥阴统诸阴之极，少阳总诸阳之始，一行阴道而接于阳，一行阳道而接于阴。阴阳相贯，如环无端，此顺接也；否则，阴阳之气不交，则为厥矣！

厥有相似者，必须细辨，吐蛔尤其显然者也。而躁而不烦与烦而不躁，为少阴、厥阴之真面目，亦生证、死证之大关头。**伤寒**病，**脉微**为少阴之本脉，**而厥**为少阴之阴证，**至**再复于太阳之**七日**、阳明之**八日，**不得阳热之化，不特手足厥冷，而周身之**肤亦冷。其人躁**

动而**无暂安时者，**孤阳外脱，而阴亦不能为之守也。**此为**少阴之**脏**真将绝，而**厥，**非为厥阴之**蛔厥也。蛔厥者，其人当吐蛔。**以吐蛔为厥阴主证之大眼目也。**今病者**不躁而静，静中而复有时发烦者，**与无暂安时者不同，**此为脏寒，蛔**不安而**上入其膈，故**因蛔之上膈而**烦，**又因蛔之下膈，**须臾而烦复止，得食而呕，**即所谓饥不能食是也。**又烦者，**即所谓气上撞心，心中热是也。**蛔闻食臭出，其人当自吐蛔，**即所谓食则吐蛔是也。厥阴为风木之脏，虫从风生，故凡厥阴之变证不一，无论见虫不见虫，辨其气化，不拘其形迹，皆可约其旨为**蛔厥者，**统以**乌梅丸主之。又主久利**方，何也？以厥阴证非厥即利，此方不特可以治厥，而并可以治利。凡阴阳不相顺接，厥而下利之证，亦不能舍此而求方。

此借少阴之脏厥，托出厥阴之蛔厥，是明托法。节末补出"又主久利"四字，言外见本经厥、利相因，取乌梅丸为主，分之为蛔厥一证之专方，合之为厥阴各证之总方。以"主久利"而托出厥阴之全体，是暗托法。作文有借宾定主之诀，余请与儒医说此腐话。

乌梅丸方

乌梅三百个　细辛六两　干姜十两　黄连十六两　蜀椒四两，炒去汗　当归四两　桂枝六两　附子六两，炮　人参六两　黄柏六两

上十味，异捣筛，合治之。以苦酒浸乌梅一宿，去核，蒸之五斗米下，饭熟捣成泥，和药令相得。纳臼中，与蜜杵二千下，丸如梧桐子大。先食饮，服十丸，

日三服。稍加至二十丸。禁生冷、滑物、臭食等。

论云：厥阴之为病，消渴，气上撞心，心中疼热。饥而不饮食，食则吐蛔，下之利不止。此厥阴病之提纲也。《经》云：厥阴之上，风气主之，中见少阳。是厥阴以风为本，以阴寒为标，而火热在中也。至厥阴而阴已极，故不从标本而从于中治。

沈尧封云：此厥阴证之提纲也。消渴等证外，更有厥热往来，或呕或利等证，犹之阳明病胃家实之外，更有身热汗出，不恶寒反恶热等证。故阳明病必须内外证合见，乃是真阳明；厥阴病亦必内外证合见，乃是真厥阴。其余或厥、或利、或呕，而内无气上撞心、心中疼热等证，皆似厥阴而非厥阴也。

男元犀按：《论》云：伤寒脉微而厥，至七八日肤冷，其人躁无暂安时者，是以少阴证之脏厥唤起厥阴之蛔厥也。然少阴证水火不交，则为烦躁，若真阳欲脱危证，则但躁不烦，与厥阴之但烦不躁者不同。故曰肤冷而躁，名曰脏厥，非蛔厥也。蛔厥为厥阴病的证。厥阴，阴极阳生，中为少阴相火，名曰蛔厥，此"蛔"字所包者广。厥阴主风木，若名为风厥，则遗去"木"字；若名为木厥，又遗去"风"宁，且用字亦不雅驯；若名为风木厥，更见执着。第以"蛔厥"二字该之，盖以蛔者风木之虫也，而吐蛔为厥阴之真面目。拈此二字，而病源、病证俱在其中。其人当吐蛔者，以风木之

其壶济世千秋业

病当有是证，亦必不泥于蛔之有无，如本节"静而复烦"，与上节"气上冲心、心中疼热"皆是也。日蛔闻食臭出，其人当自吐蛔，又用一"当"字者，言吐蛔者其常，即不吐蛔而呕而又烦，风木之动，亦可以吐蛔例之也。日静而复烦，日须臾复止，日又烦者，风有作、止也。然通篇之眼目，在"此为脏寒"四字。言见证虽日风木为病，相火上攻，而其脏则为寒。何也？厥阴为三阴之尽也。《周易》震卦一阳居二阴之下，为厥阴本象，病则阳逆于上，阴陷于下。饥不欲食，下之利不止，是下寒之确证也；消渴，气上撞心，心中疼热，吐蛔，是上热之确证也。方用乌梅渍以苦酒，顺曲直作酸之本性，逆者顺之，还其所固有，去其所本无，治之所以臻于上理也。桂、椒、辛、附，辛温之品，导逆上之火，以还震卦下一划之奇；黄连、黄柏，苦寒之品，泻心胸之热，以还震卦上四划之偶。又佐以人参之甘寒，当归之苦温，干姜之辛温，三物合用，能令中焦受气而取汁；而乌梅蒸于米下，服丸送以米饮，无非补养中焦之法，所谓厥阴不治取之阳明者此也。此为厥阴证之总方。注家第谓蛔得酸则静，得辛则伏，得苦则下，犹浅之乎测乌梅丸也。

厥阴不特藉少阳之热化，而尤藉少阳、少阴之枢转。厥阴**伤寒**，微从少阳之热化则**热少**，微现厥阴之标阴则**厥微**。惟其热少厥微，故手足不厥冷，而只见**指头**带**寒。**少阳主阳之枢，少阴主阴之枢，阴阳枢转不出，故**默默不欲食。**少阳主**烦，**厥阴主**躁，**阴阳不能以骤交，故俟**数日，**若**小便利、色白者，**枢转利，而三焦之决渎得气，**此热**从水道之下行而**除也。**然病以胃气为本，故必以食验之。其人**欲得食，**胃气和，**其病为愈；**若厥而呕，**少阴枢转不出也，**胸胁烦满者，**少阳枢转不出。阴阳并逆，不得外出，内伤阴络，**其后必便血。**《内经》云：阴络伤则便血是也。

以上俱言阴藉少阳之热化，而此言热化之外又藉其枢转，且又藉阳枢挟阴枢而俱转也。

热邪内陷，既为便血证矣。而寒邪内陷，其证若何？**病者手足厥冷，**厥阴乏中见之化，而标阴之为病重矣。胸在上而主阳，腹在下而主阴。今阴邪各从其类，不结于上，故**言我不结胸，**结于下故**小腹满，**以手**按**之而**痛者，**以厥阴之脉过阴器抵少腹，**此冷结在**少腹内之**膀胱关元也。**

述：上节热邪枢转不出，逆于阴络而便脓血；此节寒邪枢转不出，逆于膀胱关元而为冷结也。

脐下四寸为中极，三寸为关元。少阳之气出于中极，循关元而上。

厥阴**伤寒发热四日，厥反三日，复热四日，**即厥与热之日数比较，**厥少热多**者，为阳气进而阴气退，**其病**势当易**愈；**若**四日至七日，**寒去而**热不除者，**阳气太过，阴血受伤，其后**必**

便脓血。

此节言阴阳胜负可以日数之多寡验之也。

厥阴病多有便血者，以厥阴主包络而主血也。

述：张注：《内经》云：人之伤于寒也，则为热病。热虽盛不死，是伤寒以热为贵也。然热不及者病，太过者亦病。故此二节论寒热之多少，以明不可太过与不及也。

厥阴**伤寒，厥四日，热反三日，复厥五日，其病**势**为进，**即其厥与热之日数比较，**寒之数多，**而**热之数少，**阴气盛而**阳气退，故**其病势**为进也。**

上节言热胜于厥而伤阴，此节言厥胜于热而伤阳也。

陈平伯云：上条以热多而病愈，本条以厥多而病进。注家皆以热多正胜，厥多邪胜立论，大失仲景本旨。如果热多为正胜，当幸其热之常在，以见正之常胜，何至有过热便脓血之变？且两条所言之厥，皆因热深，非由寒胜。发热与厥总是邪热为祸，有何正胜、邪胜之可言？乃仲景以热多为病愈，厥多为病进者，是论病机之进退，以厥为热邪向内，热为热邪向外。凡外来客热，向外为退，向内为进也。故热多为病邪向愈之机，不是病邪便愈之候。所以纵有便脓血之患，而热逼营阴，与热深厥逆者，仍有轻重。若是厥多于热者，由热深壅闭，阳气不得外达四肢，而反退处于邪热之中。复申之曰：阳气退故为进。见厥多热少因阳气退伏，不因阳虚寂灭，于热深之病机为进也。此虽引而不发之旨，然仲景之意自是跃如，奈何注家不能推测，反将原文蒙晦耶！按：此说未免矫枉过正。

厥阴有不治之证，不可不知。**伤寒六**日，厥阴主气既至，**七日，**值太阳主气之期，竟不能得阳热之化。阳欲绝而不行于脉，故**脉微，**阳欲绝而不行于四肢，故**手足厥冷。**虚阳在上而不能下交于阴，故**烦，**真阴在下，而不能上交于阳，故**躁，**此阴阳水火不交之故，宜**灸厥阴，**以启阴中之生阳，而交会其水火。若灸之而**厥不还者，**阳气不复，阴气乖离，故**死。**

此言上下水火不交而死也。言厥阴之病俱见少阴之死证，以少阴为厥阴之母，乙癸同源，穷则反本之义也。

张令韶云：灸厥阴，宜灸荥穴、会穴、关元、百会等处。荥者行间穴也，在足大指中缝间。会者章门穴也，在季胁之端，乃厥阴、少阳之会。关元在脐下三寸，足三阴经脉之会。百会在顶上中央，厥阴督脉之会。

沈丹彩云：可灸太冲二穴，在足大指下后二寸陷中，灸三壮。盖此穴系厥阴脉之所注也。

此章凡六节，皆论不治之死证。

厥不还者死，可知厥阴病发热为不死证矣。然发热亦有三者为死证：一者，厥阴**伤寒**，既见**发热**，则利当自止，而反**下利**；身虽发热，而手足反见**厥逆**，是孤阳外出，独阴不能为之守，而**躁不得卧者**，阴盛格阳，主**死**。

此言厥阴发热，以躁不得卧定为死证也。

二者，厥阴**伤寒**，以热多厥少为病退，病退则利渐止而厥渐回矣。今既见**发热**，热甚而**下利至甚**，热利不止而**厥亦不止者**，即《金匮》所云六腑气绝于外者手足寒，五脏气绝于内者利下不禁。脏腑气绝，故主**死**。

此言厥阴发热，以厥不止定为死证也。

三者，厥阴**伤寒六**日为厥阴主气之期，交**七日**又得太阳阳热之化，故**不利**；若热微而渴，汗漐漐而微利者，是阳复之证，不可认为虚脱。倘若骤然**便见发热而**下**利，其人汗出不止者**，热、汗、下一时并见，乃真阳之气虚脱于内而为利，浮散于外而为热为汗，主**死**。所以然者，表里之阳气皆去，阴气独存，**有阴无阳故也**。

此言厥阴发热，以汗出不止定其为死证也。

然以上皆亡阳之死证，而亡阴死证不可不知。**伤寒五六日**，六经已周也，不伤于气而伤于血，故**不结胸**；既不结胸，则**腹**亦不硬而软**濡**。脉乃血脉，血虚则**脉亦虚**。阴血虚于内，不能与阳气相接与外，故手足**复厥者**，慎**不可下**。**此**厥不为热深，而为**亡血**，若误

下之，则阴亡而阳亦亡矣，故**死。**

上节言亡阳而死，此节言亡阴而死也。

病既见少阳之热化而**发热，而**仍得厥阴之阴寒而**厥。**厥至于**七日，**六气已周，而又来复于太阳，而厥应止矣。今则不惟不止，反加**下利者，**此阴盛虽未至于死，而亦**为难治。**总之，厥阴为阴之尽，不得阳热之化，即为不可治矣。

述：此言六气已周，病不解而为难治之证也。

阳盛则促，虽手足厥逆，亦是热厥，忌用火攻。然有阴盛之极，反假现数中一止之促脉。但阳盛者，重按之指下有力；阴盛者，重按之指下无力。**伤寒脉促，**知其阳盛之假；**手足厥逆者，**知其阴盛之真，**可**于厥阴之井、荥、经、俞等穴**灸之。**以通其阳。盖以厥阴为阴之极，贵得生阳之气也。

此言厥证之寒也。

述：此章凡八节，皆论厥证之有寒有热有虚有实也。

伤寒脉滑而厥者，阳气内郁，而不得外达，外虽厥而**里有热**也，**白虎汤主之。**

此言厥证之热也。脉滑为热，然必烦渴引饮，乃为白虎汤之对证。

受业何鹤龄按：白虎汤论中两见：一见于阳明篇，

曰伤寒脉浮滑，表有热里有寒也；此篇曰伤寒脉滑而厥者，里有热也。盖以脉滑为热，彼滑脉从浮分而见，故主表热；而此为里热，其滑脉从沉分而见可知也。

经脉流行，常周不息。若经血虚少，则不能流通畅达，而**手足**为之**厥寒，脉细**按之**欲绝者，**以当归四逆汤主之。**若其人内有久寒者，宜当归四逆加吴茱萸生姜汤**主之。

此言经脉内虚，不能荣贯于手足，而为厥寒之证也。

内者中气也，姜、萸以温中气。

一说久寒即寒疝、瘕痕之属。

沈尧封云：叔和释脉云：细极谓之微，则此之脉细欲绝，即与微脉混矣。不知微者薄也，属阳气虚；细者小也，属阴血虚。薄者未必小，小者未必薄也。盖营行脉中，阴血虚，则实其中者少，脉故小；卫行脉外，阳气虚，则约乎外者怯，脉故薄。况前人用"微"字多取"薄"字意，试问"微云淡河汉"薄乎细乎？故少阴论中，脉微欲绝用通脉四逆汤主治，回阳之剂也。此之脉细欲绝，用当归四逆主治，补血之剂也。两脉阴阳各异，岂堪混释？

受业何鹤龄按：此厥阴不能上合于心包也。心包主血亦主脉，横通四布。今心包之血不四布，则手足厥寒，又不能横通于经脉，则脉微欲绝，故以此汤养血通脉以主之。

当归四逆汤方

当归三两　桂枝三两　芍药三两　细辛三两　大枣二十
五枚　甘草二两，炙　通草二两　按：即今之木通是也。今之通草
名通脱木，不堪用。

上七味，以水八升，煮取三升，去滓。温服一升，
日三服。

当归四逆加吴茱萸生姜汤方

即前方加生姜半斤、吴茱萸二升。

上，以水六升，清酒六升，和煮取五升，去滓。温
分五服。

罗东逸曰：厥阴为三阴之尽，阴尽阳生。若受寒
邪，则阴阳之气不相顺接，故脉微而厥。然厥阴之脏，
相火游行其间，经虽受寒，而脏不即寒，故先厥者后必
发热。所以伤寒初起，见其手足厥冷、脉细欲绝者，不
得遽认为寒而用姜、附也。此方用桂枝汤君以当归者，
厥阴主肝，肝为血室也。佐细辛，其味极辛，能达三
阴，外温经而内温脏。通草其性极通，善开关节，内通
窍而外通荣。去生姜者，恐其过表也。倍大枣者，即建
中加饴之义；用二十五枚者，取五五之数也。肝之志苦
急，肝之神欲散，辛甘并举，则志遂而神悦。未有厥阴
神志遂悦而脉微不出、手足不温者也。不须参、芩之
补，不用姜、附之峻，此厥阴厥逆与太少不同治也。若

其人内有久寒，非辛温之品不能兼治，则加吴萸、生姜之辛热，更用酒煎，佐细辛，直通厥阴之脏，迅散内外之寒，是又救厥阴内外两伤于寒之法也。

陈平伯云：仲景治四逆，每用姜附。今当归四逆汤中，并无温中助阳之品，即遇内有久寒之人，但加吴茱萸、生姜，不用干姜、附子，何也？盖厥阴肝脏藏营血而应肝木，胆腑内寄，风火同源。苟非寒邪内犯，一阳生气欲寂者，不得用大辛大热之品以扰动风火。不比少阴为寒水之脏，其在经之邪可麻、辛于附子合用也。是以虽有久寒，不现阴寒内犯之候者，加生姜以宣泄，不取干姜之温中；加吴茱萸以苦降，不取附子之助火。分经投治，法律精严，学者所当则效也。

受业林士雍按：此证何以辨为真厥阴中风之病？盖风为阳邪一也，入于一经，则随一经之气变其面目。论中提六经之病，皆加一"为"字可味。中于厥阴，阳邪盛则其厥愈深，其脉愈细，所谓先厥后必发热也。大要从本篇提纲处细绎其旨，而得其真。今且于本节后半"若其人内有久寒者"八字对面寻绎出来，彼曰内，便知此之为外，太阳篇有外不解用桂枝汤之例。彼曰久，便知此为暴病，非十日已去过经不解之邪。彼曰寒，寒为阴邪，便知此为中风之阳邪，故君当归补厥阴之血，即取桂枝汤为解外之法，加细辛、木通，烈而且通，因病未久，而期速去之意。去生姜重加大枣，以风为阳邪，与厥阴合为一家，恐助辛、桂之热，当驯辛、桂之性。若内有久寒，方加吴萸、生姜、清酒之温。一为中风主治，一为伤寒主治。

经脉内虚而厥，既有当归四逆之治法矣，而阳虚而厥，治之奈何？**大汗出**为表阳虚，**热不去**为阳气外越，**内拘急**为阴气内盛，**四肢疼**为阳虚不能四达，**又下利**为下焦之生阳下泄。**厥逆而恶寒者，**表阳脱于外，生阳泄于下也，以**四逆汤主之。**回表阳之外脱，救生阳之下陷。

此阳虚而厥，反作假热之象也。

陈亮师云：大汗出，谓如水淋漓；热不去，谓热不为汗衰。盖言阳气外泄，寒邪独盛。表虚邪盛如此，势必经脉失和，于是有内拘急、四肢疼之证也。再见下利、厥逆，阴寒内盛；恶寒，阳气大虚，故用四逆汤急急温经复阳以消阴翳。

陈平伯云：大汗、身热、四肢疼，皆是热邪为患。而仲景便用四逆汤者，以外有厥热、恶寒之证，内有拘急、下利之候。阴寒之象内外毕露，则知汗出为阳气外亡，身热由虚阳外越，肢疼为阳气内脱。不用姜附以急温，虚阳有随绝之患，其辨证处又只在恶寒下利也。总之，仲景辨阳经之病，以恶热、不便为里实；辨阴经之病，以恶寒、下利为里虚，不可不知。

愚按：上节言内有久寒而厥，只用生姜、吴茱萸；

此节言热不去，厥逆而恶寒，重用干姜、生附子，学者务宜于此处讲究。

<big>阳亡于外而**大汗**，若</big>阳脱于内而**大下利**，外亡内脱**而厥冷者，四逆汤主之。**

此阳虚而厥，无假热之象也。上节有假热，此节无假热。

陈亮师云：汗而云大，则阳气亡于表；下利云大，则阳气亡于里矣。如是而又厥冷，何以不列于死证中？玩本文不言五六日、六七日，而但云大汗大下，乃阴寒骤中之证。凡骤中者，邪气虽盛，而正气初伤，急急用温，正气犹能自复，未可即称死证。不比病久而忽大汗大下，阴阳即脱而死也，故用四逆汤，胜寒毒于濒危，回阳气于将绝，服之而汗利止，厥逆回，犹可望生。

程扶生云：不因汗下而厥冷者，用当归四逆；因汗下而厥冷者，用四逆，此缓急之机权也。

喻氏曰：此证无外热相错，其为阴寒易明，然既云大汗大下，则阴津亦亡。但此际不得不以救阳为急，俟阳回，乃可徐救其阴也。

愚按：救阴非熟地之类，四逆汤加人参足矣。

亦有因痰水而致厥者，厥虽不同，究竟统属于厥阴证内，不可不知，试先言痰厥：**病人**无他证，忽然**手足厥冷**，以四肢受气于胸中，胸中为痰饮结聚，斯气不能通贯于四肢矣。**脉乍紧者，**以痰脉怪变无常，不紧而忽紧，忽紧而又不紧也，实指其病源之所在。曰**邪结在胸中，**胸者心主之宫城。心为邪碍，**心下满而烦，**烦则火能消物，故**饥；**满则痰火壅塞，虽饥而仍或**不能食者，**治法高者越之，此**病在胸中，当须吐之，宜瓜蒂散。**

此言痰之为厥也。

受业黄奕润按：此厥阴不病阴脏之虚寒，而病胸中之阳位。既在胸中，不必治其风木，惟吐去胸中之邪，则木欣欣而向荣矣。

再言水厥，**伤寒**手足**厥，**其证不一，**而**惟审其**心下悸**者，为水停于心之下、胃之上。心为阳脏而恶水，水气乘之，是以悸动。**宜乘**其未入胃之时，**先治**其**水，当服茯苓甘草汤。**虽曰治水，**却治其厥，**倘若**不尔，**则**水**从上脘**渍入**于**胃，必作利也。**夫厥证最忌下利，利则中气不守，邪愈内陷。故与其调治与既利之后，不若防患于未利之前，所以宜先治水。

此言水之为厥也。

茯苓甘草汤方见《太阳篇》二卷。

魏念庭云：此厥阴病预防下利之法。盖病至厥阴，以阳升为廷愈，邪陷为危机。若夫厥而下利，则病邪有陷无升，所以先治下利为第一义。无论其厥之为寒为热，而俱以下利为不可犯之证。若此条厥而心下悸者，为水邪乘心、心阳失御之故，见此则治厥为缓，而治水为急，何也？厥犹可从发热之多少，以审进退之机；水则必趋于下，而力能牵阳下坠者也。法用茯苓甘草汤以治水，使水通而下利不作，此虽治末，实治本也。若不治水，则水渍入胃，随肠而下，必作下利。利作则阳气有降无升，厥、利何由而止？故治厥必先治水也。

厥证以作利为大忌，未利宜预防其自利。若误下而利不止，不可不立救治之法，以尽人事。**伤寒六七日，**乃由阴出阳之期，医者不知，误施**大下**之后，虚其阳气，故**寸**口之阳**脉沉而迟，**阳虚不与阴相接，故**手足厥逆。**且大下之后，虚其阴气，故**下部**之阴**脉不至，**阴虚亦不与阳相接。阴阳两不相接，此手足厥逆之所由来也。厥阴之脉，贯膈，上注肺，循喉咙之后。大下后亡其津液，遂成肺痿，故**咽喉不利，**而**唾脓血。泄利不止者，**厥阴首节以下之利不止为示戒，今误下为生气内陷之剧证矣，此**为难治。**然亦不忍置之而不治，姑以**麻黄升麻汤主之。**

此承上节必作利而言大下后之剧证也。

钱天来云：厥阴为含阳之体，阳气藏于至阴之中，乃阴之极处。所以本篇首条即有下之利不止之禁。在阳经尚有表证未解者，况阴经本不可下而妄下之，使未解之经邪陷入于至阴之中乎？寸脉者，气口也，《经》云气口独为五脏主胃，阳衰而寸脉沉迟也。手足，四肢也。《经》云：四肢为诸阳之本，阳虚故手足厥逆也。下后阳虚于下，故下部脉不至；下寒则热迫于上，故咽喉不利而吐脓血也。即前所谓厥后热不除者，必便脓血；热气有余，必发痈脓及口伤烂赤之变证也。泄利不止，寒邪在下，所谓厥者必利，亦即下之利不止之义也。正虚邪实，阴盛阳衰，寒多热胜，表里舛错，治寒则遗其热，治热必害其寒，补虚必助其实，泻实必益其虚，诚为难治。仲景不得已，立麻黄升麻汤主之。

麻黄升麻汤方

麻黄_{二两半，去节} 升麻_{一两一分} 当归_{一两一分} 知母十八铢 黄芩_{十八铢} 萎蕤_{十八铢} 石膏_{六铢，碎，棉裹} 白术六铢 干姜_{六铢} 芍药_{六铢} 桂枝_{六铢} 茯苓_{六铢} 甘草_{六铢} 天冬_{去心，六铢}

上十四味，以水一斗，先煮麻黄一两沸，去上沫，纳诸药，煮取三升，去滓，分温三服。相去如炊三斗米顷，令尽汗出愈。

张令韶曰：伤寒六七日，乃由阴出阳之期也。粗工以为大热不解而大下之，虚其阳气，故寸脉沉迟，手足厥逆也。下为阴，下部脉不至，阴虚不能上通于阳也。咽喉不利，吐脓血，阳热在上也。泄利不止，阴寒在下也。阴阳两不相接，故为难治。与升麻、麻黄、桂枝以升阳，而复以茯苓、白术、干姜调其下利，与当归、白芍、天冬、萎蕤以止脓血，与知母、黄芩、甘草以利咽喉。石膏性重，引麻黄、升麻、桂枝直从里阴而透达于肌表，则阳气下行，阴气上升，阴阳和而汗出矣。

此方药虽驳杂，意义深长，学者宜潜心细玩可也。

伤寒三日之后，阳人于阴，至**四五日**病未愈，则气又值于厥阴。其人**腹中痛**，为太阴之部位，**若转气下趋少腹者，**由太阴而仍归厥阴之部位。是厥阴不得中见之化，反内合于太阴，寒气下趋，惟下不上，**此欲自利也。**

此言厥阴寒利也。

述：自此以下凡十八节，皆论厥阴下利有阴阳、寒热、虚实、生死之不同也。

伤寒，人平日**本自**虚**寒利下，医复吐下之，**则上热为下**寒**所**格，**盖以寒本在下，而**更逆**之以**吐下，**下因下而愈寒，上因吐而愈热。**若**火之上炎，**食入口即吐，**不宜于桔、半、甘草，以**干姜黄连黄芩人参汤主之。**

此言厥阴因吐下而为格阳证也。若汤水不得入口，去干姜加生姜汁少许，徐徐呷之。此少变古法，屡验。

干姜黄连黄芩人参汤方

干姜三两　黄连三两　黄芩三两　人参三两

上四味，以水六升，煮取二升，去滓，分温再服。

蔚按：伤寒本自寒下者，以厥阴之标阴在下也。医复吐下之，在下益寒而反格热于上，以致食入即吐。方用干姜，辛温以救其寒；芩、连苦寒，降之且以坚之。然吐下之后，阴阳两伤，胃家索然，必借人参以主之，俾胃气如分金之炉，寒热各不相碍也。方名以干姜冠首者，取干姜之温能除寒下，而辛烈之气又能开格而纳食也。家君每与及门论此方及甘草附子汤，谓古人不独审病有法，用方有法，即方名中药品之前后亦寓以法。善读书者，当读于无字处也。

厥阴若得中见之化则自愈。**下利**为标阴在下之病，**有微热而渴**，则为火气在中矣。更得**脉弱者**，可以定其少阳之微阳渐起，遂断之曰：**今自愈。**

此言得中见之化。

下利脉数，少阳火热胜也。**有微热汗出**，厥阴、少阳两相和合，亦可以断之曰：**今自愈。**然紧与数相似而实不同，数为阳为热，紧为阴为寒。吾谓数脉自愈者，以其得少阳之化也。**设**今脉不数而**复紧**，是复得厥阴之气矣，故**为未解。**

此亦言得中见之化，又以数、紧二脉分言其解与未解也。

厥阴**下利，手足厥冷**，阳陷下不能横行于手足也。**无脉者，**阳陷下不能充达于经脉也。**灸之**，起陷下之阳，手足应温而竟**不温，**然手足虽不温，而犹望其脉还为吉兆；**若脉**亦**不还，反**加**微喘者**，是下焦之生气不能归元而反上脱也。**必死。**所以然者，脉之源始于少阴，生于趺阳。少阴、趺阳为脉生始之根，少阴脉不至，则趺阳脉不出。故少阴在下，趺阳在上，故必**少阴**上合，而**负**于**趺阳者**，戊癸相合，脉气有根，其证**为顺也。**其名负奈何？如负载之负也。

吴壶济世千秋业

此言厥阴下利阳陷之死证，而并及于脉之本源也。

厥阴**下利**，脉当沉迟，若**寸脉反**见**浮数**，乃热邪上乘心包也。尺为阴部，涩则无血。**尺中自涩者**，阴血虚也。阳盛阴虚，迫血下行，**必清脓血**。

此言热伤包络而便脓血也。包络手厥阴而主血也。

上节言阴盛伤阳，此节言阳盛伤阴。

厥阴内合脏气而中见少阳，不在于里，即在于中，故无表证。**下利清谷**，脏气虚寒也。脏气虚寒，当温其里，**不可攻表**，攻表**汗出**，则表阳外虚，里阴内结，故**必胀满**。《经》云：脏寒生满病是也。

此言厥阴脏气虚寒而下利，不可发汗也。

厥阴**下利**，喜得少阳中见之化，少阳之脉弦而不沉，若**脉沉弦者**，为少阳初阳之气下陷，故利而**下重也**；夫少阳为阴中初阳，不可不及，亦不可太过。若**脉大者**，则为太过，其利**未止**；若**脉**见**微弱**之阴象，又见**数**之阳象**者**，乃阴中有阳，正合少阳之象，**为欲自止**。考之《内经》有身热则死之说，而此得中见之化，为阴出之阳，**虽发热，不死**。

此言厥阴下利而中见之气下陷也。下重是火邪下迫于肛门，见下白头翁汤证。然亦有木气不升，恐苦寒无以升达木气。喻嘉言拟用小柴胡汤，亦是巧思暗合。即局方人参败毒散，亦颇有意义。

厥阴阴寒在下，则为**下利，脉沉而迟**。三阳之气上循头面，阳格于上，则**其人面少赤**，虽**身有微热**，喜其得少阳之热化，但得少阳之热化少，而得厥阴之标阴多。其**下利清谷者，**厥阴之标阴全陷于下可见也。阳热在上，阴寒在下，两不相接，危在顷刻。惟大具旋转乾坤之手者，取少阴篇大方救之，从阴出阳，俨有龙战于野之象，**必郁冒，汗出而解**。然虽解而**病人必微厥，所以然者，其面戴阳，**阳在上而不行于下，**下焦阳虚故也。**

此言三阳阳热在上，而在下阴寒之利，犹冀其上下交通而得解也。

师于最危之证，审其有一线可回者，亦不以不治而弃之，其济人无已之心，可谓至矣！但此证医家托别故而远去，病家听于命而不药，余每遇此，独肩其任，十中亦可愈其六七。持无如三四证之未愈者，受怨招谤，实徒自苦，至今而不能改者。区区此心，如是则安，不如是则不安也。

厥阴**下利**证，前言**脉数**有微热汗出，今自愈；又言有微热**而渴，**脉弱**者，今自愈。**皆言得中见之化也。**设不差，**乃中化太过，上合厥阴心包，**必随下迫而清脓血。**盖少阳三焦属火，厥阴心包亦属火，两火相并，**以有热故也。**

此遥承第三、第四节而言也。

下利生死之证，论之详矣，而兹再言，申其利**后，**下利后中土虚也，中土虚则不能从中焦而注于手太阴，**故脉绝**，上贯四旁，虚则**手足**不温而**厥冷**。脉以平旦为纪，一日一夜终而复始，共五十度而大周于身。**晬时**为环转一周。而**脉得还，手足温者**，中土之气将复，复能从中焦而注于太阴，故**生；脉不还者**，中土已败，生气已绝，虽手足不逆冷，亦主**死**。

述：此言生死之机全凭于脉，而脉之根又藉于中土也。夫脉生于中焦，从中焦而注于手太阴，终于足厥阴，行阳二十五度，行阴二十五度，水下百刻一周。循环至五十度而复大会于手太阴。故脉还与不还，必视乎晬时也。陈亮师云：此言下利后死证。诸节皆言下利，此节独言下利后，则与少阴下利止而头眩、时时自冒者同意也。利后似乎邪去，殊不知正气与邪气俱脱之故。晬时脉还手足温者，阳气尚存一线，犹可用四逆、白通等法，否则死期近矣，敢望生哉？此证若是久利脉绝，断无复还之理。若一时为暴寒所中，致厥冷脉伏，投以通脉四逆、白通之类，尚可望其还期，然医家之肩此重任亦难矣！

伤寒，下利日十余行，则胃气与脏气俱虚矣。证虚而**脉反实者**，无胃气柔和之脉，而真藏之脉见矣，主**死**。

述：此言证虚脉实者死也。

谷入于胃，藉中土之气变化而腐，以成糟粕，犹奉心化赤而为血之义也。若寒伤厥阴，厥阴之标阴气盛，谷虽入胃，不能变化其精微，蒸津液而泌糟粕。清浊不分，以致**下利清谷，**阴盛格阳，以致**里寒外热，汗出而厥者，**与少阴篇之通脉四逆汤证相似，亦宜以**通脉四逆汤主之，**启生阳之气，而通心主之脉。

此言里不通于外，而阴寒内拒；外不通于里，而孤阳外越。非急用大温之剂，必不能通阴阳之气于顷刻。

厥阴协中见之火热而利，谓之**热利下重者，**热郁于下，气机不得上达也，以**白头翁汤主之。**

述：上节言里寒下利而为清谷，此节言里热下利而为下重也，即《内经》所谓暴注下逼，皆属于热之旨也。《条辨》云：下重者，厥阴经邪热下入于大肠之间，肝性急速，邪热甚则气滞壅塞，其恶浊之物急欲出而不得，故下重也。

白头翁汤方

白头翁二两　黄连三两　黄柏三两　秦皮三两

上四味，以水七升，煮取二升，去滓。温服一升。不愈，更服一升。

蔚按：厥阴标阴病，则为寒下；厥阴中见病则为热利下重者，即《经》所谓暴注是也。白头翁临风偏静，特立不挠，用以为君者，欲平走窍之火，必先定摇动之风也。秦皮浸水青蓝色，得厥阴风木之化，故用以为臣。以黄连、黄柏为佐使者，其性寒，能除热，其味苦，苦又能坚也。总使风木遂其上行之性，则热利下重自除；风火不相煽而燎原，则热渴饮水自止。

厥阴病，**下利，腹胀满**，为里寒，**身体疼痛者**，为表寒。夫脏寒生满病，厥阴之脉挟胃，寒甚则水谷之气下行，阴寒之气上逆，故不惟下利，而且胀满也。表里相权，以里为主，必也**先温其里**；里和而表不解，始**乃**专**攻其表。温里宜四逆汤，攻表宜桂枝汤。**

此节言寒在表里，治有缓急之分也。

述：下利而腹胀满，其中即伏清谷之机。先温其里，不待其急而始救也。里和而表不解，可专治其表。朱注云：攻，专治也。此不曰救，而曰攻，义同。

下利欲饮水者，以有少阳火**热**在中，阴液下泄而不得上滋**故也。以白头翁汤主之。**

此节言热淫上下，方有一贯之道也。

述：此申明白头翁汤能清火热以下降，而引阴液以上升也。

厥阴**下利谵语者，**中见火化，与阳明燥气相合，胃气不和，**有燥屎也。**厥阴忌下，有燥屎不得不下也，**宜小承气汤**微和胃气。

述：此言中见火化、上合燥气，而为阳明燥实证也。

前既详下利后之死证，今试言下利后不死之证。**下利后**，水液下竭，火热上盛，不得相济，乃**更**端复起而作**烦**。然**按之心下濡者**，非上焦君火亢盛之烦，乃下焦水阴不得上济之烦，此**为虚烦也，宜栀子豉汤**以交水火。

此言下利后水液竭，不得上交与火而为虚烦也。

厥阴包络属火而主血，**呕家有痈脓者**，热伤包络，血化为脓也。此因内有痈脓腐秽，欲去而呕。若治其呕，反逆其机，热邪内壅，无所泄矣。必**不可治呕**，脓尽则热随脓去而**自愈**。

述：此章凡四节，俱论厥阴之呕，有气血、寒热、虚实之不同也。

厥阴病，气机上逆而**呕**，里气大虚**而脉弱**，气机下泄而**小便复利，身有微热，见厥者**，阴阳之气不相顺接也。上者自上，下者自下，有出无入，故为**难治**。若欲治之，且以**四逆汤主之**。

述：此言上下内外气机不相顺接，而为难治之证也。

有声无物而**干呕**，其所**吐**只是**涎沫**，兼见**头痛者**，厥阴之脉挟胃上巅故也，以**吴茱萸汤主之**。

此言厥阴阴寒极盛，津液为寒气绊逆而上，故所呕皆涎沫，而无饮食、痰饮，而且逆行巅顶而作头痛，非此大剂不能治此剧暴之证。方中无治头痛之药，以头痛因气逆上冲，止呕即所以治头痛也。

厥阴主合，不特藉中见之化，尤藉中见之枢。今**呕而发热者，**合而不能枢转也，以**小柴胡汤主之。**

此厥阴病从少阳之枢而治之也。"发热"二字，应是寒热往来。

述：厥阴与少阳为表里，邪在厥阴，惟恐其厥逆下利。若见呕而发热，是脏邪还腑，自阴出阳，无阴邪变逆之患矣，故当从少阳法治之。

伤寒以胃气为本，不独厥阴然也，而厥阴不治，取之阳明，尤为要法。**伤寒大吐大下之，**则内既**极虚，复极汗**出**者，**则外亦极虚。虚则气少，不得交通于内，徒怫郁于外，故**以其人外气怫**[①]**郁，**恰如外来之邪怫郁于表。医人认为邪热不得汗，**复与之水，以发其汗，**既虚且寒，**因**而**得哕，所以然者，胃中寒冷故也。**

述：此言伤寒以胃气为本，故特结胃气一条，以终厥阴之义。盖汗吐下皆所以伤胃气，故于此总发明之。

仲景书"哕"即"呃"也。哕为重症，与方书呕吐

---

① 怫：滞留，郁结。《素问·六元正纪大论》：其病气怫于上。

哕作一类者不同。

哕既有虚寒之证，亦有实热之证。厥阴之经，抵少腹，挟胃，上入颃①嗓。凡哕呃之气必从少腹而起，由胃而上升与咽嗓故也。**伤寒哕而腹满**，必其人前后便不利，水火之气不得通泄，反逆于上而作哕矣。**视其前后，知何部不利，利之即**哕**愈。**

述：即一哕通结六经之证，以见凡病皆有虚实，不特一哕为然也。然即一哕，而凡病之虚实皆可类推矣。故于此单提哕证一条，不特结厥阴一篇，而六篇之义俱从此结，然是伤寒全部之结穴处也。夫伤寒至哕，非中土败绝即胃中寒冷，然亦有里实不通，气不得下泄，反上逆而为哕者。

《玉机真脏论》曰：脉盛、皮热、腹胀、前后不通、闷瞀，此谓五实。身汗得后利，则实者活。今哕而腹满，前后不利，五实中之二实也。实者泻之，前后大小便也。视其前后二部之中何部不利，利之则气得通，下泄而不上逆，哕即愈矣。夫以至虚至寒之哕证，而亦有实者存焉，则凡系实热之证，而亦有虚者在矣。医者能审其寒热虚实，而为之温凉补泻于其间，则人无夭札②之患矣。

---

① 颃：音 kàng，颈项，咽喉。同"亢"。《说文·亢部》："亢，人颈也。……或从页。"
② 夭札：遭受疫病而早死。

美壶济世千秋业

辨霍乱病脉证并治法

问曰：病有霍乱者，何？答曰：中土为万物之所归，邪伤中土，邪气与水谷之气一时交乱，故上**呕吐而**下利，邪正纷争，仓忙错乱，**名曰霍乱。**

此节言霍乱之邪在内也。

问曰：病发热，头痛，身疼，恶寒，尽同太阳伤寒，只是上**吐**下**利**一时并作，杂以太阴证在内**者，此属何病？答曰：此名霍乱。霍乱**之为名，**自来**定于**吐下，又**或吐**利止**而霍乱之内邪已解，而表邪未解，**复更发热也。**

此言霍乱之邪，内外俱病，内解而外未解，则霍乱复转为伤寒矣。夫曰"利止"，不曰"吐止"者，省文也。

伤寒，其脉因吐利后气虚而**微，**因吐利后血虚而**涩者，**其吐利**本是霍乱，今更发热又是伤寒。却**至**四日太阴、五日少阴，至阴经**主气之上，或转入**于脏阴，则脏阴受邪，**必复下利，**何则？此证**本**由霍乱，**呕吐下利**而得**者，**今若下利，是为重虚，**不可治也。**若利止发热，至四五日，而病人**欲似大便，而反失气，仍不利者，**为不入于阴，**此仍属阳明也。**属阳明则燥气在上，**便必鞭，**十三日经气两周自**愈。所以然者，**以行其经尽故也。

此承上文而言。霍乱之邪落从内而外，即是伤寒，内而益内，转入于阴，即为不治之证。

霍乱**下利**止**后**，复更发热，而为伤寒，**当便鞕，鞕则**胃阳已复，寒邪已去，**能食者愈。今反不能食，到后经中**，复值阳明主气之期，胃和故**颇能食；**即**复过一经**，三传而至十三日，亦**能食；又过**十三日**之一日**，乃十四日，又当阳明主气之期，阳明气旺**当愈。**若**不愈者**，又当别经中求之，**不传属**于**阳明也。**伤寒传经，当活泼泼看去，不可胶柱而鼓瑟也。

此再申上文之义。

霍乱利止后，**恶寒脉微**，热阳气虚不能支**而复利。**夫中焦取汁，化而为血，下利则伤其中焦，气血之根源亏矣，**利**虽**止**而**亡血也，**用**四逆加人参汤主之。**四逆汤补阳气，加人参以滋中焦之汁。

此言虚寒利后，温药中须得补气以滋水之妙也。

四逆加人参汤方

即四逆汤原方加人参一两

蔚按：《论》云：恶寒脉微而复利，利止无血也。言霍乱既利而复利，其证恶寒，其脉又微，可知阳气之虚也。然脉证如是，利虽止而非真止，知其血已亡。此亡血非脱血之谓，即下则亡阴之义也。《金匮》曰；水竭则无血，即为津液内竭。故以四逆汤救其阳气，又加人参生其津液。柯韵伯疑四逆汤原有人参，不知仲景于回阳方中逆绝此味，即偶用之，亦是制热药之太过，惟救阴方中乃加之。韵伯此言，可知未尝梦见《本草经》也。

　　呕吐而利，一时并作，病名**霍乱，头痛，发热，身疼痛，**内霍乱而外伤寒，得阳明之燥气而**热多欲饮水者，**以**五苓散主之，**助脾土以滋水精之四布。不得燥气而**寒多不用水者，**理中焦而温补其虚寒，以**理中丸主之。**然丸不及汤，丸缓而汤速也。

　　述：此言霍乱内伤脾土，无论寒热，而皆以助脾为主也。

理中丸方

　　人参三两　　甘草三两　　白术三两　　干姜三两

　　上四味，捣筛为末，蜜和为丸，如鸡子黄大。以沸汤数合，和一丸，研碎，温服之。日三四，夜二服。腹中未热，益至三四丸，然不及汤。汤法以四物，依两数切，用水八升，煮取三升，去滓，温服一升，日三服。若脐上筑者，肾气动也，去术加桂四两；吐多者，去术，加生姜三两；下多者，还用术；悸者，加茯苓二两；渴欲得水者，加术，足前成四两半；腹中痛者，加人参，足前成四两半；寒者，加干姜，足前成四两半；腹满者，去术，加附子一枚。服汤后，如食顷，饮热粥一升许。微自温，勿发揭衣被。按：与服桂枝汤同法，可知伤寒不忌食也。

蔚按：《论》云：霍乱头痛，发热，身疼痛，热多饮水者，五苓散主之；寒多不用饮水者，理中丸主之。曰霍乱者，呕吐而利也。头痛发热，身疼痛者，内霍乱而外伤寒也。热渴者，以五苓散助脾土，以滋水津之四布；寒而不渴者，用理中丸理中焦，而交上下之阴阳。盖以上吐下利，不论寒热，治以专顾其中也。王晋三云：人参、甘草，甘以和阴，白术、干姜，辛以和阳。辛甘相辅以处中，则阴阳自然和顺矣。此为温补第一方。《论》中言四逆辈，则此汤俱在其中。又治大病瘥后喜唾。善读书者，于"喜唾"二字推广之，凡脾虚胃虚皆是，便可悟调理之善方矣。

程郊倩曰：参、术、炙草，所以固中州，干姜守中，必假之焰釜薪而腾阳气，是以谷入于阴，长气于阳，上输华盖，下摄州都，五脏六腑皆以受气矣。此理中之旨也。

吐利止，为内邪已解；**而身痛不休者，**则外之余邪尚未尽也，是**当消息和解其外，宜桂枝汤小**微**和之。**

此言里和而表未和也。"消息"二字最妙，不然四逆汤、桂枝新加汤与此证只差一黍。

霍乱之为阴虚者。中焦之津液，内灌溉于脏腑，外濡养于筋脉。**吐**则津液亡于上矣，**利**则津液亡于下矣，**汗出**，则津液亡于外矣。亡于外则表虚而**发热恶寒**；亡于上下，无以荣筋而**四肢拘急**，无以顺接而**手足厥冷者，以四逆汤主之**。助阳气以生阴液，方中倍用炙甘草以味补阴。

述：此言四逆汤能滋阴液也。此证尚可治者，在发热一证为阳未尽亡。

"滋阴"二字，不可令张景岳、薛立斋、李士材、冯楚瞻、叶天士一流人闻之，费了多少熟地黄、地黄炭、何首乌之类以误人也。

霍乱之为阳虚者。**既吐且利**，阳气亡于上下矣；**小便复利而大汗出**，阳气亡于表里矣。**下利清谷**，里寒甚也。寒甚于内，而格阳于外，故**内寒外热**，诊其脉微而**欲绝者**，惟阴无阳，生阳不升故也，宜急回阳，以**四逆汤主之**。

述：此言四逆汤能助阳气也。

"阳虚"二字，不可令熟于张景岳、薛立斋杂说之人闻之，以人参、黄芪等药误人不少。

阴阳气血俱虚，水谷津液俱竭，无有可吐而**吐**自已，无有可**下**而下自断。亡阴亡阳之证仍在，故**汗出而厥，四肢拘急不解，脉微欲绝者**，再宜**通脉四逆加猪胆汁汤主之**。启下焦之生阳，助中焦之津液。

述：此合上两节之证而言也。上节以四逆汤滋阴液；次节以四逆汤助阳气；此节气血两虚，又宜通脉四逆加猪胆汁汤，生气而补血也。

蔚按：《论》云：吐已下断者，言阴阳气血俱虚，水谷俱竭，无有可吐而自已，无有可下而自断也。曰汗出而厥，脉微欲绝者，无阳气以主之也。曰四肢拘急者，无津液以养之也。此际，若用四逆汤，姜、附之温，未尝不可以回阳，倍用甘草之甘，未尝不可以滋阴，然犹恐其缓而无济也。若用通脉四逆汤，倍干姜之勇，似可追返元阳，然犹恐大吐大下之余，骤投大辛之味，内而津液愈涸，外而筋脉愈挛，顷刻死矣。师于万死中觅一生路，取通脉四逆汤以回其厥，以止其汗，更佐以猪胆生调，取生气俱在，苦先入心而脉复，以汁补中焦之汁，灌溉于筋则拘挛解。辛甘与苦甘相济，斯阴阳二气顷刻调和，即四逆加人参汤之意。但人参亦无情之草根，不如猪胆汁之异类有情，生调得其生气，为效倍神也。诸家囿于白通加法，谓格阳不入，借苦寒以从治之，堪发一笑。

按：古本只加胆汁，无人尿，张隐庵注有人尿，必有所本。读其注文，极有见解。张隐庵云：此节重言，以结上文两节之意。上两节皆主四逆汤，此言气血皆虚，更宜通脉四逆加猪胆、人尿以治之。不曰吐利止，而曰吐已下断者，无如所谓汗出而厥、四肢拘急之证，仍然不解。所谓脉微欲绝之脉，依然如故。此谓阴阳血气俱虚，更宜通脉四逆加猪胆汁汤主之。通脉四逆，解见《少阴篇》。加水畜之甲胆，乃起肾脏之精汁，上资心主之血；更加人尿，乃引膀胱之津液，还入胃中，取精汁内滋而血气调和之意。盖风雨寒暑之邪，直入中焦，皆为霍乱。若吐利太过而生气内伤，手足厥冷，脉微欲绝者，宜四逆汤主之，无分寒与暑也。何也？正气受伤，止救正而不论邪。后人补立藿香正气散以治吐利，此治微邪在胃，正气不伤，如此之证，弗药亦愈，即阴阳汤、黄土汤，皆能疗之。若霍乱里虚，古圣止立四逆、理中二方为急救正气之法。有藿香正气散治暑霍乱者，亦非也。愚每见暑月病霍乱，四肢逆冷无脉而死，藿香正气不过宽胸解表之剂，乌能治之？况夏月元气发泄在外，中气大虚，外邪卒至，救正犹迟，况疏散之剂乎！夫邪正相搏，有风雨寒暑之分。正受邪伤，止论正气之虚实，入脏即为不治之证，非风暑为阳而寒雨为阴也。此为霍乱之大纲，学者宜服膺而弗失。高子曰：霍乱之证，至汗出而厥，四肢拘急，脉微欲绝，乃纯阴无阳，用四逆汤不必言矣，又加猪胆汁、人尿者，津液竭而阴血并虚，不当但助其阳，更当滋益其阴之意。每见夏月霍乱之证，四肢厥逆，脉微欲绝，投以理中、四逆不能取效，反以明矾少许和凉水服之而愈，亦即胆汁、人尿之意。先贤立法，可谓周遍详明矣。

然治此当以胃气为主也。**吐利**之病，在内若**发汗**，先从外以解之，恐伤胃气也。今按其**脉平**，外解而内亦和也。但尚有**小烦者**，食入于胃，浊气归心，一时不能淫精于脉也。盖吐利初愈，**以其脏腑新虚，不能胜**受胃中之**谷气故也**。谷气足，经脉充，胃气复，烦自止矣。今之治伤寒者，辄禁其食，贻害不少。然与之有时，不令太早；与之有节，不令太过，则愈。

此言人以胃气为本。《经》曰：得谷者昌，失谷者亡。霍乱吐利，胃气先伤，尤当顾之，故结此一条，以终霍乱之义。师每篇俱以顾胃气为总结，以人有胃气则生也，治病着当知所重矣。然今医亦耳食此二字，反以四君子汤、补中益气汤、归脾汤等为补中之剂；以栀子豉汤、竹叶石膏汤、调胃承气汤、泻心汤等为败胃之剂。江、浙、闽、粤四省尤甚，堪为一喟！

辨阴阳易差后劳复脉证

伤寒，男子病新差，而妇人与之交得病，名曰阳易；妇人病新差，而男子与之交得病，名曰阴易。言男女互相换易也。**阴阳易之为病**，其形相交，其气相感。形交则形伤，**其人身体重**，气交则气伤，其人**少气**。夫奇经冲、任、督三脉，皆行少腹、前阴之间。前阴受伤，故**少腹里急，或引阴中拘挛**，或热邪循三经而**上冲于胸**，髓海不足，而为**头重不欲举**，精不灌目，而为**眼中生花**，精不荣筋，而为**膝胫拘急者，以烧裩散主之**。

述：此言伤寒余热未尽，男女交媾，毒从前阴而入，传奇经冲任督三脉，而为阴阳易之病也。

烧裈散方

上，取妇人中裈近隐处，剪烧灰，以水和服方寸匕，日三服。小便即利，阴头微肿，则愈。妇人病，取男子裈裆烧灰。

伤寒**大病差后**，营卫气血、阴阳水火始相调和而交会，若**劳**伤之而病**复作者**，以**枳实栀子豉汤主之。**胃气新复，运化不及，若有宿食者，加大黄如博棋子大，五六枚。

此言新差后有劳复、食复之症也。劳复者，病后无大劳，如因言语思虑、梳澡迎送之类，复生余热也。食复者，《内经》所谓多食则复，食肉则遗是也。若犯房而复者，名女劳复，华元化谓为必死。余随证以大剂调入烧裈散救之。

枳实栀子豉汤方

枳实三枚，炙　　栀子十四枚　　香豉一升

上三味，以清浆水七升，空煮取四升。纳枳实、栀子，煮取二升。下豉，更煮五六沸，去滓。温分再服。覆令微似汗。按：清浆水是淘米水，二三日外味微酸者，取其安胃兼清肝火。一说取新净黄土以水搅匀，澄之，取其水之清者，盖欲借土气以入胃耳。余每用俱遵前说。

张隐庵曰：大病瘥后，则阴阳水火始相交会。劳其形体，则气血内虚，其病复作，其证不一，故不著其病形，只以此方统治之。方中栀子清上焦之烦热，香豉散下焦之水津，枳实炙香宣中焦之土气。三焦和而津液生，津液生而气血复矣。若有宿食，则三焦未和，加大黄以行之，令燥屎行而三焦气血自相和矣。今之医辈，凡遇此证，无不以补中益气汤，误也！

伤寒差已后，不因劳食而**更发热**者，乃余邪未尽而留于半表半里之间，宜转其枢，以**小柴胡汤主之。**若**脉浮者，**热发在表也，**以汗解之；**若**脉沉实者，**热发在里也，**以下解之。**

述：此五节，言伤寒差后余邪未尽，有虚实，有寒热，有水气，有在表者，有在里者，有在表里之间者，皆宜随证而施治之也。按《尚论篇》云：汗下之法，即互上条：汗用枳实、栀子之微汗，下用枳实、栀子加大黄之微下。存参。

太阳寒水之气从下而上运行于肤皮。今**大病差后，**太阳之气不能通行周遍于一身，止逆于下焦，**从腰以下有水气者，**以**牡蛎泽泻散主之。**盖腰以上属阳，阳水当从外泄；腰以下属阴，阴水当从下泄也。

述：大病后诸药峻攻，何反不顾其虚耶？正因水势未犯半身以上，急排其水，所全甚大。设用缓药，则阴水必侵入阳界，治之无及矣！倘因大病后遽行温补，岂知其后且有大患哉？

牡蛎泽泻散方

牡蛎　泽泻　蜀漆<small>洗去腥</small>　海藻<small>洗去咸</small>　栝蒌根　商陆根<small>熬</small>　葶苈<small>以上各等分</small>

上七味，异捣，下筛为散，更入臼中治之。白饮和服方寸匕，日三服。小便利，止后服。

蔚按：太阳之气，因大病不能周行于一身，气不行而水聚之。今在腰以下，宜从小便利之。牡蛎、海藻生于水，故能行水，亦咸以软坚之义也。葶苈利肺气而导水之源，商陆攻水积而疏水之流。泽泻一茎直上，瓜蒌生而蔓延，二物皆引水液而上升，可升而后可降也。蜀漆乃常山之苗，自内而出外，自阴而出阳，所以引诸药而达于病所。又，散以散之，欲其散布而行速也。但其性甚烈，不可多服，故曰：小便利止后服。此方用散，不可作汤，以商陆水煮服，杀人。

大病差后喜唾，是脾虚不能收摄津液，乃至**久不了了者，胃**[①]**上有寒，**不能行其津液，以致涎沫涌出，**当以丸药**缓缓**温之，宜理中丸。**

述：上节差后而得实证，此节差后而得虚寒之证，无虚虚、实实立论之章法也。

---

①　胃：赵开美本作胸。

东炀耕耘万世书

伤寒解后，气血虚少。血少不能充肌肉，渗皮毛，故形体消瘦而**虚羸；**中气虚，故**少气。**上言胃土有寒则喜唾，此证胃中有热则**气逆欲吐者，**以**竹叶石膏汤主之。**

述：上节言虚寒证，此节言虚热证也。

竹叶石膏汤方

竹叶二把　石膏一斤　半夏半升　人参二两　甘草二两，炙　粳米半升　麦门冬一升

上七味，以水一斗，煮取六升，去滓。纳粳米，煮米熟，汤成，去米。温服一升，日三服。

张隐庵曰：竹叶凌冬青翠，得冬令寒水之气；半夏生当夏半，得一阴之气；参、草、粳米，资养胃气以生津液；麦冬通胃气之络；石膏纹肌色白，能通胃中之逆气达于肌腠。总令津液生而中气足，虚热解而吐自平矣。

男元犀按：徐灵胎云：此仲景先生治伤寒愈后调养之方也。其法专于滋养肺胃之阴气以复津液。盖伤寒虽六经传遍，而汗吐下三者，皆肺胃当之。又《内经》云：人之伤于寒也，则为病热。故滋养肺胃，岐黄以至仲景之不易之法也。后之庸医，则用温热之药峻补脾肾，而千圣相传之精义，消亡尽矣。

病人脉不浮，不沉实，为**脉已解，**脉解而病之解，为真解矣。**而日暮**乃阳明之旺时，**微烦，**盖以大**病新差之人，**强与以谷，

脾胃气尚弱，一时**不能消谷，故令微烦。**不必用药消之，只须减**损**其**谷，则能消化而愈。**何以谓之损？少少与之，非不与也。

述：此又结谷气一条，以明病后尤当以胃气为本，而胃气又以谷气为本也。损谷即是纳谷之妙用，所谓以少许胜人之多许也。

凡病人起居坐卧，俱听其自然，不可勉强。强则非所欲，反逆其性而不安矣，不特一食也。

辨痉湿暍脉证

伤寒所致太阳病痉、湿、暍，此三种宜应别论。以为与伤寒相似，故此见之。暍，音谒。说文：伤暑也。金匮：中热也。

言三种所因虽不同，而俱伤太阳之气，与伤寒相似，故于伤寒之后见之。

太阳中风之**病，**入于经俞，则强急反张，动摇口噤为痉。风伤标阳故**发热；**阳邪伤阳，阴液不通，故**无汗。**标阳既出，外应即不当恶寒，今**反恶寒者，**标本俱病也，纯阳无阴，故**名曰刚痉。**

此言刚痉，《金匮》有方。

太阳病，同前证，虽**发热汗出，**风入经俞而表里虚也。**不恶寒者，**病标阳而无本寒之气也。阳之汗，以天地之雨名之。汗出，则刚强之气稍折而柔和，故**名曰柔痉。**

此言柔痉，《金匮》有方。

太阳病，底面即是少阴，今痉病**发热，**是太阴表证。**脉沉而细者，**是少阴里脉，与寻常痉脉按之紧如弦、直上下行者不同，**名曰痉，为难治。**按：此三字，宜从《金匮》补入。

余著《金匮读》论之甚详，而补其方屡用屡效。

太阳病作痉者，血虚无以荣养其经脉也。**发汗太多，**汗即血也。即一汗证可以例产后、金疮、一切血虚之证，皆**因**之而**致痉。**

此言所以致痉之由也。

《经》云：因于风者，上先受之，故痉**病**上而**身热；**未及于下，故下而**足寒，**风伤太阳之经，故**颈项强急；**风伤太阳之气，故**恶寒；**阳气上行于头面，故**时头热，面赤；**太阳之脉起于目内眦，风热伤于经脉，故**目脉赤；**颈项因强急而不能动，**独头面**呈风象而**摇，**强急则筋不舒则牙紧闭，故**卒然口噤，**况风邪客于会厌乎？**背反张者，**风邪入于经输也，此刚柔二**痉**之见**病也。**

述：此形容痉病之象，以明痉病不与伤寒中风同也。

按：前言刚柔二痉，《金匮》以刚者用葛根汤，柔者用桂枝加栝蒌根汤，皆太阳之治法，非既成痉病之治法也。《金匮》用大承气汤，具旋转乾坤之手段。余著

《金匮读》于仲师欲言未言处补出两方，皆是起死回生之剂。

关者，机关之室，真气之所过也。节者，周身三百六十五节，骨节之交，神气之所游行出入者也。湿伤**太阳**，流于关节而为**病**，则心所主神真气为湿邪所伤，故**关节疼痛而心烦**；湿为阴邪，故**脉沉而细者，此名湿痹**。然风寒湿三气皆能为痹，不独湿也。欲辨其为真正**湿痹之候**，必其人水道不行而**小便不利**，湿淫于内，而**大便反快，但当利其小便**，则湿从小便而去矣。

此言湿流关节之病也。然湿者六气之一也，但一气中犹有分别：雾露之气，为湿中之清，伤人皆中于上；雨水之湿，为湿中之浊，伤人皆中于下。亦称太阳者，病由营卫而入，营卫皆属太阳也。此条论地气之湿乃湿之浊者，故曰但当利其小便。若雾露之清邪，即当从微似汗解之。下条纳药鼻中以取嚏，亦外治之解法也。此证师未立方，而五苓散及甘草附子汤之类可悟。

湿家之为病，湿行于周身肌肉之间，故**一身尽疼**；湿与阳气合并而为热，故**发热**，湿热郁于肌肉之间，故**身色如似熏黄**。

述：上节言湿邪凝着于内，不能化热而为湿。此节言湿邪发热于外，化而为热而为熏黄也。

按：熏黄如烟熏之状，黄而带黑也。黄家有阴阳之别：阳黄明亮，阴黄暗黑。师于《金匮》有五苓散加茵陈，与《论》中茵陈蒿汤等方，寒热不同，不可不辨。

　　湿家禁下者不可不知。**湿家**病在太阳，太阳之脉上额交巅，夹背脊而行于两旁。雾露之湿，清邪中上，邪着太阳，阳气聚而不行，故**其人**他处无汗，而**但头汗出**；湿邪滞碍，而其经输不利，故**背强**；湿为阴邪，阴气盛于表，故**欲得被覆**而喜**向火**，此其病尚在于表也。**若下之太早，则**寒湿之邪陷入于胃而为**哕**，且胃居中焦，胃病则上下二焦亦病。上焦之气不降，则浊气郁涩而**胸满**；下焦之气不升，则气化不行而**小便不利**；**舌上如苔者，**乃湿滑而白，似苔非苔也。总由寒湿之邪陷于胸膈，命门之阳郁在下焦，**以丹田有热、胸中有寒**八个字为不易之勘语，丹田有热，故**渴欲得水**；胸中有寒，故虽欲得水**而不能饮，则口燥**似喜水又似恶水，其难过之状而为**烦也。**受业何鹤龄按：张氏拟补黄连汤，闽医相沿用五苓散。

　　述：此湿邪误下之逆于胸，而为下热中寒之症也。此合下节俱言湿家不可下也。

　　湿家误**下之，则额上汗出，**以阳明之脉交额中，此阳明之气绝，而真液上泄也。且见**微喘，**以太阳之气与肺相合而主皮毛，此太阳之气绝，而真气上脱也。且见**小便利者，**以少阳三焦司决渎而出水道，此少阳之气绝，而阴津下注也。三阳气绝，上下离脱，故**死。若下利不止者，**中土败而地气陷，不必三阳气绝而**亦主死。**

　　述：此言湿家下之而上脱下泄，而为不治之死证也。

问曰：风胜为行痹，湿胜为着痹，一属阳一属阴，**风湿**不和，而两**相搏**，以致**一身尽疼痛。**若阴阳和则雨露降，**法当汗出而解。**然阳之汗，以天之雨名之，**值天阴雨不止，医云：此**阴雨之时，天人之气相应，正**可发**其汗。今**汗之，**而其**病**犹有**不愈者，何也？ 答曰：**汗者所以和阴阳也。若**发其汗，汗大出者，**风为阳邪，**但风气去，**即阳气衰。阳衰阴盛，而阴邪之**湿气仍在，是故不愈也。**若治风湿者，发其汗，但微微似欲**汗出者，**则阴阳两不相负而**风湿俱去也。**

述：此节论风湿，次节论寒湿，末节所以致风湿而寒湿亦在其中矣。

雾露之湿为清邪，自上受之。**湿家病，**关节不疼痛，只是半身以**上疼痛，**不发热似熏黄，而**发热**只是**面黄。**肺司气而主皮毛，湿袭于皮毛，故气不顺**而喘；**阴证无头痛，湿未入阴，故**头痛；**湿袭皮毛，内壅肺气，故**鼻塞，**湿气弥沦而不散，亦扰心主**而生烦。**此湿邪但在上焦，毫不犯里，故**其脉**现出阳之**大，**不犯胃气，**自能饮食，**脾气亦舒，而**腹中和，**因而断之曰脏腑**无病。病在头中寒湿，故鼻塞。**病浅不必深求，毋庸制剂，只**纳**辛香开发之**药于鼻中，**宣泄头中寒湿**则愈。**

述：此言寒湿伤于高，表里气自和，宣通其空窍而自愈也。

按：朱奉议用瓜蒂散纳之。

病者风湿相搏，**一身尽疼，发热，**每于**日晡所剧者，**以日晡所为阳明主时，太阴湿土郁而不伸也，**此名风湿。**然所以致**此**风湿之**病，**乃**伤于汗出当风，**汗随风复入皮腠而为风湿也；**或久伤取冷，所以致**风湿**也。**致风湿者以此，而其所以致寒湿者，亦可以类推矣。

述：上节言治风湿之法，而未及致风湿之因，故特申明其故，以终湿痹之义。

钱天来云：病因汗出当风。夫汗出则腠理开，当风则风乘腠理矣。风邪既入，汗不得出，以离经之汁液既不得外出皮毛，又不能内返经络，留于肌腠而为湿，此即人身汗液之湿也。其或暑汗当出之时，伤于纳凉太过，使欲出之汗不得外泄，留着肌腠而致病，与汗出当风无异也。《金匮》用麻黄杏仁薏苡甘草汤。

太阳中热者，暍是也。暍者，暑也，暑干肌腠，而表气虚微，所以**其人汗出；**太阳以寒为本，故**恶寒，**暑热之邪内合太阳之标热，故**身热而渴也。**

述：此三节论暍伤太阳。暍者，暑也，《金匮》用白虎加人参汤。

太阳中暍者，其证**身热疼重而脉微弱。此以夏月**因受暑热而复**伤冷水，水行皮肤中所致也。**推之夏月阳浮阴伏，凡畏热食凉，皆可以伤冷水例之。病在阴经，即为阴证，岂可一以清凉治暑哉？

此言暑热常合湿邪为患。《金匮》治以一物瓜蒂汤：方用瓜蒂二十七个，水一升，煮取五合，去滓，顿服。后人推广其义，用五苓散、大顺散、小半夏茯苓汤、十味香薷饮、白虎加苍术汤，皆治湿也。

无形之热伤其肺金，用白虎汤救之；有形之湿壅其肺气，用瓜蒂汤通之。

太阳中暍者，病标本之气，故**发热恶寒；**病所循之经，故**身重而疼痛；**热伤气，故**其脉弦细芤迟；**膀胱者，毫毛其应，故**小便已，洒洒然毛耸；**阳气虚不能荣于四肢，故**手足逆冷；小有劳，身即热，**气虚不能自支也；**口开，前板齿燥，**以劳而动阳热，阴液不能上滋也。此表里经脉俱虚，不可下、汗、温针。倘**若**误以为伤寒而**发汗，则**表虚而**恶寒甚，**若因其寒甚而**加温针，则**经脉虚**发热甚；**若因其发热甚而**数下之，则**里虚而津液伤，故**淋甚。**

此言中暍之阴证，发热恶寒至手足逆冷，皆阴寒之脉证。"小有劳"三句，是虚而有热之见证。火、汗、下皆为所戒，而治法从可推矣。

伤寒论浅注方论合编卷六终

附　识

　　蔚按：医道之不明也，皆由于讲方而不穷经之故。《神农本草经》明药性也，未尝有配合之方。《灵枢》、《素问》穷造化阴阳之理，原其得病之由，除鸡矢醴、半夏秫米汤等节外，无方。《难经》八十一章，阐明《内经》之旨，以补《内经》所未言，亦无方。至汉张仲景，得商伊圣《汤液经》，著《伤寒论》、《金匮要略》二书，专取伊圣之方，而立三百九十七法，法以方而行，方以法而定，开千百年之法眼，不可专谓为方。仲景后，此道渐晦。至唐，赖有孙思邈起而明之，著《千金方》，其方俱从《伤寒论》套出，又将《伤寒论》一一备载不遗。惜其字句不无增减，章节不无移易，又不能阐发其奥蕴，徒汲汲①于《论》中各方，临摹脱换，以求新异，且续刻《千金翼》，以《养性》、《补益》各立一门，遂致后医以补脾、补肾、脾肾双补、补气、补血、气血两补、温补、凉补、不温不凉之平补等方迎合于富贵之门，鄙陋之习，由此渐开！穷非《千金方》之

————————————

　　① 汲：音jí。原意是从低处打水。汲汲在此的意思为急切地追求。

过，不善读《千金方》之过也！后学若取其所长，弃其所短，则《千金书》何尝非仲景书之翼也？即《千金》私淑①仲景，时有羹墙之见②。其方托言龙宫秘方，盖以仲景居卧龙冈，其《伤寒》、《金匮》方即为龙宫方。老生恒谈，神明瘁鬼神来告，岂其真为神授哉！家严少孤，家徒四壁，半治举子业、半事刀圭③家，日见各医竞尚唐宋各汇方、金元刘张朱李四大家，以及王宇泰、薛立斋、张景岳、李士材辈，滥取各方而为书。是有方之书行，而无方之书遂废，心甚悯之。每欲以家藏各方书付之祖龙④，而于无方之《本经》、《内经》、《难经》，及祖述伊圣经方之仲景书，寝食数十年弗倦，自《千金》以下无讥焉。壬子登贤书⑤后，寓都门，适伊云林先生患中风证，不省人事，手足偏废，汤米不入者十余日。都门名医咸云不治。家严以二大剂起之，名噪一时，就诊者门外无虚辙。后因某当事强令馆于其家，辞弗就，拂其意。癸丑秋托病而归。后出宰畿辅⑥，恐以医名蹈癸丑岁之前辙，遂绝口不谈，而犹私自著书。尝

---

① 私淑：私自向所敬仰的人学习，没有直接受教。语见《孟子·离娄下》："予未得为孔子徒也，余私淑诸人也。"

② 羹墙之见：朝思暮想之意。语出《后汉书·李固传》："昔尧殂之后，舜仰慕三年。坐则见尧于墙，食则见尧于羹。"

③ 刀圭：本义为古代量取药物的用具，后为医生的代名词。

④ 祖龙：指秦始皇，借言其焚书事引申为烧书解。

⑤ 登贤书：中乡试。陈修园于壬子年（公元1792年）中举人。

⑥ 畿辅：京城附近地区。

语蔚：三不朽事，立言居其一，诗文辞赋不与焉。有人于此若能明仲景之道，不为异端末学所乱，民不夭札①，其功德且及于天下后世也。前刻《公余医录》等书，皆在保阳官舍而成。而《伤寒论浅注》、《金匮要略浅注》二书，稿凡三易，自喜其深入浅出，自王叔和编次、成无己注释后，若存若没，千有余年，至今日方得其真谛，与时俗流传之医书，大有分别。所苦者，方中分两轻重、煮渍先后、分服、顿服、温服、少冷服等法，毫厘间大有千里之判，不得不从俗本，编为歌括，以便记诵。命蔚于歌括后，各首拟注，亲笔改易，其于蔚之千虑一得处，则圈之又圈、点之又点，意欲大声疾呼，唤醒千百医于靡靡欲寐中忽然惊觉而后快。至于《金匮》方，又命弟元犀韵之，蔚则仿建安许氏《内台方义》体，为之逐条立义焉。盖以高年之心，不堪多用，蔚与弟元犀不过效有事服劳之道，非敢轻动墨也。时嘉庆二十四年岁次已卯冬至后五日也。男蔚谨识。

　　蔚再按：以上拟注及附识一条，皆家严亲笔圈点。蔚谨遵而不敢违。付刻后，每欲于注中说未了者，续出数条，庶无剩义。因阅时贤徐灵胎医书六种，其首卷有论六条，颇见晓畅，蔚可以不必再续也。今附录于后，以公同好。

---

　　① 　夭札：因瘟疫而死亡。

方药离合论

论共六首，俱徐灵胎著。胎，名大椿。江苏吴江人也。

方之与药，似合而实离也。得天地之气，成一物之性，各有功能，可以变易血气，以除疾病，此药之力也。然草木之性，与人殊体，入人肠胃，何以能如人之所欲，以致其效？圣人为之制方以调剂之，或用以专攻，或用以兼治，或相辅者，或相反者，或相用者，或相制者，故方之既成，能使药各全其性，亦能使药各失其性。操纵之法，有大权焉。此方之妙也。若夫按病用药，药虽切中，而立方无法，谓之有药无方；或守一方以治病，方虽良善，而其药有一二味与病不相关者，谓之有方无药。譬之作书之法，用笔已工，而配合颠倒，与夫字形俱备，而点画不成者，皆不得谓之能书。故善医者，分观之，而无药弗切于病情；合观之，而无方不本于古法，然后用而弗效，则病之故也，非医之罪也。而不然者，即偶或取效，为害必多，则亦同于杀人而已矣。至于方之大小奇偶之法，则《内经》详言之，兹不复赘云。

古方加减论

古人制方之义，微妙精详，不可思议。盖其审查病情，辨别经络，参考药性，斟酌轻重，其于所治之病，不爽毫发。故不必有奇品异术，而沉痼艰险之疾，投之辄有神效，此汉以前之方也。但生民之疾病，不可胜穷，若必每病制一方，是曷有尽期乎？故古人即有加减之法，其病大端相同，而所现之症，或不同，则不必更立一方，即于是方之内，因其现症之异而为之加减。如《伤寒论》中，治太阳病用桂枝汤，若见项背强者，则用桂枝加葛根汤；喘者，则用桂枝加厚朴杏子汤；下后脉促胸满者，桂枝去白芍汤；更恶寒者，去白芍加附子汤。此犹以药为加减者也。若桂枝麻黄各半汤，则以两方为加减矣。若发奔豚者，用桂枝，为加桂枝汤，则又以药之轻重为加减矣。然一二味加减，虽不易本方之名，而必明著其加减之药。若桂枝汤倍用芍药而加饴糖，则又不名桂枝加饴糖，而为建中汤。其药虽同，而义已别，则立名亦异。古法之严如此，后之医者，不识此义，而又欲托名用古，取古方中一二味，则即以某方目之。如用柴胡，则即曰小柴胡汤，不知小柴胡之力，全在人参也；用猪苓、泽泻，即曰五苓散，不知五苓散之妙，专在桂枝也。去其要药，杂以他药，而仍以某方目之，用而不效，不知自咎，或则归咎于病，或则归咎于药，以为古方不可治今病。嗟乎！即使果识其病而用古方，支离零乱，岂有效乎？遂相戒以为古方难用，不知全失古方之精义，故与病毫无益而反有害也。然则当何如？曰：能识病情与古方合者，则全用之；有别症，则据古法加减之；如不尽合，则依古方之法，将古方所用之药，而去取损益之，必使无一药之不对症，自然不悖于古人之法，而所投必有神效矣。

方剂古今论

后世之方，已不知几亿万矣！此皆不足以名方者也。昔者圣人之制方也。推药理之本原，识药性之专能，察气味之从逆，审脏腑之好恶，合君子之配偶，而又探索病源，推求经络，其思远，其义精，味不过三四，而其用变化无穷。圣人之智，真与天地同体，非人之心思所能及也。上古至今，千圣相传，无敢失坠。至张仲景先生，复申明用法，设为问难，注明主治之症，其《伤寒论》、《金匮要略》集千圣之大成，以承先而起后，万世不能出其范围。此之谓古方，与《内经》并垂不朽者。其前后名家，如仓公、扁鹊、华佗、孙思邈诸人，各有师承，而渊源又与仲景微别，然犹自成一家，但不能与《灵》、《素》、《本草》一线相传，为宗支正脉耳。既而积习相仍，每著一书，必自撰方千百。唐时诸公，因药虽博，已乏化机；至于宋人，并不知药，其方亦板实肤浅；元时号称极盛，各立门庭，徒骋私见；迨乎前明，蹈袭元人绪余而已。今之医者，动云古方，不知古方之称，其指不一。若谓上古之方，则自仲景先生流传以外无几也。如谓宋、元所制之方，则其可法可传者绝少，不合法而荒谬者甚多，岂可奉为典章？若谓自明人以前，皆称古方，则其方不下数百万。夫常用之药不过数百品，而为方数百万，随拈几味，皆已成方，何必定云某方也？嗟乎！古之方何其严，今之方何其易！其间亦有奇巧之法，用药之妙，未必不能补古人之所未及，可备参考者。然其大经大法，则万不能及。其中更有违经背法之方，反足贻害，安得有学之士为之择而存之，集其大成，删其无当，实千古之盛举。余盖有志而未遑①也！

古今方剂大小论

今之论古方者，皆以古方分两太重为疑，以为古人气体厚，故用药宜重，不知此乃不考古而为此无稽之谈也。古时升斗权衡，历代各有异同。而三代至汉，较之今日，仅十之二。余亲见汉时有六升铜量，容今之一升二合。如桂枝汤乃伤寒大剂也。桂枝三两，芍药三两，甘草二两，共八两，二八不过一两六钱为一剂，分作三服，则一服药不过今之五钱三分零。他方间有药品多而加重者，亦不过倍之而已。今人用药，必数品各一二钱，或三四钱，则反用三两外矣。更有无知妄人，用四五两作一剂。近人更有用熟地八两为一剂者，尤属不伦。用丸、散亦然。如古方乌梅丸，每服如梧桐子大二十丸，

---

① 遑：闲暇。

今不过四五分，若今人之服丸药，则用三四钱至七八钱不等矣。末药只用方寸匕，不过今之六七分，今亦服三四钱矣。古人之用药分两，未尝重于今日《周礼》遗人，凡万民之食食者，人四鬴①。注：六斗四升曰鬴，四鬴共二石五斗六升。为人一月之食，则每日食八升有余矣，而谬说相传，方剂日重。即此一端，而荒唐若此，况其深微者乎！盖既不能深思考古，又无名师传授，无怪乎每举必成笑谈也。

煎药法论

煎药之法，最宜深讲，药之效不效，全在乎此。夫烹饪禽鱼羊豕，失其调度，尚能损人，况药专以之治病，而可不讲乎？其法载于古方之末者，种种各殊。如麻黄汤先煮麻黄，去沫，然后加余药同煎，此主药当先煎之法也。而桂枝汤，又不必煎桂枝，服药后，须啜热粥以助药力，又一法也。如茯苓桂枝甘草大枣汤则以甘澜水先煎茯苓；如五苓散则以白饮和服，服后又当多饮暖水；小建中汤则先煎五味，去渣，而后纳饴糖；大柴胡汤则煎减半，去渣再煎；柴胡加龙骨牡蛎汤则煎药成而后纳大黄。其煎之多寡，或煎水减半，或十分煎去二三分，或止煎一二十沸，煎药之法，不可胜数，皆各有意义。大都发散之药及芳香之药不宜多煎，取其生而疏

---

① 鬴：釜的异体字，古代的容量单位。

荡；补益滋腻之药宜多煎，取其熟而停蓄。此其总诀也。故方药虽中病而煎法失度，其药必无效。盖病家之常服药者，或尚能依法为之，其粗鲁贫苦之家，安能如法制度？所以病难愈也。若今之医者，亦不能知之矣，况病家乎？

服药法论

病之愈不愈，不但方必中病。方虽中病，而服之不得其法，则非特无功，而反有害，此不可不知也。如发散之剂，欲驱风寒出之于外，必热服而暖覆其体，令药气行于营卫，热气周遍，挟风寒而从汗解；若半温而饮之，仍当风坐立，或仅寂然安卧，则药留肠胃，不能得汗，风寒无暗消之理，而营气反为风药所伤矣。通利之药，欲其化积滞而达之于下也，必空腹顿服，使药性鼓动，推其垢浊从大便解；若与饮食杂投，则新旧混杂，而药气与食物相乱，则气性不专而食积愈顽矣。故《伤寒论》等书，服药之法宜热、宜温、宜凉、宜冷、宜缓、宜急、宜多、宜少、宜早、宜晚、宜饱、宜饥、更有宜汤不宜散、宜散不宜丸、宜膏不宜丸，其轻重大小，上下表里，治法各有所当。此皆一定之至理，深思其义，必有得于心也。

吴壶济世千秋业

附　录

1. 贲园书库——成都的百年藏书楼

在成都一个幽巷中，有一座以"书库"为名的老建筑，曾因藏有大量的书籍而成为成都的文化标志。如今，"书"已去，楼已空。

"贲园书库"，深深地隐藏在四周高楼林立的幽巷中——和平街16号大院内。这里距离成都最繁华的春熙路仅800米左右，院内有一幢古老的灰色小楼，这就是百年藏书楼——贲园书库。据记载，"贲园"原址为三国时期蜀将赵云的府邸（和平街曾名为子龙塘）。清朝雍正年间，为岳钟祺将军在成都的宅第"景勋楼"。之后，主政四川的官员吴连生、骆秉章、祥文谰、恒容齐等都曾入住景勋楼。清朝末年民国初期，大盐商、藏书专家严雁峰、严谷声父子买下景勋楼，根据皇家档案馆的样式于1914年至1924年历时10年，将其改建为"贲园书库"。

至今我们还能清晰地看到，校园门楣上雕刻着两个篆字"怡乐"，小楼上嵌着"书库"的隶书横匾，门是"满月门"，基座上雕刻着青狮白象、卷草白云，为典型的南方园林建筑风格，窗户小巧而精致，左右对称，中间有西式建筑特色的小阳台，而房檐却又是中国北方建筑的风格。小楼墙体有 50 余厘米厚，所有窗户都装有隔水板，屋檐下修有腰檐，小窗之上设有气窗，连最细致处的防潮防晒都考虑周全。"贲园书库"被专家称为"成都地区目前唯一见到的专门的民间藏书建筑。"

严氏父子对书酷爱，其细心收藏，经几十年积累，"贲园书库"所藏经、史、子、集四部皆备，更以奇书、精刻善本、孤本驰名海外。

这其中有孤本宋版《淮南子》、《淳化阁双钩字帖》，也有胡林翼、严树森、曾国藩来往信札及用兵的山川地图等。书库共有书籍 30 余万卷，成都解放后，严谷声将这些保存完好的典籍悉数捐赠给国家，由四川省图书馆妥善收藏。

经历了一个世纪的沧桑，书库墙角底部的浮雕已经风化，青砖灰瓦越发陈旧。二楼石刻匾额暗淡失色，表面飞起一片片漆皮。匾上阴刻的"书库"二字虽清晰可辨，但也斑斑驳驳。（据《四川画报》朱建国/文图 http://www. digest. sc. cn/2008/01/29/200801297333844467177.htm）

2.《贲园书库目录辑略》

藤荫书屋藏民国刻本《贲园书库目录辑略》，白绵纸线装一卷全一册。牌记"岁在旃蒙赤奋若六月朔，渭南严氏孝义家塾斠镌于成都"。书名题耑落款"乙丑处

美壶济世千秋业

暑，式海题于成都时过学斋"。

　　贲园书库，为成都严遨、严谷声父子所建之藏书楼，民国三年始建，民国十三年竣工。

　　严遨（1855～1918），原名祖馨，字德舆，又名岳莲，后更字雁峰，别号贲园居士。祖籍陕西渭南，累世寓居成都。近代著名藏书家。光绪年间，投学成都尊经书院湘潭王湘绮门下，与绵竹杨锐、汉州张祥龄、井研廖平、富顺宋育仁、名山吴之英、射洪刘光谟、华阳张孝楷、绵州邓昶、陈纬元、成都岳嗣仪、周道洽、合州丁树诚、戴光等学者交游。屡试报罢，遂弃举业，纵游南北，登泰山，临东海，涉淮徐之江，渡邗沟，观钱塘潮，览金陵遗迹，跻华岳绝顶，所至或信宿去，或流连旬日忘返。每遇名胜，必有留题。严氏经营盐业，资用益饶，出巨金搜集海内精本，得 5 万余卷，筑书库藏之。欲广刊秘籍，以饷后学，成 10 余种，未竟其志而疾作。著有《贲园诗钞》、《读晋书笔记》。

　　严谷声（1889～1976），名式海，又名谷孙。藏书家、版本目录学家、金石书画鉴藏家。

　　严雁峰无子女，从渭南族人中选择了嗣子严式海。以式海时过，后学艰苦难成，为颜其斋曰"时过学斋"。严谷声杜门求学，学识大进，光大贲园藏书，从 11 万卷增至 30 余万卷。四川及旅川之名流学者如谢无量、林山腴、庞石帚、蒙文通、向楚、邵力子、章士钊、于右任、沈尹默、顾颉刚、陈寅恪、张大千、叶浅予、谢稚柳等，均为严宅上宾。

严谷声不惜重金，聘请名匠，翻刻庋藏精品，除馈赠国内图书馆和学者外，还向海外赠书。英、美、法、苏等国的大图书馆，多存有渭南严氏精刻本。抗战期间，苏联政府收到赠书，斯大林亲自签署了答谢状。

贲园书库，现在成都和平街四川省图书馆内，两层青砖建筑，歇山式屋顶，双层檐角，出檐粗犷。大门门洞圆形，门上建小型阳台，阳台窗户上方镌刻"书库"两个斗大隶书。四周皆辟方形小窗，墙裙饰以浮雕，线条简劲。20世纪80年代初，仍为四川省图书馆之善本库房，后为老干部活动室，现在据说成了职工宿舍。

据说，当年位于成都骆公祠街的严宅为三进院落，有花园三座。宅第古雅敞阔，园内花木扶疏，修竹环绕。贲园书库建于严家景勋楼旧址。成都学者陶亮生记述当年的贲园："书库建在花园中，系楠木结构，高大宽敞，外□石，通户牖，为石库状，周围种植银杏、幽篁，冬暖夏凉，清新雅洁。"

民国年间，各方军阀垂涎严家产业，施展了惯用的绑架、勒索等伎俩，掠去宋版《淳化阁双钩字帖》等稀世珍本。不过军阀只能夺取贲园浩如烟海藏书之一二，到底未能整碗端去。

四九之际，严谷声留恋故园，未如好友张大千一般举家迁往海外。鼎革以后，贲园藏书 30 万卷，含善本 5 万多卷，尽为川西图书馆接收。作为安慰，政府给严氏挂了个四川省文史馆馆员的空衔。

《贲园书库目录辑略》，民国十四年刻，署"合州张森楷学，渭南严式诲斠镌"。

张森楷说，严雁峰家旧有藏书不甚多，大概差堪供身心修养、典章考究、科名进取之用，后出巨金，大求之于书坊，得数万卷。又往来秦蜀间，闻仕宦旧家藏书且出，即不惜重资，尽数购取，以得于张芥航河帅许为最多。张森楷撰《贲园书库目录辑略》时，著录贲园所藏四部之书共计 14 145 种，45 982 册，115 232 卷，隆富甲於蜀中。张森楷以贲园藏书为资料，撰成《通史人表》、《廿四史校勘记》等史学专著。（http://www.mmmca.com/blog_jiaming/p_full/138969.html）

3. 严谷声

在天回山上，有一个严家祠堂。这个严家，在清末民初出了两位赫赫有名的藏书家——严岳莲和他的儿子严谷声。严家原在陕西世代经营盐业，家道殷实。后世寓居成都。严岳莲，字雁峰，为清末著名学者、藏书家。严岳莲特别喜欢搜求古典秘籍和校刻古人著述，仗着家财殷实，他不惜重资，购得了很多珍本书籍。后来在成都的骆公祠街，也就是现在的和平街，专门修了个"贲园书库"藏书，自号"贲园居士"，成为蜀中第一藏家书。严雁峰不仅是藏书家，还是学问家，他亲自校勘刻印了《关中金石记》《毛河西四种》等诸多善本，还著有《既冠集》《太华归来集》等诗、文专著，晚年则以教子习文为乐。他没有子女，以陕西老家一个族人的儿子过继为嗣子，取名严谷声。严谷声在父亲的严格教诲下，勤奋好学，将"贲园书库"中的藏书全都读了一遍，学得满腹经纶。他还广交天下名士，将合川的著名学者张森楷请到家中整理贲园书目，他随侍在旁边当助手，耳闻心记，学到了一整套丰富的整理典籍的知识和实践经验，对各种古籍版本、纸色、种类、刊地之鉴别，他凭肉眼观察和手触感摸便能准确无误地判断出来。通过数十年的勤奋努力，他的藏书比其父亲的藏书多出三倍，除了大量的经、史、子、集之外，还增添了大量秦、汉、魏、晋、唐、宋、元、明的历代碑文拓片和名人字画，其藏书由 11 万卷增至 30 万卷，成为全国有名的藏书家。贲园也成了全国文人学者研究学术的荟萃之所，许多名满天下的文化名人，经常到贲园谈诗论文，挥毫书画，尤其是张大千，抗战时期竟在严谷声的家中住了将近两年之久。解放后，严谷声将全部藏书和书库捐献给四川省图书馆。

　　位于天回山向海村的严家祠堂，是严家家祠。祠堂规模庞大，石人、石桌、石狮一应俱全，修建的屋子叫

"跑马转角楼"。祠堂内外，环境优美，林木遮天蔽日，鲜花锦簇，堪比世外桃源。这里相比城中的贲园更清幽更天然，每年的年节和暑期，严家人都会到这里居住一段时间，这里俨然是严家的一处别院。书香、墨香、文采气韵吸引着张大千、于右任这样的文化大家留恋不舍。可以想象，在抗战期间，成都作为大后方，吸引了大批文化名人，而天回山更以优美的环境带给艺术家们心灵上的安慰。至今我们还可以在严家祠堂看到于右任手书的一副对联："平野尽桑田出户看云亲舍依稀犹在望，小园新结构既耕且读嚣尘洗涤赋闲居。"（http://www.jinniu.gov.cn/sencodenei/newshow.aspx?News-id＝13717）

4."藏书甲蜀中"的严雁峰父子

严雁峰出生于孝义镇前严巷，祖上三代开发盐业，仕官之家。同治元年四月四乱中，严树森八岁，随母去成都避难。严雁峰幼有大志，发奋读书。攻读十三经，通国语、国策、史记、汉书，遍览通鉴、文选、唐宋古文辞。读天演论、通西学，兼收并蓄，而三次乡试皆不中。又从著名学者湖南人王湘绮在成都"尊经学院"向学六年，与时之名士杨锐、廖季平等人交游。他有卓越的企业干才，又以巨金搜求海内外精本图书五万余卷，自建"贲园书库"藏之。"贲园书库"所藏子、史、集、志四部，计书14145种，115232卷，45982册。其中部分藏书较之《四库全书》还多。藏书之多，品位之高，世人谓之"藏书甲蜀中。"其中藏书"淳化阁字帖"后被一军阀掠夺。于右任曾在严府长住半年，痛感这一绝世珍品的失去，叹道"这一下，大观园丢了。"严雁峰与其子严谷声两代人开放书库于时之学者，接济同乡好友。张大千、于右任都曾在他家长住。学者廖季平之研究经学，张森楷之研究《史记》，林思进之重修《华阳国志》，白仙桥之撰写《四川通志》都曾在这里就读，均得益于严氏藏书。严氏父子，保护的这一批珍贵的中国文化遗产，解放后献给国家改名为"四川善本图书馆。"

严雁峰，学有所成，生平诗作颇多，现存 109 首。其中五律 12 首，七律 42 首，七绝 11 首，五言 37 首，七言歌行 6 首。在诗中他批评"书燔姬孔"的秦始皇，微议"三尺虽雄终不学"的刘邦，推崇擅长于计策的诸葛亮，他以为世上万事弊端心管不少，最要紧的是人才不在其位。光绪三年关中大旱，饿殍遍野。他痛心地写道"鞭笞九龙乾坤难，火焚关陇无一穗。亿万嗷嗷秋逮冬，咬尸易子泣相饲。"此后，他每年都要寄钱以救助亲友乡里。（http://www.xyzzf.gov.cn/gb/newsview.asp?ID＝264）

5. 成都的天一阁：严雁峰、严谷声父子的贲园

贲园为原籍陕西的严雁峰、严谷声父子所建，1914

年始建，1924 年竣工。

严雁峰（1855～1918），诗人、古典文学家、藏书家，原名岳莲，别号贲园居士，留下的主要著作有《贲园诗钞》、《读晋书笔记》。严家原为陕西的贩盐大贾，家资丰厚。严雁峰幼时随父母入川，定居成都。

在他青年时，闻听成都尊经书院的大名，便去报考。当时，由王闿运执掌的尊经书院有个规定，书院概不收外省籍学生，但是，严雁峰却成为一个例外。在他与王闿运相识之后，王对这位陕西青年的禀赋资质印象颇佳，又见他素喜藏书，那时他的藏书就已达 5 万卷了，王闿运遂将之收入门下。

"读书难，藏书尤难，藏之久而不散则难之又难。"这是江南天一阁藏书楼开创人范钦的箴言。严雁峰晚年时，将祖传的盐业变卖，矢志藏书。当严雁峰藏书逾10 万卷时，传承家业的难题摆在了他的面前。严雁峰没有子女，这份家业怎么办，严雁峰最后从陕西老家族人子弟中过继了一个儿子，这就是严谷声。

严谷声（1899～1976），原名式海，又名谷孙，藏书家、古籍版本学家、目录学家、金石书画鉴赏家。

严谷声过继到成都严家时，已过了学龄，严雁峰去世时，他仅 20 岁。但聪颖而坚韧的严谷声没有辜负父亲的厚望。严雁峰曾为儿子的书斋命名为"时过学斋"，勉励他埋头向学，须臾不可懈怠。在贲园日复一日的岁月中，严谷声摒弃声色犬马，蛰居书库，在张森楷先生的耳提面命之下逐渐成长起来。几十年之后，他继承的藏书由 11 万卷增加到了 30 万卷。经年累月的浸染和研究使他对古籍目录、版本、古代典章制度、风土人情、名人掌故、书画真伪皆能了然于心，问一答十。这就难怪，当他在 1935 年和张大千相识于北京时，大千先生对他的学识折服不已，大有相见恨晚之感了。

严氏父子藏书经历了不少磨难。自近代以来，四川战乱不断。20 世纪初，严雁峰曾经将全部藏书装入棕木箱子，分藏于大慈寺和龙藏寺，时间长达十余年。

凡藏书家，莫不以收藏的孤本、善本为荣耀。贲园所藏的许多善本书一向为世人所钦羡。《梦溪笔谈》是北宋科学家沈括的名著，民国时，世人知晓的最佳版本是宋朝的"宋乾道本"，但它有缺失。到了明朝时期，出现了内容齐备的"马元调本"，历代收藏家、学问家皆苦觅而难见踪影。这本海内珍本即为贲园所收藏，共计 30 卷。

新中国成立后，四川省图书馆（其时为川西图书馆）接收了贲园 30 万卷藏书，其中由蒙文通、杨啸谷、严谷声共同圈定的善本即有 5 万多卷。令人叹服的是，政府接收这批书籍时，竟然没有一卷有水渍、虫蛀。

成都解放前夕，贲园藏书一度成为国共两党争取的对象。那时候，国民党要人张群、朱家骅、杭立武等人均劝严谷声将藏书转移，他们承诺给严谷声以方便。而共产党方面，周恩来通过邵力子致函严谷声，对他收藏和整理古籍的事业表示敬重。何去何从？严谷声最终选择了将藏书留在贲园，留在了成都。当20世纪50年代毛泽东到成都阅览图书时，放在他书案上的即有凝结着严氏父子心血的善本古籍。

除了与张大千友善，擅长金石书画鉴赏的严谷声还与另外的书画大师们相交不浅，在贲园的座上客中，人们常能看到于右任、谢无量、沈尹默、叶浅予、谢稚柳等书画名家的身影。

在老成都，贲园即便不是文人学者的天堂，却也至少是一方乐土。醉心于中国传统文化的知名学者们，曾在这飘荡着翰墨书香的地方整理出了厚重、广博的中国传统文化典籍。

贲园所藏中国音韵的书籍浩繁广博。龚向农、向楚二位学者对其进行整理，历经数个春夏秋冬，一套辑唐宋以来中国音韵学之大成的巨著——《音韵学丛书》32种、123卷始告完成，并由严谷声聘请刻字高手汇刻竣工。这是严氏辑刻古代典籍的得意之作。为此，严谷声曾经携书卷专程赴杭州就教于近代大儒章太炎，章先生赞赏之余，亲自为之作序。这套丛书曾经参加在德国莱比锡举行的万国博览会，受到好评。

严谷声精通中医，但却"志在医医，而非医病"。

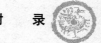

他希望通过收藏的医书为当时的医家提供更多的信息，故在他所收的藏书里，中国传统医书甚为丰富。一代大儒廖季平对贲园所藏医书可谓情有独钟。他曾说：贲园"富于藏书，于医部尤详"。后来，严谷声将这批书籍辑录、镌刻为 5 种，计 34 卷，字数达百万。其中，《金匮伤寒论》、《本经逢源》等皆是不可多得之书。岁月的流逝更显出这套丛书的珍贵，前中医学院院长、名医吴棹仙在传道授业时，即只选用这套丛书作为教学用书。他的道理很简单："以其可靠，避免以讹传讹。"

深入贲园的著名学者，还可以开出一长串，顾颉刚、陈寅恪、马季明、朱少滨、林山腴、庞石帚……

严雁峰曾为贲园自撰对联一副，并由大书法家于右任书写。读懂了这副对联，即读懂了严氏父子的精神操守、读懂了贲园昔日的骄傲：

无爵自尊，不官亦贵。

异书满室，其富莫京。(http://dszb.whdszb.com/ydqy/200803/t20080328_1811753.htm)